JN138922

東洋医学おさらい帳

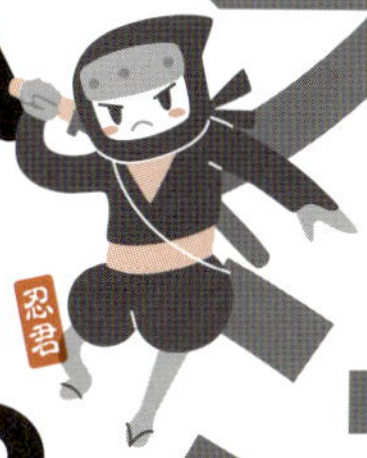

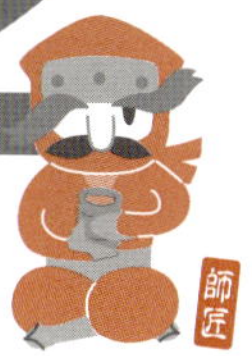

編著　根本 幸夫

著　大石 雅子
川本 寿則
西島 啓晃

医事監修・著　青木 浩義
奥平 智之
川嶋 浩一郎
根本 安人
降籏 隆二

じほう

登場人物

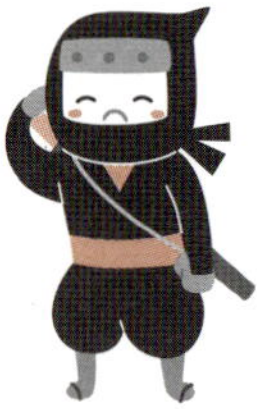

忍くん

入局2年目。伝説の薬剤師である師匠の弟子として，東洋医学を勉強中。才気煥発なデキる薬剤師を目指し，日々是精進

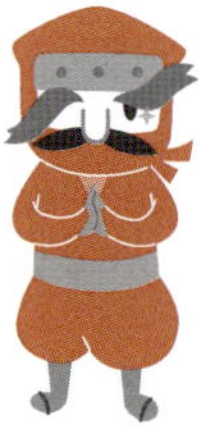

師匠

この道ウン十年のプロフェッショナル薬剤師。迷える若手薬剤師に仕事の極意を伝授することを生きがいとする。好きな言葉は「艱難汝を玉にす」

まえがき

薬科大学や薬学部を卒業して 2，3 年経つと，ようやく薬局の現場にも慣れ，落ち着いて対応できるようになりますが，改めて現場における患者との対応の難しさに気づくようになります。

漢方薬について患者から相談を受けても，医療現場での情報は限られており，当然ながら「梅核気がある」，「胸脇苦満がある」といった漢方薬の専門用語がカルテに載ることはありません。このような待ったなしの調剤の現場や店頭での患者とのやりとりの中で，医師や患者の質問に的確に答えられるかどうか？　そのためには患者のどのような情報が必要なのか？　また処方された漢方薬の効果をより高めるには，どのような食養や養生法をアドバイスすればよいのか？　ツボ療法は効果的か？　などの疑問に対し，できるだけわかりやすく，かつ的確に答えることを目的として作られたのがこの『東洋医学おさらい帳』です。

本書は東洋医学の本来の意味を明らかにするとともに，日本漢方の立場から，陰陽虚実や三陰三陽，そして気血水などの基礎理論をわかりやすくイラスト入りで解説しています。また初学者がよく混乱する日本漢方と中医学の違いについても言及し，例えば，陰虚証などの紛らわしい用語についてもその認識の違いをわかりやすく説明しました。処方解説においては，重要な繁用処方 35 処方を選定し，ひとめで処方の特徴がわかるようイラストを入れて解説し，さらにその処方に関連して理解した方がよいと思われるほかの処方についても，その違いを踏まえて言及しています。症状別では，薬局の現場でよく接する 27 の病気や症候について，その漢方的捉え方や，用いるべき処方，東洋医学的な食養，その他の知っておくべき養生法を述べ，即実践できるように工夫しました。

執筆者は，常に現場の先頭に立っている薬剤師および漢方薬に詳しい中堅の医師，ならびに鍼灸師の諸氏にも参加いただき，どの分野からも疎漏のないように配慮しました。

本書を通じ，現代の病の中で西洋医学のフォローできない領域をカバーし，新薬の副作用を軽減して，患者の笑顔に結びつけてほしいと願う次第です。

なお本書作成にあたっては横浜薬科大学漢方和漢薬調査研究センター，一般社団法人日本漢方連盟，漢方平和堂薬局の協力を得たことを付記し，心より御礼申し上げます。

2017 年 9 月

根本 幸夫

執筆者一覧

編著

根本 幸夫　横浜薬科大学漢方和漢薬調査研究センター

著

大石 雅子　横浜薬科大学漢方和漢薬調査研究センター
川本 寿則　横浜薬科大学漢方和漢薬調査研究センター
西島 啓晃　横浜薬科大学漢方和漢薬調査研究センター

医事監修・著

青木 浩義　医療法人社団竹山会青木医院
奥平 智之　医療法人山口病院精神科
川嶋浩一郎　つちうら東口クリニック
根本 安人　医療法人山口病院精神科
降籏 隆二　日本大学医学部精神医学系

執筆協力

横浜薬科大学漢方和漢薬調査研究センター学外研究員
木村喜美代，鈴木信弘，保田智香子，外郎武

協力

日本漢方連盟，横浜薬科大学漢方和漢薬調査研究センター

目次

其の壱　東洋医学を知る

其の弐　東洋医学の概念

其の参　東洋医学の治法

共の四　主な漢方処方

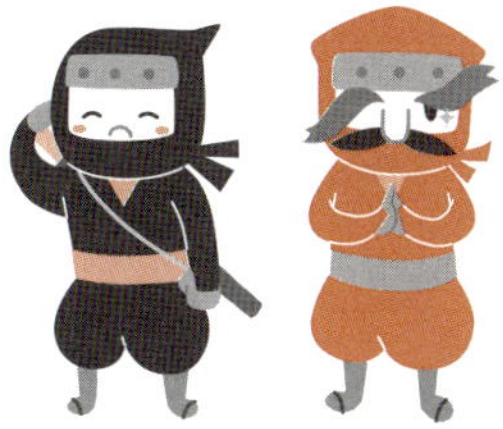

其の伍　症状別の治療法

其の六　症例にチャレンジ！ 症例でポイントを振り返ろう

資料

其の壱

東洋医学を知る

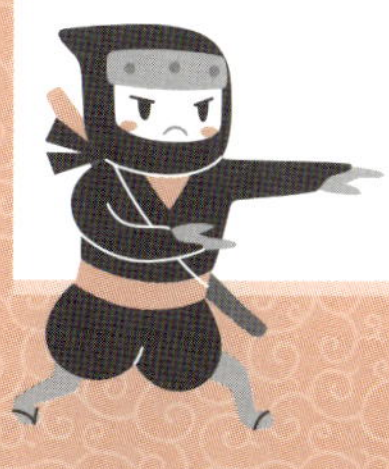

1. 東洋医学とは の巻

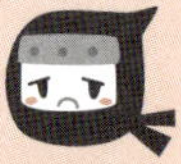

東洋医学の勉強をしようと思うのですが，何から勉強していいのかわかりません

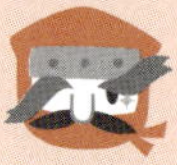

そうじゃのう。まず，東洋医学とはどのようなものを指すのか知ることが重要じゃ。西洋医学との違いも押さえるのじゃぞ

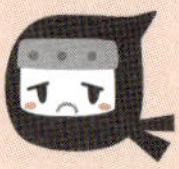

なるほど。まずはそこからスタートなのですね

中国をルーツとし，独自の発展をした「日本の東洋医学」

東洋医学とは，広い意味ではアラビア地域以東のアジア諸国に発生，発展してきた医学の総称です。その中にはアラビアの「ユナニー医学」，インドの「アーユルヴェーダ医学」，インドネシアの「ジャムウ」，チベットの「チベット医学」，モンゴルの「モンゴル医学」，中国の「中医学」，韓国の「韓（東）医学」などが含まれます。そして日本における東洋医学は，「漢方」もしくは「日本漢方」と呼ばれています。

日本漢方のルーツは中医学と同様 2,000 年以上も前に作られた中国の伝統医学理論にあります。中国ではその後，長い年月をかけてさまざまな医学理論や鍼灸理論などが構築されました。日本に漢方薬の運用理論が本格的に伝わったのは，室町～安土桃山時代です。当時伝わった理論に基づくものを，「後世派《ごせいは》」と呼び，その後，江戸時代に『傷寒雑病論《しょうかんざつびょうろん》』を基本とすべしという「古方派《こほうは》」という流派が確立しました。この 2 つの流派は，独自の発展をし，現在の日本漢方に引き継がれています。

西洋医学との違い

西洋医学は，病気の原因となる細菌やウイルスを攻撃したり，手術などによって患

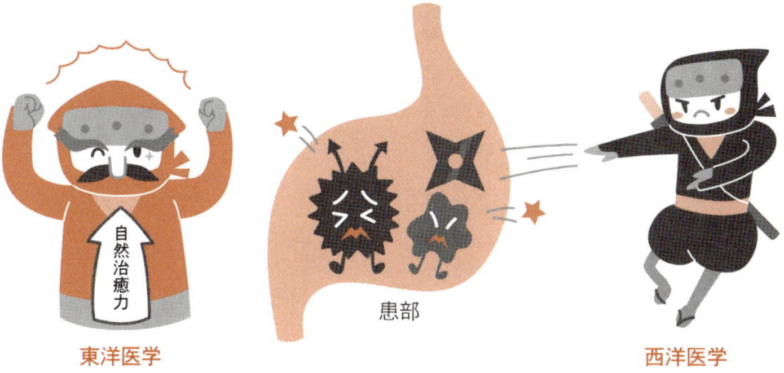

東洋医学と西洋医学の違いを理解しよう

部を直接治療することが主眼です。一方，東洋医学では，体に本来備わっている自然治癒力を高め，患者自身が病気を治す手助けをすることを主眼としています。

また，西洋医学では，消化器，循環器などのように体を細分化し，異常のある部分や病原菌などを特定して，それに対する治療を行います。伝染病や手術の必要な病気には大変効果的ですが，自覚症状があっても原因となる異常が発見できない場合には，治療が難しくなります。東洋医学では，患部だけを見るのではなく，体を心も含めてトータルで捉え，全体のバランスをどのように取るかということを考えます。したがって，病名のつかない慢性的な症状にも効果を発揮するのです。

新陳代謝の医学である東洋医学

では，東洋医学の治療とは，具体的にどのようなことを行うのでしょうか。一言でいえば，新陳代謝を高めるということです。詳しくは「其の参　東洋医学の治法」で解説しますが，例えば漢方薬治療の場合，急性熱性病であれば，「発汗」，「瀉下《しゃげ》」，「清熱（解熱・消炎）」，「温補（温める）」などの作用を促して新陳代謝を高めるのです。ただし，「発汗」といっても，ただ汗をかかせるというだけでなく，体表にある病邪を発汗と同時に除き，その病邪がもたらしていた頭痛，鼻水，くしゃみ，のどの痛み，筋肉のこりや痛みなどさまざまな体表の症状を取り除くという意味があります。「清熱」では，全身症状としての発熱を解熱するだけではなく，胃腸などの臓器および筋肉・関節などの炎症を鎮めるという意味合いもあります。「瀉下」も下すだけでなく，胃腸にとどまっている熱とその原因を排便とともに除くという意味が，「温補」も温めることで，冷えて働きが鈍っていた臓器や器官の働きを正常にするという意味があります。つまり新陳代謝を促すということは，見かけ以上に多くの働きを持っているのです。このように新陳代謝を高めることで，患者自らの自然治癒力も発揮され病気を治すことができます。

そして，治療において，「発汗すべきか，清熱すべきか」は，その治療理論に則り，急性病なら，病の進行状況に応じて決定します。慢性病の場合は，体の構成成分である気血水や臓腑の変調を見極め，気血の流れや水分代謝を改善したり，目指す臓器の働きを調えたりして新陳代謝を高め，治癒に導きます。こうすることで，病名のつかない症状にも対応することができるのです。

「異病同治《いびょうどうち》」と「同病異治《どうびょういち》」

さらに東洋医学に特徴的な考え方に「異病同治」と「同病異治」というものがあります。例えば，西洋医学では，病名や病原菌などによって薬も決まってきますが，東洋医学では，同じ病名であっても処方が異なることがあります。これが同病異治です。逆に，病気が異なっていても，同じ処方がなされる場合もあります。これを異病同治といいます。西洋医学では異なる病名がついていても，漢方では同じ「証」に分類されるためです。

例えば，同病異治では，同じかぜであっても頭痛，肩こりが中心であれば葛根湯《かっこんとう》，体の関節まで痛めば麻黄湯《まおうとう》，寒気が著しく強い場合は麻黄附《まおうぶ》子細辛湯《しさいしんとう》，咽痛が強ければ駆風解毒湯《くふうげどくとう》を用いるなど，症状の現れ方によって処方が異なります。異病同治の例では，葛根湯は通常，かぜの初期で肩こりの強いものに用いますが，かぜ初期の下痢，むちうち症，首の筋違え，片頭痛などにも用いられるといった具合です。

まとめの言葉

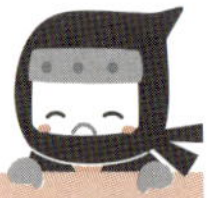

一．体に本来備わっている自然治癒力を高めて病気を治すのが，東洋医学の醍醐味と知るべし

一．東洋医学にも西洋医学にも，どちらにも利点あり。２つの良いところの融合を目指すべし

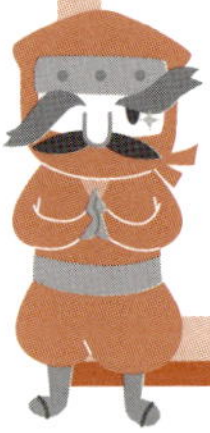

2. 日本漢方と中医学 の巻

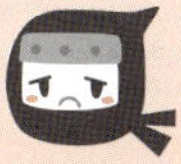
一口に漢方薬といっても，日本漢方や中医学などさまざまな考え方があり，混乱してしまいます

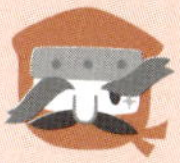
よいところに気づいたのう。漢方薬を学ぶ際に，日本漢方と中医学の違いについて知っておくことは極めて重要なのじゃ

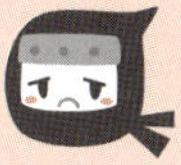
はい，師匠！　頑張ってついていきます！

漢方にはさまざまな理論体系がある

読者の皆さんが，日本で漢方薬を運用しようとする際に，最初に知っておいてほしいことがあります。それは，現在，日本では漢方の運用理論が複数あるということです。

日本漢方の中でも「古方派《こほうは》」,「後世派《ごせいは》」といった流派があり，また現代では「中医学」の考え方もあります。これらは，一見同じ漢方なのですが，運用の基礎となる理論体系が異なっています。初学者がまず混乱を起こすのは，この理論の混在にあります。漢方処方運用のもとになる理論が異なるので，1つの理論ですべての処方を理解しようとすると無理が生じるのです。

さらに混乱に拍車がかかる原因に，用語の混乱があります。例えば，「陰虚《いんきょ》」という漢方用語を例に挙げてみましょう。陰虚は，中医学の立場では，「陰分《いんぶん》すなわち血液や体液が欠乏する」ことを指し，「口やのどの粘膜が乾燥し，発熱，炎症しやすくなっている状態」を指します。ところが同じ陰虚という用語が，「日本漢方の古方の立場」では，文字通り「陰証で虚証《きょしょう》」，つまり「体が冷えて，体力も低下した状態」を指すのです。同じ用語が日本漢方と中医学では逆の意味になってしまうということになります。このほか，「寒熱《かんねつ》」,「虚実《きょじつ》」などの基本的な用語の意味が微妙に異なります。

では，このような混乱はなぜ起きたのでしょうか？　それを知るために，まず頭に入れておいてほしいことが2つあります。

・日本漢方が，現代の中医学と同じものではないこと

・そもそも漢方自体が，いくつもの理論体系の混合体であること

皆さんが，まずこのことを認識しているかどうかは漢方を学ぶうえで大きな違いとなります。そして，ある漢方処方が，どのような理論体系のもとに成立したものなのかを知ることが，漢方薬の運用法を理解する重要な鍵となるのです。

漢方基礎理論のルーツを知ろう

ではまず日本漢方が成立した経緯を学びましょう。日本漢方の基礎は伝統的な中国医学にあります。日本でも，中国でもその基礎となる理論は大きく変わりません。それが4つの理論です（図1）。

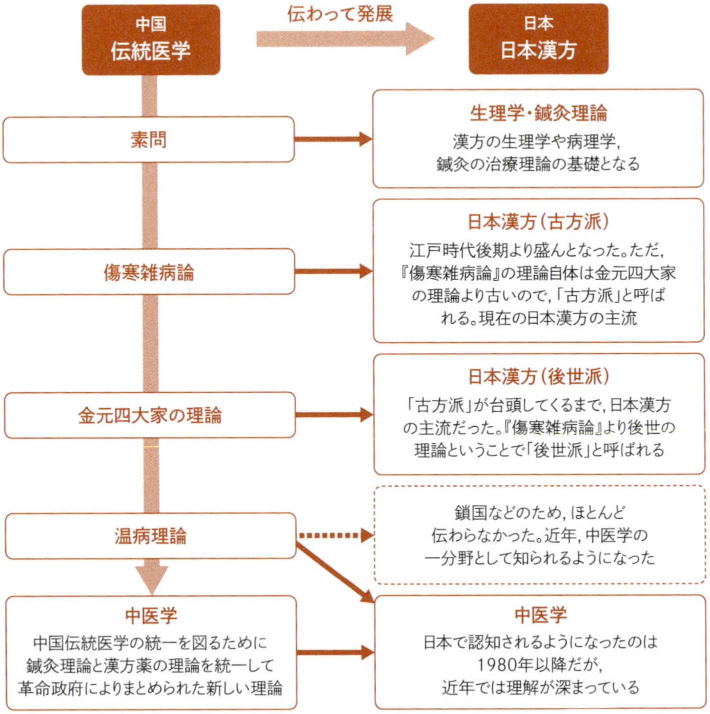

図1　日本漢方の理論とそのルーツ

『素問《そもん》』（戦国時代末期から後漢にかけて：紀元前 200 ～ 0 年頃）

日本漢方や中医学および鍼灸理論の基礎となる最古の書物です。今から 2,000 年以上前に成立しました。ここでは，陰陽五行説《いんようごぎょうせつ》（p.18 ～ 24 参照）をもとにして，「なぜ病になるのか，どの季節にはどんな病があるか，どこが病むとどんな症状が出るか」といったことなどが記されています。『素問』は，飛鳥～奈良時代頃には日本に伝わり，『医心方《いしんほう》』などを通じ，漢方の生理学や病理学，鍼灸治療理論の基礎となりました。

『傷寒雑病論《しょうかんざつびょうろん》』（後漢：200 年頃）

次に登場し，湯液《とうえき》（煎じ薬）の治療体系を作ったのが，『傷寒雑病論』です。これは後漢の頃に張仲景《ちょうちゅうけい》によって著された書物で，現存しませんが，後の宋代に『傷寒論《しょうかんろん》』と『金匱要略《きんきようりゃく》』という 2 書に分かれました。『傷寒論』は「急性熱性病の進行の状況とそれに応じた治療法」について三陰三陽論《さんいんさんようろん》，虚実論《きょじつろん》，気血水論《きけつすいろん》などの理論に基づいて論じ，各病証に対応した処方をまとめたものです。

一方，『金匱要略』は，「急性熱性病が慢性化した際の治療法」について，病名や症状別に整理し，対応処方をまとめたものです。これらの理論は，日本漢方の「古方派」に受け継がれ，現在の日本の漢方薬運用の主流の考え方となっています。代表的な漢方薬として知られる葛根湯《かっこんとう》や小青竜湯《しょうせいりゅうとう》，小柴胡湯《しょうさいことう》などはこの書物に登場する処方です。

金元四大家《きんげんしたいか》の理論（金元時代：12 世紀後期～14 世紀中期）

金元時代になると，生活も変化し，それまでの処方では治しにくい病が現れたため漢方薬の運用理論に大きな変革が現れました。劉完素《りゅうかんそ》（河間《かかん》），張従正《ちょうじゅうせい》（子和《しか》），李杲《りこう》（東垣《とうえん》），朱震亨《しゅしんこう》（丹溪《たんけい》）という 4 人の優秀な医師が順次現われ，それぞれ，「寒涼派《かんりょうは》」，「攻下派《こうげは》」，「補土派《ほどは》」，「養陰派《よういんは》」という新しい学派を打ち立てたので，彼らのことを「金元四大家」と呼びます。これらの理論や処方は，室町時代末期に日本に伝わり，後に「後世方」（『傷寒論』より後の時代の処方）と呼ばれるようになりました。補剤として知られる補中益気湯はここで登場した処方です。

図 1 の通り，中国では『傷寒論』が先で，その後金元四大家の理論が成立するのですが，日本では逆で，先に（16 世紀～17 世紀頃）金元四大家の理論が広まりました。平安時代にすでに伝わっていた『傷寒論』の理論が注目されたのは江戸時代中期です。金元四大家の理論より古い時代の理論だということで「古方」と呼ばれました。こうして日本では，「古方派」，「後世派」という 2 つの漢方流派が共存することになり，後にこの 2 派の考え方を折衷した「考証学派」という流派も現れます。

近年まで日本に伝わらなかった「温病《うんびょう》理論」（明代末～清代：17 世紀中期～18 世紀頃）

日本の伝統的な漢方薬運用理論は，ほとんど前述した 3 つの理論を基本としたものでしたが，中国では，さらに時代が下った明代末から清代に「温病」（寒気のない熱症状と津液不足を中心とした病）という新しい考え方が現れました。この理論は，鎖国などで近年まで日本に伝わらず，日本漢方と中医学の違いの 1 つとなりましたが，1958 年以降中医学の 1 分野として紹介され，現在ではのどかぜや津液不足の症状の治療に効果を発揮しています。

中医学の成り立ち（1953 ～ 58 年）

現代の中国で主流となっている中医学は，中国伝統医学の統一を図るという当時の革命政府の指示により，それまで別々に存在していた数種の理論を整理し，それらの最大公約数的な考え方を中医学としてまとめた新しい理論です。ただし鍼灸の理論から漢方薬運用の理論まですべてを統一してまとめたため，理論上の矛盾も持つこととなりました。また，そのことによって日本漢方と中医学で，漢方用語の混乱も起こることとなったのです。

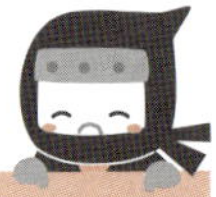

まとめの言葉

一．日本漢方と中医学は異なる理論体系と心得よ

一．漢方運用の理論体系が異なれば，処方の捉え方はもちろん，漢方用語の意味も異なる場合があると知るべし

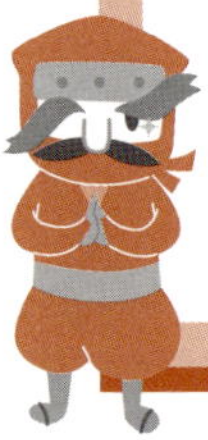

自分が学ぶ漢方理論を知ろう

このように，現在日本では，『傷寒雑病論』の理論を基本とした「古方派」，金元四大家の理論に基づく「後世派」さらに「温病論を含む中医学」など複数の理論が混在しています。したがって，漢方薬を処方する専門家によって用いる理論や処方も異なっているのです。

読者の皆さんには，「漢方には，異なった体系を持つ理論が混在している」ということを頭に入れ，自分どの理論体系に基づいて書かれたものを学んでいるのかを，しっかり把握していただきたいと思います。

忍法補足の術

鍼灸の歴史

鍼灸の歴史は灸法に始まります。紀元前300年頃の『孟子』には灸療法の記載があり，さらに1972年に発掘された馬王堆《まおたい》漢墓《かんぼ》遺跡（BC225～06あたりの遺跡と考えられる）からは『足臂十一脈灸経《あしかたじゅういちみゃくきゅうきょう》』，『陰陽十一脈灸経《いんようじゅういちみゃくきゅうきょう》』などの医書が出土し，当時すでに経絡が発見されていたことがうかがえます。

また，史記の『扁鵲倉公列伝《へんじゃくそうこうれつでん》』には鍼治療の記載がみられ，鍼が誕生したのはおおよそ紀元前200年以降と考えられています。さらに前漢時代には『素問』や鍼灸の治療法則が記された『霊枢《れいすう》』などが編纂されました。これらの書物には，患部を直接治療するのではなく，遠隔部のツボを刺激する治療法が示されており，経絡の存在が前提となっていたことがわかります。

後漢では，『難経《なんぎょう》』が登場します。ここでは，陰陽五行説に基づき経絡相互間のバランスを取ることを主とした鍼治療の理論が展開され，「五行穴」という手足のツボを用いた治療法や「六部定位診《ろくぶじょういしん》」という脈法も確立されました。

256年には『鍼灸甲乙経《しんきゅうこうおつきょう》』が著され，現在使われているツボが出そろいました。その後14世紀には『十四経発揮《じゅうしけいはっき》』が著され，経穴と経脈の関連が明確化しました。この書物は江戸時代の日本の鍼灸学の基本テキストとなっています。さらに，16～17世紀には『鍼灸聚英《しんきゅうじゅえい》』や『鍼灸大成《しんきゅうたいせい》』などが著され，現在に伝わる鍼灸の体系がほぼできあがりました。

なお，現在日本で用いられている，鍼管と細い鍼を用いた鍼法は，日本の江戸時代に杉山和一《すぎやまわいち》によって開発された日本独自の治療法です。

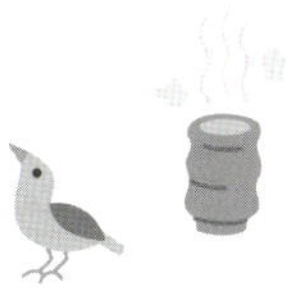

3. 東洋医学のさまざまな治療法 の巻

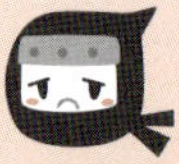

東洋医学は漢方薬のことだけを知っていれば万全だと思っていました…

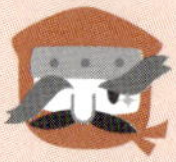

喝！　東洋医学は奥が深い。さまざまな療法の複合体が東洋医学なのじゃ。たくさんの治療法があることをよく理解するのじゃぞ

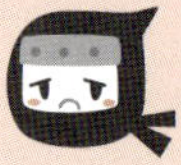

えっ，そんなに多くの療法が !?

東洋医学は，新陳代謝を促すことで，人間が本来持っている自然治癒力を高める医学です。ここでは，東洋医学のさまざまな治療法について解説します。東洋医学の治療を行うときは，治療法それぞれの特徴をよく理解して，現在の自分に合った治療法を選択するようにしましょう。

漢方薬

漢方薬は，一般に数種類の生薬を組み合わせた「漢方処方」として服用します。組み合わせた生薬同士が効果を増強したり，体の負担になる作用を抑制したりして，体に優しく効果の高いものになっています。生薬は，植物，動物，鉱物などを乾燥し，酒に漬けたり，蒸したりなどして効果を増強し，また，毒性を減じて作られます。この工程を「修治《しゅうち》」といいます。生薬の薬効はいまだ十分に分析されてはいませんが，『神農本草経《しんのうほんぞうきょう》』から現在に至る 2,000 年近い臨床実績を通じた経験的な薬理作用が把握され，その配合や運用のための処方理論もでき上がっています。

漢方薬には，生薬を直接煎じる煎じ薬と，煎じ薬をエキス化して顆粒などにしたエキス製剤があります。煎じ薬は患者に合わせて細かな調製が可能ですが，現在は飲みやすいエキス製剤が主流となっています。また，漢方薬は体力を補うこともできるので，西洋薬の副作用に悩む人や体力の衰えた人でも安心して用いることができます。

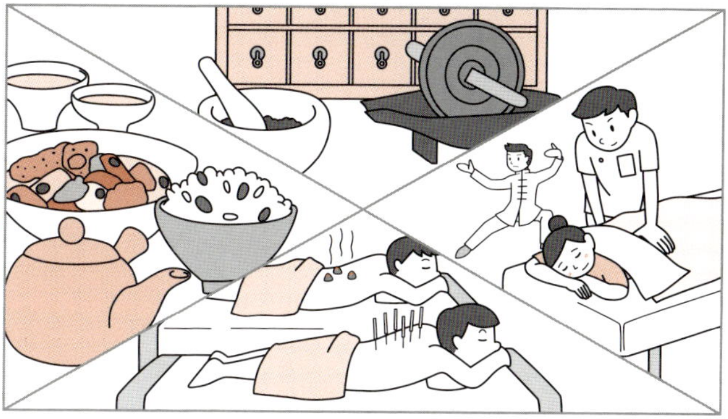

東洋医学にはさまざまな種類の治療法がある

鍼灸療法

鍼灸療法は，中国の戦国時代から漢代にかけてすでに存在していた歴史のある治療法です。ツボに鍼を刺したり，もぐさを載せて火をつける灸を用いて，体表のツボを刺激します。その刺激が「気」を動かし，経絡上の「気血」の循環を良くすることによって，内臓器官，骨格，筋肉などの働きを高めます。またホルモンバランスや精神の安定なども良好にして，自然治癒力を高め病気を治すのです。特に筋肉，関節の不調や痛みを除く働きに優れています。ただ，鍼灸療法は，患者自身のエネルギーを巡らせることで治療を行いますので，体力が極端に落ちている場合には，かえって疲れてしまう場合があります。漢方薬などで体力を補ってから治療を行う方がよいでしょう。

なお鍼灸の治療は，基本的に資格を持った専門家が行うものですが，灸は，古くから民間療法としても行われてきたこともあり，家庭でもできる気軽な治療法となっています。

あんま・気功

あんま（按摩）の「按」は押すこと，「摩」はなでることを意味します。あんま療法とは，ツボや経絡を手でもんだり押したりして「気」を動かす治療法です。マッサージと似ていますが，マッサージが筋肉を中心に行われるのに対し，あんまはツボや経絡を重視しています。

「気功」の歴史は古く，戦国時代末の馬王堆《まおたい》出土の帛書《はくしょ》にも描かれている導引《どういん》がもとになっています。気功療法とは，独特の呼吸法を中心にゆったりとした運動法を加え，体の中から気を巡らし，体の働きを活発にし，免疫力や自然治癒力，体の調整力などを高めるものです。

薬膳

「薬膳」の名称は比較的新しいものですが，その考え方は紀元前まで遡ることができます。現在の成分中心の栄養学と異なり，2,000 年にわたる本草学の知識を取り入れています。この療法の基本は，食べ物で病気の予防や治療をすることにあります。漢方における食事療法は，ひとくくりに薬膳と呼ばれることが多いのですが，厳密には次の 3 つに分類されます。

・食養：毎日の食事で病気を予防すること
・食療：食物の味よりも薬効的な側面を生かして食事で治療すること
・薬膳：食療にさらに純然たる漢方薬を加味したもの

この 3 段階によっても病気が治らない時に，漢方薬を用いますが，漢方薬を服用する際にも，この薬膳療法を併せて行うとさらに効果を高めることができます。例えば，かぜに葛根湯エキスを用いる時，ショウガ湯で服用すれば，発汗温補作用をより強めることができるという具合です。

このように薬膳は，漢方薬と同方向の効果を持つ薬膳の併用によって，薬の効果を増強したり，滋養のある薬膳で体内のエネルギーを補い，鍼灸，あんま，気功の治療効果を高めるなど，ほかの治療法の効果を上げる働きも持っています。

まとめの言葉

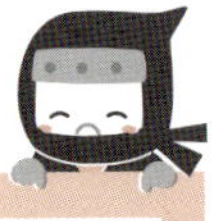

一．漢方薬，鍼灸療法，あんま・気功療法，薬膳，それぞれの特徴を知り，患者に合った方法で新陳代謝を促すべし

一．自身のエネルギーを巡らせて治す鍼灸，あんま・気功療法は，体力のない場合はかえって疲れてしまう場合があると知るべし。薬膳や漢方薬を併用すべし

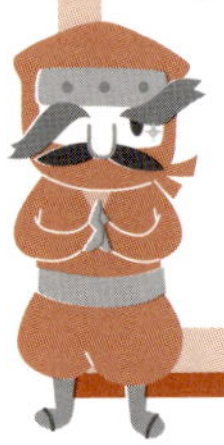

4. 漢方薬の効果を引き出す養生法 の巻

さっきは東洋医学のさまざまな療法を覚えました。これで全体像は完璧です

ほほう。では漢方薬の効果をぐっと高める方法も知っておるかの？

えっ、まだそんな隠れた方法があったのですか？

そうじゃ。これを知ると知らぬとでは、薬の効果が半減してしまうこともあるのじゃぞ

漢方薬は新陳代謝を促して体質を改善し，自然治癒力を高めることで病気や不快な症状を改善するものです。しかし，いくら漢方薬を飲んでも，生活時間が不規則だったり，暴飲暴食をしていると効果が出にくくなります。日常生活に気をつけて，病気にかからないようにすることを「養生」といいますが，治療の効果を引き出すには，日頃から暮らしに気を配って，適切な養生法をすることが大切になってきます。なかでも次の４つは，養生法の基本となるものです。

睡眠―眠る時間帯も重要

睡眠は十分にとらなければなりません。睡眠は，体を休め，エネルギーを蓄えるために重要な時間です。個人差もありますが，できれば6～7時間は取るようにしましょう。病気によっては眠る時間帯も重要な意味を持ちます。例えば，午前０時～２時頃は，のぼせが強くなる時間帯なので，高血圧やアトピー性皮膚炎，更年期障害の人はこの時間帯に起きていると症状が悪化しやすくなります。また，寝つきの悪い人や眠りの浅い人は，足が冷えていたり頭がのぼせていることが多いので，寝る前に「足湯」をするとよいでしょう（図 1）。

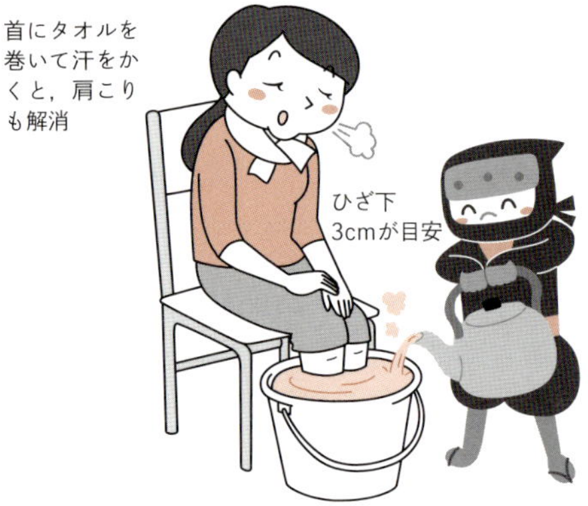

①バケツに少し熱めのお湯（45℃前後：足をつけたらすぐ出したくなる程度）を用意する。湯量は，足を入れて膝下 3 ～ 10cm が目安。塩をひとつかみと，日本酒があれば 100cc 程度入れる。
②衣服は着たまま，お湯につける部分だけめくる。最初は熱いので，足を出したり入れたりしながら徐々に長い時間つけていく。お湯につけた部分がピンク色になり，全身が温まってくれば終了。途中でお湯が冷めるようなら，お湯を足す。

図 1　**足湯の養生法**

入浴―デメリットも把握しよう

入浴は，水道水を沸かすだけよりも，艾葉《がいよう》，川芎《せんきゅう》，当帰《とうき》などの生薬を入れた薬湯の方が体を温める効果が高く，お勧めです。ただし病気によっては入浴について注意が必要です。例えば，高血圧や心臓病の場合は，長風呂や熱い風呂は，症状を悪化させるので避けましょう。ぬるめの湯にゆったりつかるようにします。また，かぜなどで熱や咳がある人は入浴や洗髪を控えるようにしてください。リウマチ，関節炎，神経痛などで患部に炎症のある場合や痛みの強い場合も入浴は避けます。

服装―「外服」は大切な養生法

私たちの健康は衣服を着ることで保護されています。薬を飲むことを「内服」といいますが，衣服を着ることは「外服」であり，大切な養生法の 1 つです。

例えば，冷え症で月経不順や膀胱炎を起こしやすい人は，ミニスカートなど下半身を冷やす服装は避けましょう。喘息や鼻炎のある小児には，朝方はベストなど 1 枚多めに着せて上背部を冷えないようにするだけでも，症状が和ぎます。また，かぜをひきやすい人，首や肩がこる人，頭痛を起こしやすい人は，マフラーやスカーフを巻いて首筋を冷やさないようにします。特に夜寝る時は，縦に 2 つ折りにしたタオルを首に軽く巻き保温を心がけるとよいでしょう。

食事—薬効のある食物も適材適所で

食事は養生法の中で，最も大切なものです。1日3食，腹8分目が基本です。就寝2，3時間前の飲食は胃に負担をかけるうえ，肥満の原因となるので控えましょう。また，日常の食生活において，野菜，穀物，肉や魚，果物などをバランスよくとることも大切です。胃腸の弱い人や冷え性の人は，サラダよりも温野菜にするなど冷たいものを避け，温かい食事を心がけましょう。充実した食生活があってこそ，気力，体力が満ちて病気も防げるというものです。

ただ，食事の養生法で注意したいのは，薬効のある食べ物がすべてにわたってよいとは限らないということです。例えば，ショウガはかぜのひき始めや胃腸の弱い人，吐き気の強い人にはとてもよいのですが，目が充血しやすい人や痔疾のある人には問題のある食べ物です。食事のとり方や食材の選択が間違っていれば，いくら漢方薬を服用しても症状の改善が遅れますので注意しましょう。

薬食同源の勧め

漢方では，農耕と医薬の神とされる「神農《しんのう》」によって，2,000年も前から本草書を通じ「薬食同源」という思想が伝えられてきました。これは，薬の材料も食物も元は同じで，加工や調理の方法により，薬にも料理にもなるという考え方です。

私たちが日頃食品と思っているものでも漢方薬として扱われているものが多くあります。例を挙げると，ヒネショウガ（生姜），ヤマイモ（山薬），クズ（葛根），シナモン（桂枝），長ネギ（葱白），アズキ（赤小豆）などがそうで，うまく取り入れれば，食事でもちょっとした病気を治すことが可能です。このように食材の持つ効能をよく知って，食べる人の体質や症状に合わせて食べ物を選んでいけば，病を防ぐ食生活ができるのです。

まとめの言葉

一．毎日の生活の中での適切な養生法が，東洋医学の治療効果をアップさせると心得よ

一．養生法の四つの基本，睡眠，入浴，服装，食事をマスターすべし

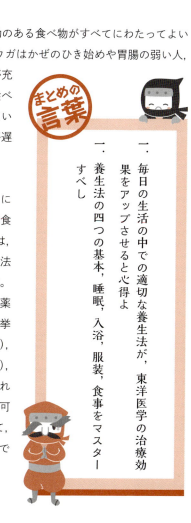

其の壱 まとめ

さて，いよいよ『東洋医学おさらい帳』が始まりました。本章では，まず東洋医学とは何かということを大きく知ってもらうことを目的としました。

最も大切なことは，東洋医学が新陳代謝の医学であるということです。新陳代謝とは，「発汗」，「清熱」，「瀉下」，「温補」などを行い，体の細胞を活性化し，弱った細胞の新旧交代を図ることです。そして，活性化された細胞は自らの自然治癒力を高め，病を治癒に導きます。

この考え方は，漢方薬の理論にとどまらず，さまざまな漢方治療の基本となっています。薬物による治療だけでなく，鍼灸，あんま･気功といった体内の「気」や「血」を循環させる治療によって患者自身のエネルギーを活性化し，病を治癒に導く方法は，漢方ならではのものです。また，薬膳をはじめとする食養の分野では，現代の栄養学とは異なる薬食同源の考え方が生きています。2,000年以上にわたる本草学の知識の集大成をもとに，体の状態に合った効能豊かな食物を取り入れ，病気の予防や治療に役立てましょう。そして食養を筆頭とする漢方の養生法を，ぜひ患者の相談や指導に生かしてください。食事はもちろん，睡眠・入浴・服装など日常のちょっとしたアドバイスをすることで，患者の病気の治り方が格段に違ってきます。例えばアトピー性皮膚炎の患者の場合，よく睡眠をとるだけでなく，どの時間帯に眠るかによっても症状の改善に違いが出るのです。

なおもう1つ忘れてはいけないのが，漢方薬の分野では，「日本漢方」と「中医学」で理論が異なっているということです。もちろん日本漢方も中国の伝統医学にルーツがありますが，長い時間をかけて発展したいくつかの医学理論が日本に輸入され，その後，独自の発展をしました。つまり，「日本漢方」といっても傷寒論に基づく「古方派」，金元医学に基づく「後世派」，その両者を折衷した「考証学派」という流派があり，また現代になって伝わった「中医学」という新しい医学理論も共存しています。したがって，自分がどの理論に基づく東洋医学を学んでいるのかを十分に把握することが大切なのです。まずは，この2点を意識して，次の章へ進んでください。

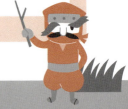

其の弐

東洋医学の概念

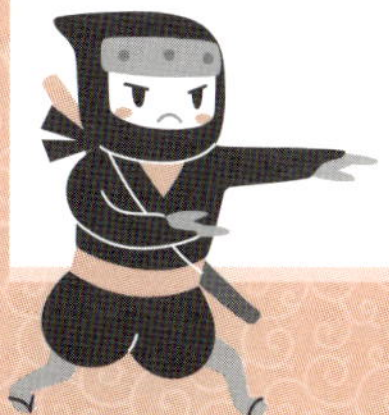

1. 基本概念「陰陽」の巻

師匠！　東洋医学は漢字が難しくて，理系の僕にはついていけません

確かに基本概念の言葉は耳慣れないが，漢方薬を理解するにはとても重要な概念なのじゃ

はい！　頑張ります

広義の陰陽—あらゆるものは陰と陽に分けられる

陰陽論は，東洋医学を含め古代中国思想の要であり，非常に広範囲にわたる意味を持ちます。陰陽は広義に用いられる場合と狭義に用いられる場合とがあります。

広義の陰陽は，自然界のあらゆるものは陰と陽という対立する 2 つのどちらかに分類できるという考え方です（図 1）。事物に例えると，宇宙では太陽が陽で月が陰，1 日では昼が陽で夜が陰，空間では天が陽で地が陰，男女では男性が陽で女性が陰という具合です。また，事物だけでなく，事物の状態にも陰と陽があり，動き回っているときは陽，静かに休んでいるときは陰となります。ただし，この陰陽は常に一定ではありません。例えば，天と地の関係性でいえば，天は陽となりますが，快晴の日（陽）もあれば，曇りの日（陰）もあります。また陽である男性も活動的な時（陽）も静的な時（陰）もありますし，陰である女性が活動的な時（陽）も静的な時（陰）もあります。これらを陽中の陰，陰中の陽といいます。

東洋医学の陰陽論を模式化した太極図を見てみましょう（図 2）。太極図は陰と陽の変化そのものを表します。陽の中にある「陽中の陰」とは，陽の中に常に陰の部分があることを表します。その逆に「陰中の陽」は常に陽の部分があることを表しています。このように陰陽は固定されているのではなく，時と場所，関係に応じて相対的に変化しているのです。また，陰陽は一定のリズムで変化しています。1 日は昼ばか

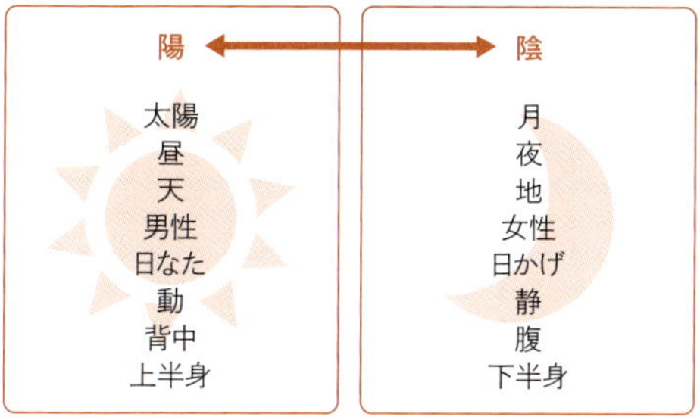

図１　陰陽論における陰と陽

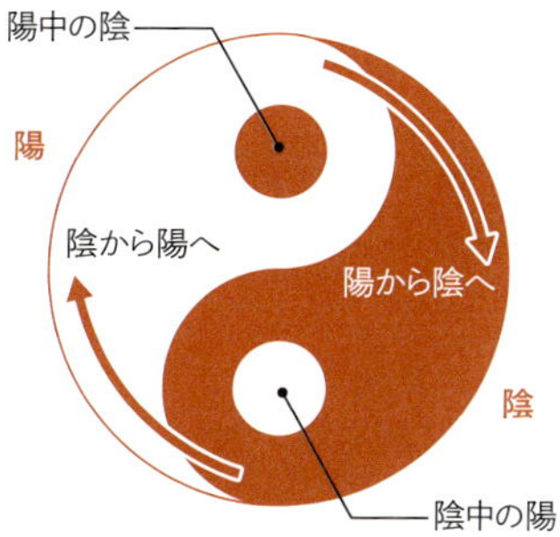

図２　陰と陽の変化を表す太極図

りではなく，夜にもなります。１年にも春夏秋冬があり，季節も絶えず移り変わっています。陰と陽はどちらかが増え過ぎることなく，バランスを保ちながら安定しているのです。

人体で陰陽を考えると体の表面では日光が当たる背中や上半身は陽，腹側や下半身は陰になります。内臓では中身の詰まっていない胃，小腸などの腑は陽，中身が詰まっている肝，腎などの臓は陰となります。また本体は陰，働きや機能は陽となります。心臓を例に挙げれば，心臓そのものは陰であり，拍動は陽となります。体内の陰陽のバランスが崩れると人は病気になり，同時にバランスを立て直そうとする力（自然治癒力）が働きます。東洋医学の治療の基本は，この自然治癒力を高めることにあります。

狭義の陰陽—東洋医学の基本となる陰陽

陰陽論は東洋医学の診断や治療，漢方薬の処方などにおいて，人体生理や病勢分野における基本的な考え方の１つにもなっています。これを狭義の陰陽と捉えます。

人体生理としての陰陽

人体の構成成分である血液，津液，骨，骨髄などを陰（陰分《いんぶん》）とし，人体の生理機能（活動エネルギー）を陽（陽気《ようき》）と考えます。この陰陽に虚実（不足もしくは過剰）を当てはめ，陰虚証《いんきょしょう》や陽虚証《ようきょしょう》として病証を捉える概念は，主に中医学で用いられます。

陰虚証とは陰分が欠乏することを意味します。乾燥時に山火事が起こりやすいのと同様に，体も発熱しやすい状態となります。その他口渇，寝汗，手足のほてりなどの症状を呈します。また，陰には実という概念はなく，非生理的に血液や津液がうっ滞した場合には，瘀血や水滞などの用語が用いられます。陽虚証とは陽気が欠乏することで，エネルギー不足の状態です。寒がる，疲れやすい，下痢しやすいなどの症状を呈します。陽実証とは，肝機能亢進のような病的な機能亢進や炎症などの熱証を呈しているものをいいます。

病勢分野における陰陽

『傷寒論《しょうかんろん》』の三陰三陽（p.48 参照）がこれに当たります。病勢が亢進し，熱を出しながら正気が病邪と戦っている状態を陽病または陽証といい，病が進行して病勢は消沈し，体に熱を出す力がなくなって冷えが中心となる状態を陰病または陰証といいます。この陰陽概念は，日本漢方の特に古方派において，その根幹を成すものです。

なお，気をつけておきたいのが陰虚証という概念です。中医学の場合，陰虚は血液や津液の不足を意味するので発熱しやすい状態ですが，日本漢方（古方）の場合は三陰三陽論でいう陰証で虚証，すなわち体が冷えて正気が虚し，体力のない状態を意味します。中医学の陰虚とは逆の状態になってしまうので注意が必要です。

このように陰陽は，全体を包括する概念であるため，医学理論によってその用語が何を指しているかが異なる場合も多くあります。皆さんが学ぶ際には，それぞれの陰陽の意味をしっかり把握するようにしてください。

まとめの言葉

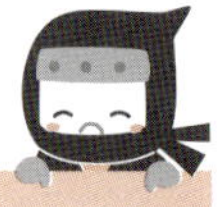

一．世の中のあらゆるものは陰と陽に分けられる。お互いバランスを保つことで安定していと心得よ

一．人体にも，臓腑にも陰陽がある。また陰中の陽，陽中の陰もあると知るべし

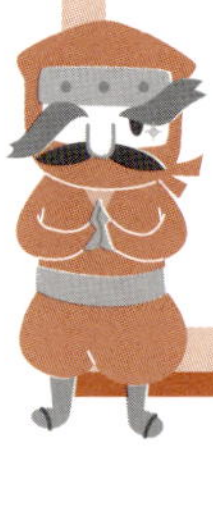

2. 基本概念「五行」の巻

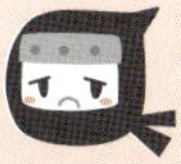

師匠！　木, 火, 土, 金, 水なんて, 薬とどう関係があるのですか？
僕はもうお手上げです

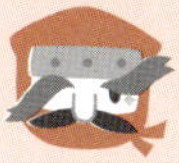

うーむ。忍よ，これは五行といって，さまざまなものをこれに当てはめ, その関係を見るのに役立つものなのじゃ。そうじゃ！
表や図で考えるとわかりやすいぞ

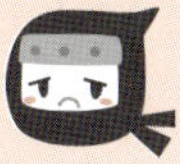

おおっ，これは！

五行説《ごぎょうせつ》―事物を５つの性質に分類する

五行説は古代中国思想の１つで，自然界にあるすべてのものが，木，火，土，金，水の５つの要素から成り立っているという考え方です。木，火，土，金，水はそれぞれ特性がありますが, 互いに助け合ったり, 抑制し合ったりしながらバランスを取っていると考えられています。人間の生命をつかさどる５つの重要な臓器を五臓といいますが，五臓もそれぞれ木，火，土，金，水の五行に対応します。五行には表１のような意味づけがあります。

表１　五行の意味

木	草木を象徴し，草木の芽吹きを意味する。万物が生じる時期。季節は春。五臓では肝に対応する
火	火を象徴し, 活動が盛んな状態を意味する。その性質は熱であり, 万物が長ずる時期。季節は夏。五臓では心に対応する
土	母なる大地を象徴し，万物を育む様子を意味する。各季節の終わりの 18 日間を土用といい，四季のすべてと関わりを持つが，特に夏の土用との関係が深いとされる。五臓では脾に対応する
金	金属を象徴し，金属の堅固，鋭さ，輝きを意味する。秋の豊穣や収穫を象徴する。五臓では肺に対応する
水	水を象徴し，湧き出て流れる様子を意味する。水は地中では生命を育て，万物を生み出す。五臓では腎に対応する

この五行説に則ってそれぞれの臓器の特性や働きを理解し，バランスを調えるための治療法や漢方薬の処方を考えます。なお，五臓を中心として，関係の深い季節や体の部位，五臓が弱る原因，五臓によい食べ物などをまとめたものを，五行色体表といいます。

五行色体表《しきたいひょう》—東洋医学のさまざまな治療に応用

五行説では，五行を万物の基本と考えることから，多くの事物を経験則によって五行に割り振った五行の配当表があります。したがって，この配当表には多くの経験的事実が詰まっているといえます。その中で医学分野に関係するものをまとめたものが，『素問』の中で一応の完成をみた五行色体表です（表 2）。

表 2　五行の色体表

五行	5 つの要素	木《もく》	火《か》	土《ど》	金《こん》	水《すい》
五臓	対応する臓	肝	心	脾	肺	腎
五腑	対応する腑	胆	小腸	胃	大腸	膀胱
五色	病む時の肌の色や顔色	青	赤	黄	白	黒
五季	病気が悪化しやすい季節	春	夏	土用	秋	冬
五悪	病気になりやすい気候	風	熱	湿	燥	寒
五志	五臓が病んだ時の感情変化	怒	喜	思	憂（悲）	恐（驚）
五主	五臓のつかさどる器官	筋《きん》	血脈《けつみゃく》	肌肉《きにく》	皮毛《ひもう》	骨《ほね》
五根	病気が現れやすい場所	目	舌（耳）	口	鼻	耳（二陰） 二陰：肛門と陰部
五華	五臓が弱った時に症状が現れやすいところ	爪	面色	唇	体毛	髪
五液	五臓が病んだ時に現われる分泌液	涙《るい》	汗《かん》	涎《えん》	涕《てい》	唾《だ》
五変	五臓の病変の現れ	握《あく》	憂《ゆう》	噦《えつ》	咳《がい》	慄《りつ》
五病	五臓が病んだ時によく見られる病変	語《ご》	噫《あい》	呑《どん》	欬《がい》	欠《けつ》（嚏《てい》）
五味	病気の時の味の好み	酸《さん》	苦《く》	甘《かん》	辛《しん》	鹹《かん》 （しおからい）
五菜	五臓を補う野菜	韮《にら》	薤《らっきょう》	葵 〔冬葵（葵菜《きさい》）のこと〕	葱《ねぎ》	藿《まめのは》
五味作用	五味の働き	収《しゅう》	堅《けん》	緩《かん》	散《さん》	軟《なん》

五行色体表は，五臓の働きが活発になる季節，五臓が病んだ時の肌の色，味の好み，予兆の現れ方，五臓を補う食品などを一覧にしたものです。この表ではすべて五臓を中心に構成されており，各臓を中心に縦に見るようにします。

例えば肝の項目を見てみましょう。五季は春ですから肝が弱りやすい季節は春となります。春は木の芽時ともいい，のぼせやすく，精神的にイライラしやすくなる傾向にあります。肝機能も高ぶりやすくなり，肝と関係の深い月経などの婦人科系の機能も失調しやすくなります。また,春の風の強い時期には,筋（筋肉が引きつる),涙（涙目になる）などの症状も起こりやすくなります。また，肝は過度の怒（怒り）の感情で病みやすく，病むと目（視力が減退する，目が充血する），爪（爪がもろくなる），握（興奮気味に手を握りしめる），語（強い口調でよくしゃべる）などの症状が出やすくなります。そして，肝を補う食材としてスモモ，ニラ，ムギ，鶏肉があります。ほかにも肝に関連の深い味は酸味ですが，酸味には筋を収縮させる働きがあります。

このように五行色体表は，東洋医学の診断，治療，薬膳などさまざまな分野に幅広く利用されています。また，患者への病気の解説や養生法の指導などにもよく用いられているのです。

五行説の法則—3 種類の関係に注目

五行は相互に関連しており，その関連性を示すのに，相剋説，相生説，土王説の 3 つの説があります（図 1）。この三説の発生は同時ではなく相剋説，土王説，相生説

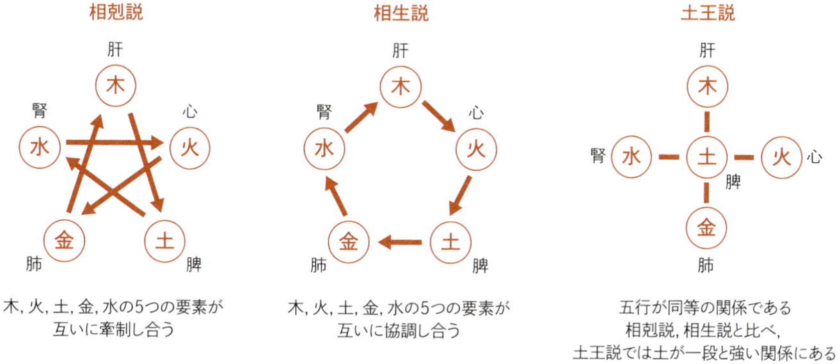

図 1　五行の関係

の順に発生しました。これらの説のうち，漢方薬の分野において最も実践的に発展したのは土王説です。また，鍼灸の分野においては，相剋説，相生説がその治療原則に大きな影響を与えました。

相剋説《そうこくせつ》

木，火，土，金，水の 5 つの要素が互いに牽制し合うという意味があります。

- 木剋土（木は土を剋する）：木は土の中に根を張り，土の養分を吸収して生長する
- 土剋水（土は水を剋する）：土は水を吸収し，また堤防を造って水の流れを支配する
- 水剋火（水は火を剋する）：水は火の勢いを止める
- 火剋金（火は金を剋する）：火は金属を溶かす
- 金剋木（金は木を剋する）：金属で作られた斧や刀は，木を切り倒す

相生説《そうしょうせつ》

木，火，土，金，水の 5 つの要素が互いに協調し合うという意味があります。

- 木生火（木は火を生ず）：木と木を摩擦すると火が生まれ，木を足せば火が強まる
- 火生土（火は土を生ず）：木は火によって灰となり土にかえる
- 土生金（土は金を生ず）：土の中から金属が生ずる
- 金生水（金は水を生ず）：金属の鉱脈のあるところからは，水が湧き出ている
- 水生木（水は木を生ず）：木は水を与えることによって生長する

土王説《どおうせつ》

土王説では，五行の中でも土が中心となり，その周囲に木火金水が配置されます。土がほかの 4 つと比べ，一段と強い関係にあり，土を中心に，水と火，木と金は相剋しています。漢方薬の分野で土王説は強い影響を持ち，金元四大家の 1 人，李東垣はこの土王説をもとに，病気の治療においては脾胃（消化器系）の強化が基本になるという『脾胃論』を打ち立てています。

まとめの言葉

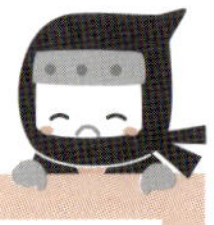

一、自然界のあらゆるものは，木，火，土，金，水の五つの要素から成り立っていると知るべし

一、臓腑に関連した季節，病の部位や状態が記されている五行の色体表を患者への解説，指導に使うべし

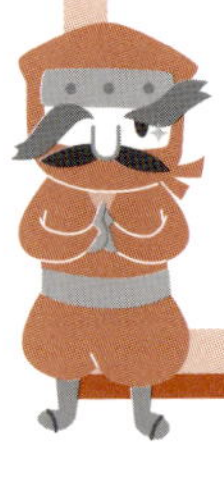

3. 基本概念「表裏《ひょうり》，寒熱《かんねつ》，虚実《きょじつ》」の巻

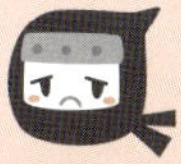
基本概念って，寒熱はまだわかりそうですが，表裏って…

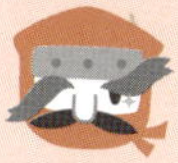
虚実もあるのじゃ

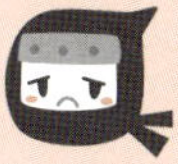
…？

表裏，寒熱，虚実は陰陽《いんよう》とともに漢方における基本的な概念です。陰陽，表裏，寒熱，虚実を中医学では八綱《はっこう》といいますが，『傷寒雑病論《しょうかんざつびょうろん》』をベースとする日本漢方でも基本となる考え方です。

表裏―病邪の位置をみる重要な指標

表裏とは，体の部位の深浅を示す概念です。病邪が体のどこまで侵襲しているかについては，その部位の深浅によって，表証《ひょうしょう》と裏証《りしょう》に大別されます。

表証

表とは，体表とそれに近い部位（皮膚，肌肉，筋肉，経絡，関節，頭，項背，のど，気管浅部など）を指し，表が病邪に侵襲された場合を表証と呼びます。『傷寒論《しょうかんろん》』においては太陽病《たいようびょう》の病位にあたります。

裏証

裏とは，体内深部（臓腑，血脈，骨髄）を指し，特に胃腸のことを裏と呼ぶ場合もあります。病邪が表で処理できずに裏まで及んできた場合を裏証と呼びます。『傷寒論』においては陽明病《ようめいびょう》および太陰病《たいいんびょう》，少陰病《しょういんびょう》，厥陰病《けっちんびょう》の病位となります。

半表半裏証

表証と裏証の中間を示す概念で，『傷寒論』特有の概念です。病位としては少陽病

にあたります。肺，気管支，横隔膜，みぞおちなど胸腹部を中心に病邪が停滞している状態です。

寒熱—冷えているか，熱があるか

日本漢方では，体が熱しているか冷えているかで熱証《ねっしょう》か寒証《かんしょう》かを判断します。

熱証とは，発熱や炎症を呈する状態のことをいい，全身症状としての熱証と部分的な熱証に分けられます。

【熱証】

全身症状としての熱証

全身症状としての発熱状態を示し，たとえ悪寒を伴っていたとしても全体として寒より熱の症候が強いものをいいます。急性病における三陽病（太陽病，陽明病，少陽病）がこれにあたります。

部分的な熱証

関節炎など，慢性病に多くみられる部分的な炎症状態をいいます。

【寒証】

全身症状としての寒証

寒証とは，冷えが強く，熱も出ないような状態をいいます。急性病における三陰病（太陰病，少陰病，厥陰病）がこれにあたります。

部分的な寒証

関節が冷えて痛む場合など，慢性病にみられる部分的な冷えをいいます。

なお，中医学における寒熱は，罹患した病邪の種類が寒邪か熱邪かということを示します。したがって，寒証では寒邪に侵されたことを示すため，日本漢方の場合と異なり，冷えている状態だけでなく，悪寒があって発熱もあるという場合も含まれます。

虚実—急性病と慢性病では意味が異なる場合も

虚実の概念は，急性病と慢性病でその捉え方が異なります。

急性病における虚実

正気と病邪の盛衰をみる指標で，虚証《きょしょう》と実証《じっしょう》は，正気と病邪の戦いにおける力関係

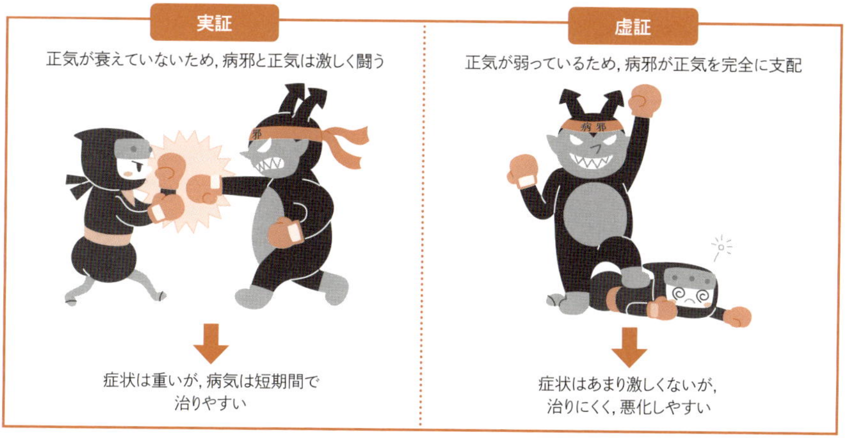

急性病における虚実

を表します。虚証とは，正気が不足しているため十分に病邪に対抗できない状態で，症状は緩やかなものとなりますが，長引くという特徴があります。実証とは，病邪が盛んで，また正気もある程度充実しているために，お互いに激しく闘っている状態であり，症状も激しいものとなります。

慢性病における虚実

慢性病の場合は，急性病の延長や臓腑に由来する場合に分けて考えます。

傷寒など急性病の延長で慢性化した場合は，急性病における虚実をそのまま引き継ぐ形をとります。また治療を誤ると虚実が変わることがあります。各臓腑における虚実は，各臓器における機能衰退や血・津液などの不足（虚），また肝機能亢進のような病的な機能亢進や炎症症状（実）を表します。

まとめの言葉

一．表裏，寒熱，虚実は，陰陽とともに漢方では非常に大切な概念と心得よ

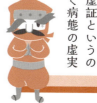

一．体格のよいものを実証，やせているものを虚証というのは間違いである。虚実の判断は体格ではなく病態の虚実と知るべし

4. 基本概念「気血水」の巻

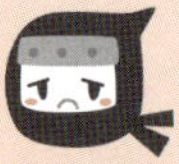
今回は気血水ですね！　血は血液，水は体液…でも，気って何でしょう？

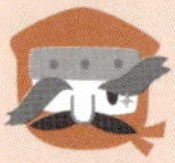
気は生命エネルギーのようなものと思えばよいぞ。ちなみに，血や水も単に血液や体液を指すだけではないんじゃよ

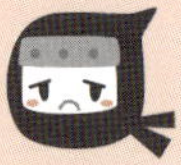
そうなんですね…

気血水《きけつすい》とは—生命活動を支える体の構成成分

人間の体は，気，血，水（津液《しんえき》*1）という3つの成分によって構成され，これらが体内を循環することによって生命活動を維持しています。内臓や各器官は，気，血，水からエネルギーや栄養などを供給されているので，気，血，水が順調に循環している状態を健康な状態であると考えます。気は，主に経絡を巡って体の中を絶えず循環し，人間の生命活動を支えるエネルギーのような働きをします。血は血液のことだけでなく，栄養分全体を表し，気とともに体中を巡って栄養を送る働きがあります。水（津液）は，血液以外のリンパ液や涙，汗，粘液，尿などの水分のことで，体内を潤す働きがあります。

＊1　体内の活性のある正常な水分を津液ともいう。

気，血，水は呼吸や飲食によって取り入れられています（図1）。呼吸運動によって取り込まれた大気と，消化吸収した飲食物から得た水穀《すいこく》の精微《せいび》*2 が合わさって宗気《そうき》となり，そこから気血が生成されます。また，同時に水穀の精微からは水が生成され，残りかすが便や尿として排出されます。気，血，水は常に体を循環しているので，そのバランスが崩れて循環が滞ったり不足したりすると，内臓などがうまく機能せず病気になります。

＊2　飲食物は，胃で消化され，小腸で栄養分が吸収される。吸収された栄養分は，脾の働きによって水穀の精微となる。

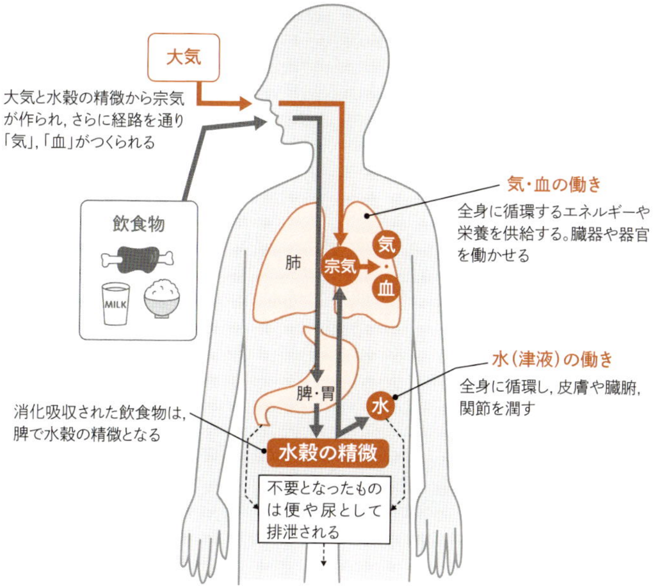

図 1　気・血・水の生成と働き

気，血，水はお互いにバランスを取り合っているので，どれかが単独で不調が起きるというよりも，複合して起こることが多くあります。

気―生命活動を維持するエネルギー

先天の気と後天の気

人体の気には先天《せんてん》の気と後天《こうてん》の気と呼ばれるものがあります（図 2）。先天の気は先天的に授かった生命の根源エネルギー物質で，成長，発育，生殖などに関係します。後天の気は水穀の精微と大気から作られる後天的な生命活動エネルギーで，気血生成のもとや，各臓器，器官，組織を形作る構成成分となります。また各臓腑を活性化し，気血水を生成する働きも担います。先天の気は腎に蓄えられ年齢とともに徐々に消耗しますが，後天の気が腎を活性化することによって先天の気を活性化し，消耗を抑えます。先天の気と後天の気を合わせて精と呼ぶ場合もあります（図 2）。

また，体内を巡る気は，その働きによって衛《え》気《き》と営気《えいき》の 2 つに分かれ，経絡を通じ体内を巡ります。衛気は体表を覆い病邪《びょうじゃ》から身を守ります。営気（営血《えいけつ》）は臓腑《ぞうふ》や全

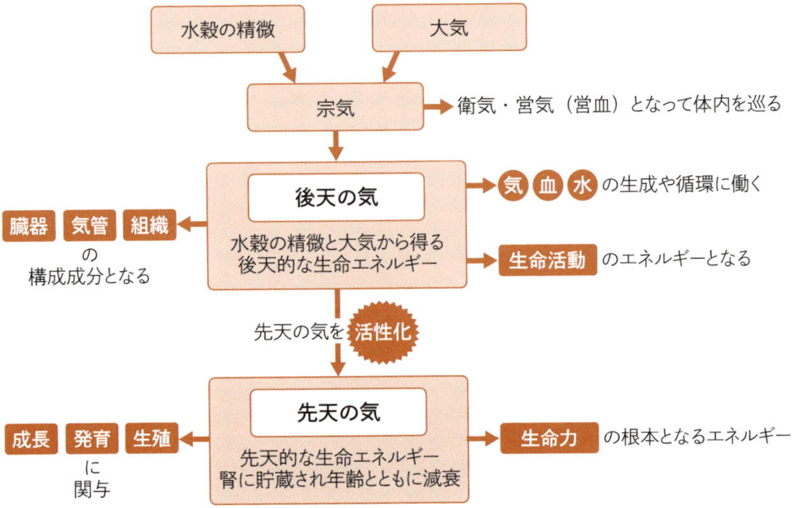

図 2　**先天の気と後天の気**

身の各器官に栄養を与えます。なお，気は陰陽論《いんようろん》では陽に分類されます。

気の働き

気は生命エネルギー全体として見るか，精神分野の活動を中心に見るかで，広い意味での気と狭い意味での気の 2 つに分けられます。

広い意味での気の働き：生命エネルギー全体として

・血，水を巡らせる
・全身や各組織を温める
・成長を促し，五臓六腑《ごぞうろっぷ》の働きを活性化させる
・病邪から体を防御する
・水穀の精微から気血を生成する

狭い意味での気の働き：精神的な分野の活動エネルギーとして

・意識や精神活動を明瞭にする

血―体内の各器官に栄養を与える

基本的には血液のことを指しますが，栄養分全体も表しています。血は飲食物から

得られた水穀の精微と大気から生成した宗気が営気と衛気に分かれ，さらにそのうちの営気が血に転化することで生成されます。これは各器官に栄養分を供給し，滋養する働きをするので営血とも呼ばれます。気の作用によって血の働きが支えられているといってもよいでしょう。気の作用によって血は全身を巡り，体外に漏れ出すのを防いでいます。なお，血は陰陽論では陰に分類されます。

血の働き

血の働きは次のようになります。

・体各部（組織，器官，臓腑）を栄養，滋養する

・精神活動の基礎物質となり，気とともに意識や精神活動を明瞭にする

水—全身を巡り，潤いを与える

水（津液）は血以外の体内の活性のある正常な水分や体液で，リンパ液，涙，唾液，鼻水，汗や尿などもこれに含まれます。水は水穀の精微から気，血が作られる際に生成されるもので，血液の重要な成分でもあります。したがって，けがなどで出血がひどい場合には，水も欠乏します。水は，肺《はい》，脾《ひ》，三焦《さんしょう》の働きにより全身を巡ります。体の表面を巡った水は最終的に腎に運ばれ再利用するものと不要なものに分かれます。不要な水は膀胱《ぼうこう》に送られ尿として排出されます。これら水分代謝に関わるすべての作用は腎がつかさどります。なお，水は陰陽論では陰に分類されます。

水の働き

水の働きは次のようになります。

・臓腑や各器官を循環して，栄養分を供給し，潤す

・汗，鼻水，涙，唾液などを生成し，潤す

・関節をなめらかに動かし，また皮膚に潤いを与える

まとめの言葉

一．人間の体は，気，血，水の三つの成分で構成されていると知るべし

一．気の働きには，「広い意味での気」と「狭い意味での気」の二つに分けて考えると理解しやすいと知るべし

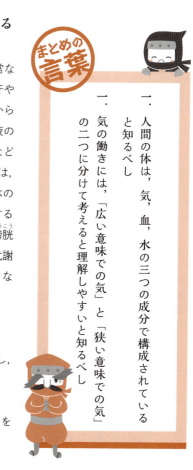

5. 基本概念「臓腑」の巻

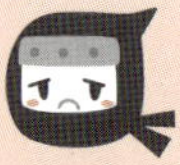
今回は五臓ですね！　でも，今の臓器とはちょっと違うような…

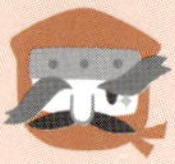
よく気づいたのう。漢方の臓腑の概念は，現代の臓器の概念より意味が広い。例えば生殖器などは肝や腎との関係が深いのじゃ

臓腑《ぞうふ》—現代の臓器の概念より意味が広い

東洋医学における臓腑とは，西洋医学の内臓器官の分類とは多少異なります。単に内臓の名称を表すだけでなく，臓腑の持つ機能や役割などを含んだ，より広い意味を持ちます。五行説《ごぎょうせつ》では五臓五腑《ごぞうごふ》となりますが，一般的には五臓六腑《ごぞうろっぷ》として知られています。五臓は肝《かん》，心《しん》，脾《ひ》，肺《はい》，腎《じん》で，これに対応する腑は胆，小腸，胃，大腸，膀胱の5つです（図1）。6つめの三焦《さんしょう》は，臓腑が収まっている胸腔と腹腔のことを指します。

臓と腑は相互に協力しながら機能しており，特に関連の深い臓腑の場合は脾胃《ひい》のように，消化器全体を表す言葉としてセットで用います。

五臓の機能

肝の機能

肝は気血《きけつ》との関係が深く，肝臓の機能だけでなく，精神面にも関係します。

・血脈や経絡を通じて気血の流れをコントロールする

・血液の貯蔵と全身を循環している血流量の調節，血液の解毒を行う

肝と胆は密接な関係にあり，胆の機能は肝に付属するとされています。そのほかには，頭部，子宮などの生殖器，泌尿器，腱や靱帯，目などと関連が深いとされています。

心の機能

心は五臓の中で最も重要な臓器です。全身に血を送り出すだけでなく，精神や意識

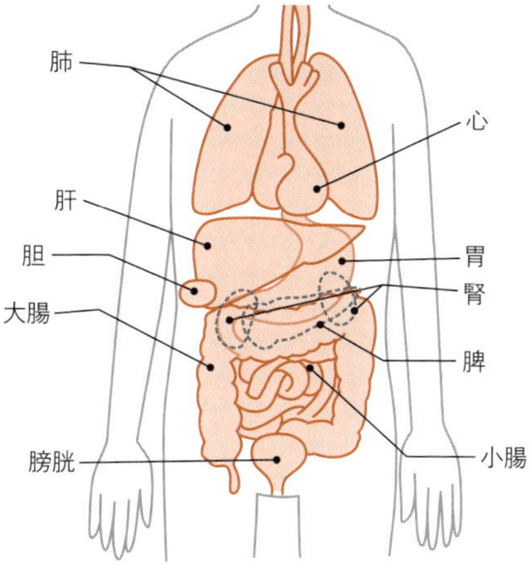

図１　臓腑の位置

などもコントロールしています。

・血液を全身に運搬し，血脈の働きや血流をコントロールする
・精神，思考，判断処理，意識，言語機能などの中枢神経系の働きをつかさどる
・汗の分泌をつかさどる

また，顔や舌と関連し，顔色，言語，舌の運動，味覚などは心の影響を受けます。

脾の機能

古来脾は，脾臓ではなく膵臓を含む消化器系統全体を指し，その機能は，飲食物の消化，吸収，栄養分や水分の全身への運搬などを担います。

・胃，小腸における飲食物の消化吸収をコントロールして水穀の精微を作り，肺を通じて栄養分を全身に送り出す。また，水穀の精微から分離した水の運搬を行う
・血液の循環を正常に働かせ，血脈から血液が漏れないようにする
・水穀の精微を上にあげる作用を持ち，内臓下垂などを防ぐ役割を果たす

脾は六腑の胃とセットで消化器系機能全体を表します。また，肌肉（皮下組織）や口などが影響を受けます。

肺の機能

肺は呼吸器の中枢器官ですが，東洋医学ではそれ以外の機能もあります。

・全身の気の流れを統括する。呼吸によって大気《たいき》を取り込み，体内の汚れた気を排泄する。取り込まれた大気は，水穀の精微と結合して宗気が生成される

・宗気から作られた気血および水穀の精微から分かれた水を体の隅々まで巡らせる
・体の各器官を巡回した水を最終的に腎に誘導して尿として排出させる。また，皮膚表面で発汗の調節を行う

そのほか，鼻などの呼吸器や皮膚との関連が深く，皮膚呼吸や発汗も肺が調節します。

腎の機能

腎には水をコントロールする機能と成長，発育，生殖をつかさどる機能の２つがあるので左腎を腎，右腎を命門《めいもん》とする場合もあります。

・体内の水分代謝をつかさどる
・先天《せんてん》の気（精《せい》ということもある）を蓄え，成長，発育，生殖をつかさどる

また，脳，骨，歯，髪，耳，尿道，生殖器も腎の影響を受けます。

六腑の機能

胆，小腸，胃，大腸，膀胱，三焦の六腑は飲食物を消化吸収し，不要なものを排出する働きをします。飲食物は脾のコントロールのもとに胃で消化され，小腸で清《せい》（水穀の精微）と濁《だく》（水穀の精微以外のもの）に分けられます。清は小腸で吸収され，その後，脾から肺に送られます。一方，濁は大腸に送られます。大腸では濁から水分を吸収し，残ったかす（糟粕）を糞便として肛門から排出します。胆は消化吸収を補佐し，膀胱，三焦は主にエネルギーと水分代謝に関わる働きをします。胆は肝，小腸は心，胃は脾，大腸は肺，膀胱は腎，三焦は命門というように，腑は臓と対になって臓の働きを補佐する役割を担っています。そのため，臓か腑のどちらかに障害が起きると対となる器官にも不調が生じます。ただし，この対の関係には，臓腑だけでなく経絡的な意味合いも含まれています。

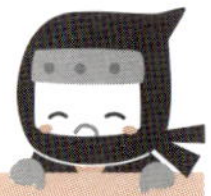

まとめの言葉

一．東洋医学における臓腑とは，臓腑の持つ機能，働きだけでなく，臓腑が支配している体各部の働きや状態，精神作用までも含んだ概念と知るべし

一．気，血，水の生成や運搬は臓腑同士が密接に関連して行っていると心得よ

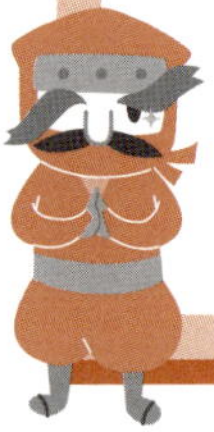

6. 基本概念「六淫」，「七情」の巻

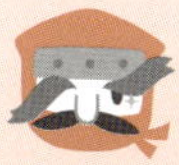

次は病気の原因としての気候変化や感情の変化について学んでいくぞ

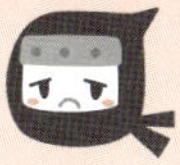

感情の変化も病気の原因だなんて，昔の人もストレスに弱かったのですね！　何だか僕たちと同じで安心しました

病の原因としての三因

東洋医学では，病気の原因の種類により内因《ないいん》，外因《がいいん》，不内外因《ふないがいいん》の３つに分類し，これを三因といいます。内因は人間の内的要素で，主に精神面を示し，激しい感情変化に体が対応できない時に病気が起こるという考え方です。この内因による病気を内傷《ないしょう》病《びょう》といいます。また，その感情変化は７種あるので七情といいます（表１）。外因は，体の外から入ってくる要因で，主に気候変化によるものです。この気候変化は６種あるので六淫といい，それに体が対応できないときに病気が起こると考えます（表２）。現代では気候だけでなく，大気汚染や冷房といった環境要因なども含まれます。外因によって起こる病気と疫癘《えきれい》（伝染病）を加えたものを外感病《がいかんびょう》といいます。

不内外因は，内因にも外因にも分けられない要因で，暴飲暴食，過労，セックス，打撲，外傷などを指します。糖尿病や高血圧，メタボリック症候群といった生活習慣病など

表１　七情

喜《き》	狂喜し過ぎると気が緩み「心」を傷つける。集中力の低下，無気力，不安などが起こる
怒《ど》	怒り過ぎると気が上り，「肝」を傷つける。頭痛，動悸，目の充血，めまいなどが起こる
憂《ゆう》・悲《ひ》	憂い，悲しみが過ぎると気が消耗し，「肺」を傷つける。のどのつまりや咳，息切れ，過呼吸などが起こる
思《し》	思い悩み過ぎると気が停滞し，「脾」を傷つける。食欲不振，胃潰瘍，腹はり，下痢，胃腸の不調などが起こる
恐《きょう》・驚《きょう》	恐怖や不安が強過ぎると気が萎縮し，驚きが過ぎると気が乱れ「腎」を傷つける。不眠や心の不調，失禁，勃起不全，白髪が増えるなどの変調が起こる

表2　六淫

風邪《ふうじゃ》	長時間風に当たったり，汚れた空気を吸い込むことで，かぜや頭痛，発熱，関節痛などが起こる
寒邪《かんじゃ》	寒さや冷気によって体が冷え，悪寒や発熱，頭痛，下痢，頻尿，冷え症などが起こる
暑邪《しょじゃ》	夏の暑さにより熱中症や高熱，過剰な汗，口の渇き，息切れ，倦怠感などが起こる
湿邪《しつじゃ》	高い湿度によって，体表，筋肉，関節，胃腸などに湿気がたまり，皮膚病，関節痛，倦怠感，残便感，下痢などが起こる
燥邪《そうじゃ》	空気の乾燥によって，体内の水分や体液が足りなくなり，口やのどの渇き，皮膚の乾燥，髪のパサつき，胸の痛みなどが起こる
火邪《かじゃ》	高熱の環境などにより，悪寒や頭痛，発熱，のどの腫れ，口の渇き，血尿，便秘，倦怠感などが起こる

は不内外因による病気といえます。

七情―7種の感情変化

喜《き》・怒《ど》・憂《ゆう》・悲《ひ》・思《し》・恐《きょう》・驚《きょう》という7つの感情変化を七情といいます（表1）。七情はそれぞれ特定の臓《ぞう》と関連し，喜は心，怒は肝，憂・悲は肺，思は脾，恐・驚は腎に病を起こすわけです。例えば，狂喜し過ぎると気が緩み過ぎて心を痛め，怒り過ぎると肝を痛めるというように解釈します。また逆に，肝を病むと怒りっぽくなることもあります。

六淫―6種の気候変化

風《ふう》・寒《かん》・暑《しょ》・湿《しつ》・燥《そう》・火《か》の6つの気候変化を六淫といいます（表2）。六淫は口，鼻，皮膚から侵入しますが，衛《え》気《き》の防衛機能が正常であれば病気にはなりません。六淫は単独で病を引き起こす場合やいくつか連動して病を引き起こす場合があります。

まとめの言葉

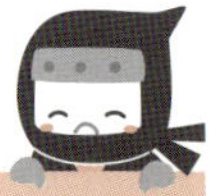

一、東洋医学の病気の原因には、内因、外因、不内外因の三つがあると知るべし

一、過度の感情の変化を七情といい、臓を傷つける。また、臓が病めば感情にも影響すると心得よ

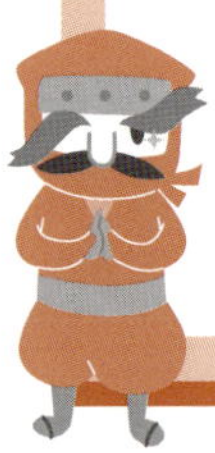

7. 経絡 の巻

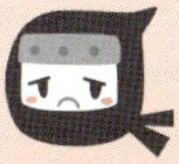
経絡って気の通り道なんですよね。解剖したら見つかるのでしょうか？

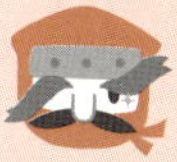
いや。これは目に見えんのじゃよ。しかし、ツボという言葉は聞いたことあるじゃろ？

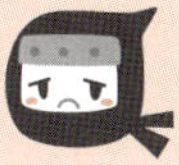
はい！　押されると気持ちいいやつですね！

経絡《けいらく》—気血の通り道

経絡とは気《き》・血《けつ》の通り道です。体を縦に通る経脈《けいみゃく》とその経脈から枝のように伸びる絡脈《らくみゃく》によって構成されています。経絡は体の深部に位置する臓腑《ぞうふ》から体表部の皮膚に至るまで，縦横に張り巡らされています。その経絡上にあるスポットがツボ（経穴《けいけつ》）です。ツボは気の出入り口であり，臓腑の不調がその初期に現れる場所です。また，治療のポイントでもあります。ツボを見分けるには，経絡の上を指などで押してみましょう。ほかの部分よりもコリや圧痛などを感じる場所がツボです。

ツボを刺激することで，経絡上の気血の流れをよくし，つながっている臓腑を活性化して病気を改善することができます。鍼灸やあんまなどは，この経絡の働きを利用した治療法です。ただし，鍼灸治療はあくまでも患者の持っている気の流れをよくして治療する方法です。体力が極端に落ちている場合は，かえって疲れてしまう場合もありますので注意しましょう。また，経絡は病邪《びょうじゃ》の侵入経路となることもあります。

正経と奇経—主な経脈は 14 本

経脈は臓腑につながっている 12 本を正経十二経脈《せいけいじゅうにけいみゃく》といいます。また，臓腑にはつながっていませんが，十二経脈の連携を密接にしたり，気血の流れを調節したりする

表1　各経脈の名称と効果のある症状

正経十二経脈《せいけいじゅうにけいみゃく》	手の陰経《いんけい》	太陰肺経《たいいんはいけい》	五十肩，扁桃腺炎，咽痛，咳，喘息，息切れ，痔，腹はり
		少陰心経《しょういんしんけい》	肋間神経痛，胸苦しさ，動悸，不眠，精神不安
		厥陰心包経《けっちんしんぽうけい》	腱鞘炎，肋間神経痛，動悸
	手の陽経《ようけい》	太陽小腸経《たいようしょうちょうけい》	テニス肘，五十肩，のど・あごの痛み，耳鳴り，難聴
		陽明大腸経《ようめいだいちょうけい》	首・肩こり，歯痛，顔の吹き出もの，軽い便秘，腹はり
		少陽三焦経《しょうようさんしょうけい》	五十肩，腱鞘炎，顎関節症，難聴，耳鳴り
	足の陰経	太陰脾経《たいいんひけい》	下痢，腹痛，嘔吐，腹はり，生理痛，下半身の冷え
		少陰腎経《しょういんじんけい》	声がれ，咽痛，足のむくみ，冷え症，腎臓病
		厥陰肝経《けっちんかんけい》	腰痛，脇肋痛，頭痛，目の充血，下半身のむくみ，月経痛，月経不順，勃起不全，排尿痛，排尿障害，脱腸
	足の陽経	太陽膀胱経《たいようぼうこうけい》	頭痛，背痛，腰痛，眼痛，鼻血
		陽明胃経《ようめいいけい》	肩こり，顎関節痛，咽痛，歯痛，口内炎，のどのつまり，胃・腹痛，腹はり，下痢
		少陽胆経《しょうようたんけい》	片頭痛，肋間神経痛，ぎっくり腰，座骨神経痛，めまい，難聴，耳鳴り
奇経八脈《きけいはちみゃく》	任脈《にんみゃく》		のどの腫れ，腹はり，尿漏れ，月経痛，月経不順，不妊症
	督脈《とくみゃく》		頭痛，めまい，引きつけ，けいれん発作，尿漏れ，勃起不全

（注）各経絡に沿った筋肉，関節の痛みの緩和の効能は，十四経脈のすべてにあるので，本表に入れていない。

奇経八脈《きけいはちみゃく》があり，その代表的なものが任脈《にんみゃく》と督脈《とくみゃく》です。この2脈と12経脈を足した計14本が主な経脈とされています。

正経十二経脈には陰陽《いんよう》があり，臓につながる陰経《いんけい》と腑につながる陽経《ようけい》があります。また，経脈同士は末端でつながり，大きく循環しています。経脈には名称がありますが，陰経か陽経か，手足のどちらを通るのか，つながっている臓腑は何であるのかで，その名称が決まっています。

各経脈に効果のある症状

経脈の治療は，各経脈に沿った筋肉・関節の痛みの緩和はもちろん，それぞれの経脈が関連する臓腑や器官の不調に対して効果があります（表1）。

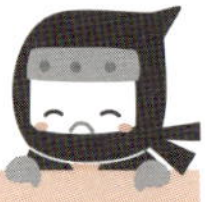

まとめの言葉

一．経絡は気，血の通り道であり，各臓腑器官の働きを調整していると知るべし

一．主要な経脈は十四本あり，主に臓腑につながっている十二本の正経十二経脈と任脈，督脈があると知るべし

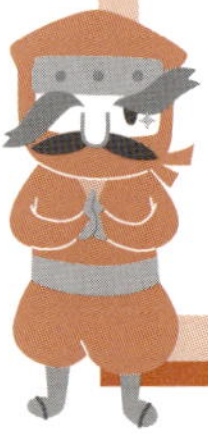

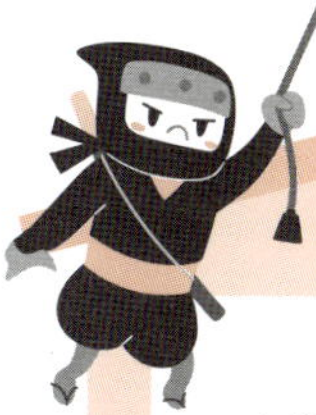

其の弐 まとめ

東洋医学の背景には，古代中国から歴史的に体系化された理論がいくつかあり，その理論が治療法を決定する重要な判断基準となります。その最も基礎となるものが，陰陽論と五行説です。

陰陽論とは世の中のあらゆるものは陰と陽に分けられ，常に相対的に存在するという考え方で，現代の東洋医学の診断や治療，漢方薬の処方に大きく影響を与えています。ただし，漢方薬の運用に際しては，「日本漢方」と「中医学」では陰陽の捉え方に差異があるので注意が必要です。中医学では，主に人体の構成成分を陰（陰分）とし，その生理機能である活動エネルギーを陽（陽気）として捉えます。日本漢方では陰証（冷えが中心の病証），陽証（熱が中心の病証）として捉え，三陰三陽論の基礎概念となっています。また陰陽とともに，表裏，寒熱，虚実などが基本となる判断基準です。

五行説は，世の中のあらゆるものは，木・火・土・金・水の５つの要素に分類できるという考え方です。これら五行の相互関係の秩序を示すものとして，相剋説，相生説，土王説があり，この３説は鍼灸，漢方ともに大きな影響を与えました。五行に分類されるものを表にした五行色体表は，五臓と関係の深い季節や体の部位，病の部位，症状などが経験的事実に基づいてまとめられており，治療の指標となっています。

気血水論は，人間の体の構成要素を気・血・水の３つに分け，これらが過不足なく体内を循環することで生命活動が維持されるという考え方です。なかでも気は，生命エネルギーそのものであり漢方独特の考え方です。

臓腑経絡説は，東洋医学における臓腑の捉え方を示したものです。臓腑はそれ自身の働きや機能だけでなく，臓腑が支配している身体各部の働きや状態，精神作用も含んだ概念となります。また，経絡は気・血の通り道であり，臓腑から体表まで縦横に張り巡らされています。鍼灸やあんまはこの経絡の働きを利用した治療法です。

これらの基本概念をしっかり頭に入れ，次の治法へと進みましょう。

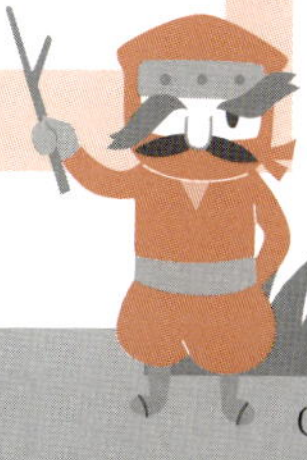

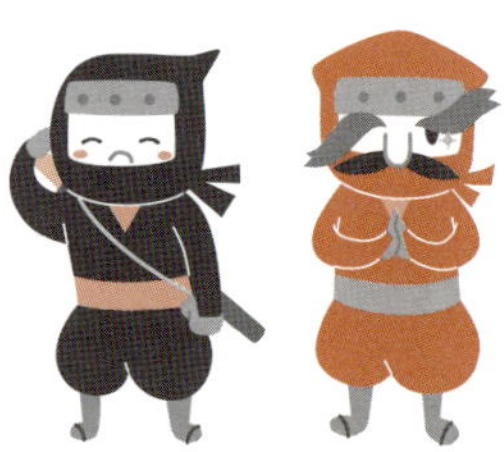

其の参

東洋医学の治法

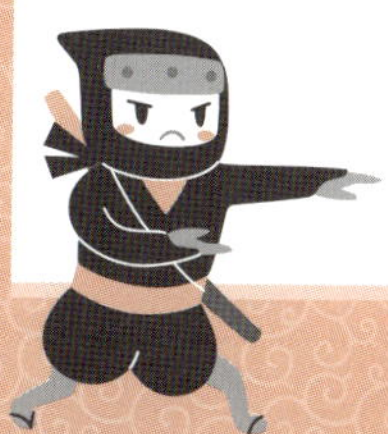

1. 証 の巻

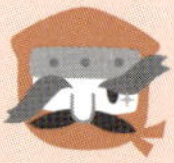

忍よ，ここは漢方で最も大事な「証」についての話じゃ

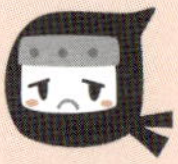

証は漢方の治療で一番大切なのですね。わかりました！

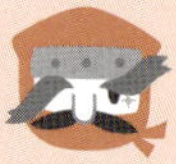

…

証《しょう》—漢方治療の基本なり

漢方において，治療方針や処方選択の基本となるのが「証《しょう》」という考え方です。経絡治療を提唱した竹山晋一郎は『「証」とは疾病の本質であって，「症」すなわち症候群を通じて把握するもの』と述べています。証を理解するうえで，人間の体を中身の見えないブラックボックスに例えると理解しやすいでしょう（図 1）。ブラックボックスに外力が加わると，中で何らかの変化が起こり，それが現象となって出力されます。つまり，病気の原因となるかぜや季節の変化といった病邪《びょうじゃ》がブラックボックス（人体）に入ると，中では病邪に対抗しようとする力，正気が働きます。漢方では，ブラックボックス（人体）で起こっている病変を正気と病邪の抗争と考え，その抗争状態が自覚症状や他覚症状として体に現れると考えます。

例えば，寒《ひ》えてかぜをひいた場合，体に寒邪《かんじゃ》（＝病邪）が侵襲したことにより，体内では正気《せいき》が寒邪と必死に闘っている状態となります。その結果，寒気や発熱，頭痛，肩こりといった症状が現れます。漢方では，これらの症状から，初期か中期かといった病の進行段階（三陰三陽《さんいんさんよう》）や病邪がどの部位に侵襲しているか（表裏《ひょうり》），病邪と正気のどちらが強いか（虚実《きょじつ》）などを類推し，ものさしとなる漢方理論（三陰三陽論，虚実論）に当てはめます。例えば太陽病実証《たいようびょうじっしょう》（病は初期で病邪が体表部にあり，正気との力関係は拮抗している）といった証を立て，それに応じて葛根湯《かっこんとう》といった処方を

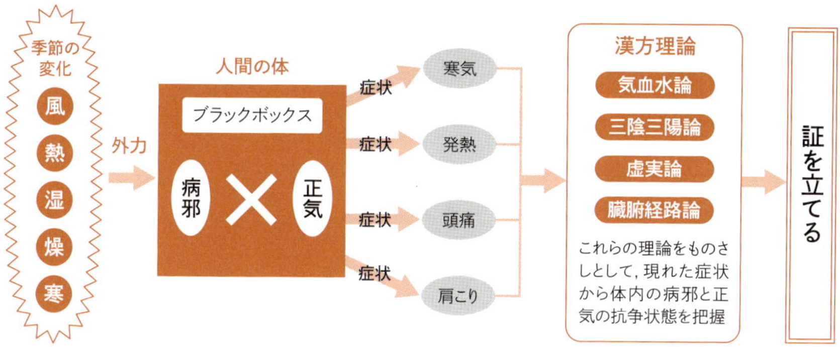

図１　**証の立て方**

選定します。

ただし，登山にルートがいくつもあるように，証の立て方は１つだけとは限りません。実際に日本漢方と中医学，そして鍼灸治療では，証を立てる時に用いられる基礎理論や用いる処方，処方する生薬の配合，経絡，経穴の選定および手技も異なります。さらに日本漢方の中でも「古方派《こほうは》」，「後世派《ごせいは》」といった流派や用いる理論（三陰三陽論，虚実論，気血水論《きけつすいろん》，臓腑経絡論《ぞうふけいらくろん》）によって証の立て方が異なります。いずれにしても，最終的には頂上に登る（病気を治す）という目標は同じなので，どのルートを取るかについて見極めることが大切です。

証の立て方―随証療法《ずいしょうりょうほう》と弁証論治《べんしょうろんち》

日本漢方における証の立て方は随証療法といいます。張仲景《ちょうちゅうけい》が著した『傷寒雑病論《しょうかんざつびょうろん》』*（200～207年頃）などの古典がもとになります。望診《ぼうしん》，聞診《ぶんしん》，問診《もんしん》，切診《せっしん》という四診によって得られた患者の症状を，古典に記載されている条文の内容と照らし合わせて証を見立て，そこに記載されている処方を治療薬として決定します。証には「葛根湯証」などのように処方名が入っていますので，「証の決定イコール処方の決定」となるわけです。

＊『傷寒雑病論』は後に『傷寒論』，『金匱要略《きんきようりゃく》』の２書に分かれた。

日本漢方（古方）の場合は，基本的に急性病については三陰三陽論と虚実の診断で証を立てますが，急性病が進行してある段階で慢性化する場合があります。この時に

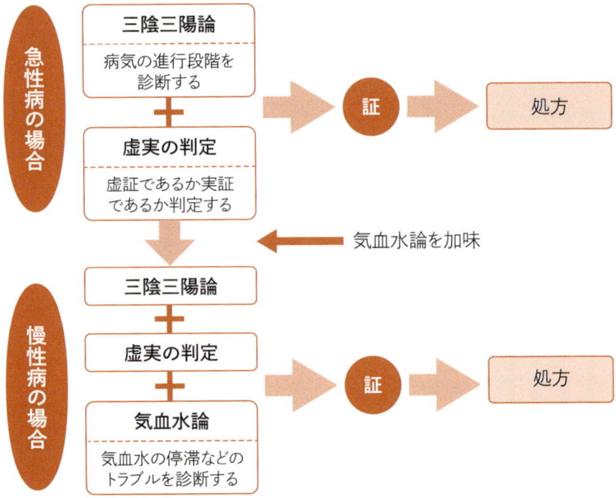

図 2　日本漢方（古方）の証の立て方

体の構成成分である気，血，水に変調が起きるので，慢性病については気血水論を加味して証を決定します（図 2）。

中医学の場合は弁証論治といいます。問診など四診によって得られた情報を陰，陽，虚，実，寒，熱，表，裏という 8 つの綱領からなる八綱に照らし合わせて表実寒証《ひょうじつかんしょう》などというように証を認識します。これを「弁証」といいます。そして，その「証」に対する方剤を考え，状態に応じて生薬を加味したり，加減したりします。これを「論治」といい，証が決定されてからその証に応じた薬物配合を決めることになります。理論としては筋が通っているのですが，論治の段階で薬物単位の調整をするので，個人差が大きくなりやすくなります。

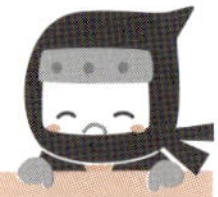

まとめの言葉

一．病気は病邪と正気の戦い。体に現れる自覚症状や他覚症状から「証を立てる，証をつかむ」ということを知るべし

一．証の立て方は一つだけではない。日本漢方，中医学，鍼灸治療では異なり，日本漢方でも「古方派」と「後世派」では異なることを知るべし

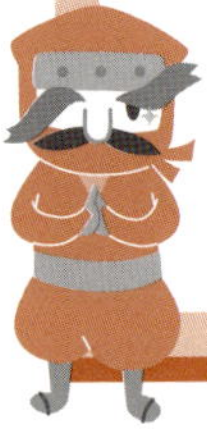

2. 東洋医学的診断術「四診」の巻

今回は患者の診断法を学んでいくぞ

師匠,「切診」とありますが, 患者さんを切っちゃっていいのでしょうか？

ばか者！　切診とは触診のことじゃ！

四診《ししん》—病状を把握するための診察法

西洋医学では病名を決めるためにさまざまな検査をします。一方, 漢方では病名ではなく, 証《しょう》を立てます。そのためには, まず患者から病気に関するさまざまな情報を収集し, その情報を「三陰三陽論《さんいんさんようろん》」,「虚実論《きょじつろん》」,「気血水論《きけつすいろん》」などの理論に照らして「証」を立てるのです。患者の病態を知るために東洋医学では「問診《もんしん》」,「望診《ぼうしん》」,「聞診《ぶんしん》」,「切診《せっしん》」という４つの診察方法である「四診」を行います（表１）。

①問診：現在の症状や体質などを尋ねて把握する

問診とは, 患者に病気の発生, 経過, 既往症などについて質問することです。漢方では自覚症状を重視するため, 四診の中でも最も重要な診断法です。患者本人から,

表１　四診のチェックポイント

問診	発症時期, 症状, 経過, 自覚症状など
望診	姿勢, 顔色, 表情, 舌苔の有無, 患部の状態など
聞診	聴覚：声, 話し方, 呼吸, 咳の音など 嗅覚：体臭, 口臭, げっぷのにおいなど
切診	脈診：脈の強弱や速さ, 浮沈など 腹診：はり具合, 動悸, 押した時の患者の反応など

治したい病気の起こり始めから最近までの経過を聞きます。すでに病院で検査，診断，治療を受けていれば，その結果も確認します。

次に，現在の自覚症状はどうであるかを確かめ，さらに，全身の症状を聞いていきます。頭痛，めまい，便や尿の状態，胃腸症状，汗のかき具合，冷え，食べものの好みや食事の時間，睡眠，女性の場合は月経の状態などを聞きます。このほかに，現在の病気とは直接関係ないと思われる全身症状や既往歴も尋ねます。本人の職業や生活習慣，近い家族の病歴など細かい部分も尋ねることがあります。

こうした情報があれば，生活環境に問題があるのか，遺伝的な関連が原因なのかなど，より正確に証を立てることが可能になるからです。初診以降は症状がどう変化しているかを確認します。

②望診：体の状態を外見から観察する

望診とは，目で観察する診察法です。患者が診察室に入ってくる時から開始されています。患者全体の雰囲気，体型，姿勢，全身の動き，顔色，表情，分泌物，患部などを丁寧に観察します。外見は，体の内部の状況を映し出しているものです。初対面での望診は，再診以降に治療の効果が出ているかなどを判断するのにも役立ちます。

漢方の望診で特に大切なものとして，舌の状態を診る「舌診」があります。舌の形や色，舌の表面の湿り具合，舌に苔があるかないかなどを診ます。舌の状態を観察することで，体のおおよその状態がつかめます。

③聞診：耳で音を聞き，鼻でにおいをかぐ

聞診には聴覚による観察法と，臭覚による観察法があります。聴覚による観察法は声，話し方，呼吸音，咳の音などを聞きます。声は体の中から発せられているので，声を聞くことは，気の充実度，肺機能やのどの状態，舌の働きや鼻の状態など器官の情報が得られます。また，話し方も診断します。言葉の強さ，言動の内容から精神状態などを診る場合もあります。

臭覚による観察法は，体臭，口臭があるかないか，げっぷのにおい，排泄物や分泌物のにおいなどをかいで状態を調べます。こうしたにおいにも，患者の情報が含まれているのです。

④切診：直接体に触れて状態を診る

患者に直接触れて診察する方法で，脈を診る「脈診《みゃくしん》」，腹部の筋肉の緊張状態を診

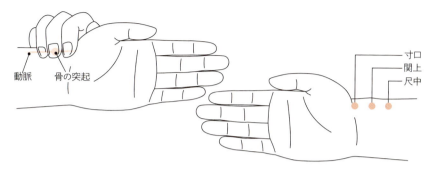

患者の左手は診断者の右手の指で，患者の右手は診断者の左手の指で脈をとる。患者の手首にある骨の突起に中指が当たるように置くとそこが関上になる。中指に沿って人差し指，薬指を当てるようにする。

図 1　脈の取り方

る「腹診《ふくしん》」などがあります。また，痛みのある部位を触診して，しこりの有無などを確認します。

脈診は患者に対面して人差し指，中指，薬指の３本の指を使って，左右の手首にある寸口《すんこう》，関上《かんじょう》，尺中《しゃくちゅう》という脈を取るポイントに当てて診ます（図１）。『傷寒論《しょうかんろん》』では脈が強い（実《じつ》）か弱い（虚《きょ》）か，速い（数《さく》）か遅い（遅《ち》）か，浮いている（浮《ふ》）か沈んでいる（沈《ちん》）かなどを観察し，病気が三陰三陽のどの位置にあるかや正気《せいき》と病邪《びょうじゃ》の虚実関係を診る脈状診《みゃくじょうしん》を行います。

腹診は，腹部を手のひらで軽く押し，筋肉や腹壁の硬さ，はり具合，押さえた時の抵抗，動悸，患者の痛みや苦しさなどの反応を，具体的には胸脇苦満《きょうきょうくまん》，少腹急結《しょうふくきゅうけつ》などを診るものです。腹診は日本の江戸時代に独自の発展をしました。

脈診も腹診も多くの情報を読み取ることができるようになるには，熟練された長年の経験が必要とされています。

まとめの言葉

一．証を立てるには「四診」で得られた患者の病態の情報が最も重要と心得よ

一．患者の自覚症状を聞くだけでなく，見ため，声，においなど，観察が重要と心得よ

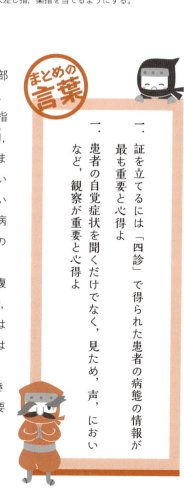

3. 漢方薬急性病の治法「三陰三陽論」の巻

三陰三陽論って，傷寒論の理論ですよね？

よく勉強したのう！　では，急性病の理論か慢性病の理論かはわかるかのう？

…

三陰三陽論《さんいんさんようろん》―日本漢方（古方）の基本の理論

三陰三陽論は『傷寒論《しょうかんろん》』で展開される急性熱性病の治療のもとになる考え方です。日本漢方の特に「古方派《こほうは》」における治療理論の根幹であり，証を立てる基準となっています。『傷寒論』では，発病から死に至るまでの過程を大きく陽病《ようびょう》と陰病《いんびょう》に分けています。陽病とは，体が熱状を呈しながら病邪と闘っている状態であり，太陽病《たいようびょう》，陽明病《ようめいびょう》，少陽病《しょうようびょう》の３つに分類され，陰病とは，病が進行して病勢が内部にこもり，体に熱を出す力がなく，冷え症状が中心となっている状態であり，太陰病《たいいんびょう》，少陰病《しょういんびょう》，厥陰病《けっちんびょう》の３つに分類されます（図１）。

なお，病の進行過程は，固定化されたものではなく，太陽病→陽明病→少陽病の順で進行する場合や，太陽病→少陽病→陽明病，太陽病→少陽病→陰病などの順で進行する場合があります。

太陽病

急性熱性病の初期で，体表部（表）に病邪があり，悪寒，肩こり，頭痛，鼻水，くしゃみというような症状を呈します。すでに発熱している場合もありますが，まだ病邪は内臓にまで及んでいません。治法は，麻黄湯《まおうとう》，葛根湯《かっこんとう》，桂枝湯《けいしとう》，小青竜湯《しょうせいりゅうとう》などの発表《はっぴょう》剤（発汗解表《はっかんかいひょう》剤）を用い，発汗させて体表の病邪を排除します。この太陽病の段階でうまく対応できないと，陽明病もしくは少陽病，時によっては陰病にまで転移

発病 → 死

			病の位置	症状	治法
陽（陽病）	熱を出しながら，病邪と闘っている状態	太陽病	**表** 頭部，筋関節，鼻，咽喉など	**悪寒，発熱** 頭痛，鼻水，くしゃみ，咳，筋，関節痛，肩こりなど	発汗
		陽明病	**裏** 胃腸，腎，膀胱など	**高熱** ・便秘，自汗など ・便秘なく，口渇など	清熱，瀉下
		少陽病	**半表半裏** 肺，気管支，横隔膜，みぞおちなど	**微熱，往来寒熱** みぞおちのつかえ，胸から脇にかけての圧迫感，食欲不振，口が苦い，めまいなど	攻補兼施 （少陽清熱と補脾胃）
陰（陰病）	熱を出す力もなく，悪寒が中心の状態	太陰病	**裏** 胃腸中心	**胃腸系統の冷え** 腹部膨満感，嘔吐，下痢，胸部のつかえなど	胃腸系の温補
		少陰病	**裏** 腎，膀胱中心	**腎系統の冷え** 倦怠感，下半身の冷え，頻尿など	腎，膀胱系の温補
				直中の少陰（いきなり少陰病から始まるような場合） 強い悪寒，鼻水，咳，頬が冷たいなど	発汗＋温補
		厥陰病	**裏** 循環器系中心	**四肢厥逆**（手足の末端から冷えが上ってくる） 心力の衰えなど	循環器系の温補，強心

図１　三陰三陽論の分類と進行過程

することになります。

陽明病

病気の熱状が最も盛んな状態です。熱が胃腸を中心として裏にこもり，高熱を発し，寒気はほとんどなく，熱のため発汗していることが多い状態です。裏熱《りねつ》がはなはだしく便秘を呈する場合と，裏熱と津液《しんえき》不足により口渇《こうかつ》を呈する場合があります。津液不足の場合の治法は，白虎湯《びゃっことう》などの清熱剤を用い，便秘を伴う場合は，調胃承気湯《ちょういじょうきとう》，小承気湯《しょうじょうきとう》，大承気湯《だいじょうきとう》，三黄瀉心湯《さんおうしゃしんとう》などの清熱瀉下剤を用います。この陽明病で対応できないと，少陽病または陰病に転位することになります。

少陽病

陽明病に比べ熱状は衰え，微熱や往来寒熱《おうらいかんねつ》（午前中に寒気があり午後微熱が出るか，またはその逆）の状態となります。肺や気管支，横隔膜，みぞおちなど胸腹部を中心とした部位に熱が停滞した状態（半表半裏ともいう）で，かぜでいえば，粘っこい白い鼻汁や痰，食欲不振，吐き気などの症状となります。治法は，清熱作用のある柴胡《さいこ》，黄芩《おうごん》，黄連《おうれん》などと，補脾胃《ほひい》作用のある大棗《たいそう》，生姜《しょうきょう》，甘草《かんぞう》，人参《にんじん》などがバランスよく配合された，小柴胡湯《しょうさいことう》，大柴胡湯《だいさいことう》，柴胡桂枝湯《さいこけいしとう》，半夏瀉心湯《はんげしゃしんとう》といった方剤を用います。

この治療法は体の調和を図ることを目的とするので和法《わほう》，あるいは攻めと守りを同時に施すという意味で攻補兼施《こうほけんせ》ともいいます。この少陽病で対応できないと，陽明病または陰病に転位することになります。

太陰病

胃腸に病邪が入り込み，体は冷えて食欲がなく，下痢しやすい状態です。治法は，温補止瀉《おんぽししゃ》作用のある人参湯《にんじんとう》を中心に，小建中湯《しょうけんちゅうとう》などを用います。

少陰病

熱は出ず，腎，膀胱を中心に全身が冷え，「疲れてただじっと寝ていたい」という状態です。冷えが強いため，夜間排尿を伴います。治法は，大熱薬《たいねつやく》の炮附子《ほうぶし》が配合された八味地黄丸《はちみじおうがん》，真武湯《しんぶとう》，附子湯《ぶしとう》などを用います。このほか日頃から体力のないものがかぜをひいた場合，太陽病からではなく，強い悪寒を主症状としていきなり少陰病から発病するケースがあります。これを「直中《じきちゅう》の少陰《しょういん》」といい，温補作用と発表作用を併せ持つ麻黄附子細辛湯《まおうぶしさいしんとう》などで対応します。

厥陰病

いよいよ生命力が尽きようとしている状態です。ろうそくが燃え尽きる前に一瞬輝くのと似て，突然熱が出たり強い寒気がしたり，不規則な熱状となりますが，手足末端から冷えあがり，心臓衰弱を来します。治法は，生附子《なまぶし》や乾姜《かんきょう》などの大熱薬が配合された四逆湯《しぎゃくとう》を基本処方とします。

三陰三陽における虚実《きょじつ》

急性病の診断基準である「三陰三陽論」で患者の病気の進行具合を確認したら，次は虚実の診断となります。これにより病気の状態をより明確にし，確実に証を立てることができるようになります。三陰三陽における虚実の判定は，病気の過程における正気《せいき》と病邪《びょうじゃ》の抗争の状態を確認することですが，指標となる症状は，すべての病位《びょうい》に共通するものではなく，各病位によりその指標が異なります。

太陽病の虚実

病の初期である太陽病では，汗の有無によって虚実を判定します。かぜを例にすると，太陽病虚証《きょしょう》は正気が弱く，体表の緊張度が緩いため，じんわりと汗をかいて（自汗），微熱で少し頭痛がするような穏やかな症状となります。発表作用が強過ぎず，胃腸を補いながら軽く発汗させる桂枝湯が代表的な処方です。太陽病実証《じっしょう》は正気も病邪もともに強く，体表の緊張度が高く，汗が出ずに悪寒，発熱，肩こり，関節痛などの激しい症状を伴います。この場合は強い発表作用を持つ葛根湯や麻黄湯を用いて，しっかり発汗させます。

陽明病の虚実

熱が最も盛んな病位であり，高熱による自汗《じかん》を呈しますが，激しい熱状のため基本的にすべて実証となります。便秘や尿不利を伴うこともあります。

少陽病の虚実

少陽病では，胸から脇腹にかけてのはりや膨満感の程度および便秘の有無により虚実を判定します。はりや膨満感が強く，便秘を伴うものを実証，はりや膨満感がさほど強くなく，便秘を伴わないものが虚証です。実証に用いる代表的な処方が大柴胡湯，虚証に用いる代表的な処方が小柴胡湯です。

太陰病の虚実

太陰病の多くは，体力低下や強い寒邪の侵襲により胃腸が冷えて下痢となり，虚証を呈します。逆に胃腸が冷えて便秘するものを実証といい，桂《けい》枝加大黄湯《しかだいおうとう》などの大黄剤を用いる場合もあります。

少陰病の虚実

少陰病は，腎や膀胱を中心に冷え，抵抗力が著しく弱った状態となるため，ただじっと寝ていたいという活動力の落ち込んだ状態です。基本的に虚証となります。

厥陰病の虚実

厥陰病は，生命力が尽きようとしている状態です。手足の末端から冷えあがるとともに，寒と熱が錯綜し，時に熱状を呈し，動悸や煩悶感を起こしたり，便秘したり下痢したりと陰陽虚実が入り混じり意識も混迷しやすい状態となります。

まとめの言葉

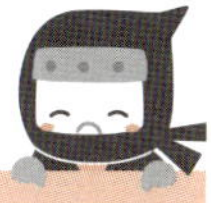

一．三陰三陽論は『傷寒論』で展開される急性熱性病の治療理論。病の進行過程を論じる古方派の根幹を成す理論と心得よ

一．虚実の判定は，正気と病邪の抗争の状態を確認することと知るべし

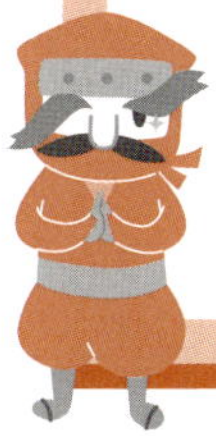

4. 漢方薬急性病の治法「温病論」の巻

師匠！　温病ってあまり聞いたことないのですが…

温病論は，日本漢方には伝わっていなかった理論じゃが，近年では中医学の分野で広まってきておる。のどかぜのように，津液不足から炎症を起こした病と捉えるとよいぞ

温病論《うんびょうろん》―津液《しんえき》不足の病に対応

日本漢方においては，急性熱性病の治法のほとんどは三陰三陽論《さんいんさんようろん》に由来しますが，中医学では，温病論との２本立てになっています。温病論は，中国の清代に『傷寒論《しょうかんろん》』の治法に当てはまらない疫病がいくつも登場したため，葉天士《しょうてんし》や呉鞠通《ごきくつう》によって提唱されました。ただ，この当時日本は鎖国をしていたため，温病論は部分的にしか伝わりませんでした。温病という概念自体は古く『素問《そもん》』や『傷寒論』にも登場しますが，治法については言及されていませんでした。温病は，咽喉部（咽喉粘膜）の津液《しんえき》不足から始まる病で，悪寒はほとんどなく，発熱のみで口渇《こうかつ》，咽痛を伴うのが特徴です。治方では，発汗剤や下剤を投与する際も津液を損なわないように注意することがポイントとなっています。

温病の進行過程

『傷寒論』の三陰三陽に対応して衛分《えぶん》→気分《きぶん》→営分《えいぶん》→血分《けつぶん》と進行します（図 1）。

衛分：『傷寒論』でいう太陽病に相当する病位です。悪寒はなく発熱のみで，口中や咽中の津液が不足し，口渇，咽痛があり，舌質，特に舌尖が紅となります。治法は，津液を補いつつ，軽い発汗と清熱《せいねつ》薬で対応，発汗を最小限に抑えて津液を損なわないようにする辛涼発表法《しんりょうはっぴょう》となります。処方は銀翹散《ぎんぎょうさん》，桑菊飲《そうぎくいん》，駆風解毒湯《くふうげどくとう》などを用います。衛分の段階でうまく対応できないと，病は気分へと移行します。

気分：『傷寒論』でいう陽明病《ようめいびょう》に相当し，衛分と同様に津液不足の症状が顕著に現れ

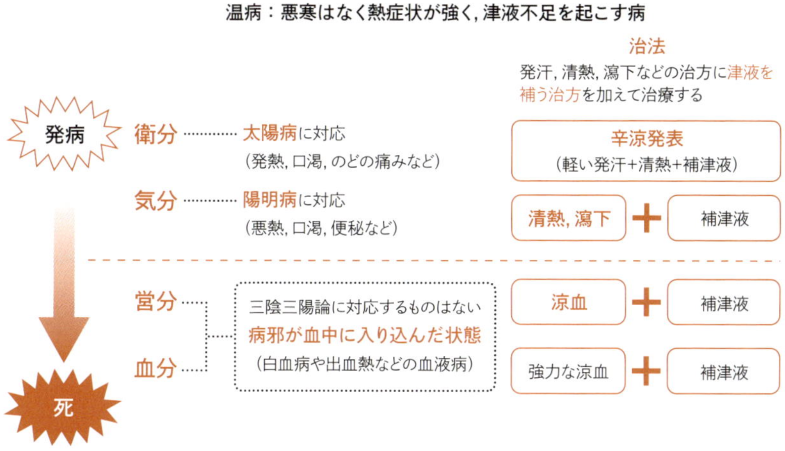

図１　温病の進行過程

ます。悪熱，口渇があり舌質は深紅となり，便秘を伴う場合もあります。治法は，清熱しながら津液を補うことが基本で，瀉下法《しゃげ》を用いる場合であっても津液を損なわないよう，乾地黄《かんじおう》，麦門冬《ばくもんどう》，玄参《げんじん》などを加えて津液を補いながら下す方法をとります。処方としては，悪熱，口渇といった症状には白虎加人参湯《びゃっこかにんじんとう》，便秘を伴う場合には増液承気湯《ぞうえきじょうきとう》などを用います。

営分，血分：さらに病が進行すると，病邪は血中に入り営分，続いて血分へと移行します。ただし，営分，血分は，白血病や出血熱などといった血液病の範疇であり，三陰三陽に対応するものはなく，日本漢方の臨床分野ではほとんど用いられていません。

参考までに挙げると，営分の治法は津液を補い，血熱を鎮める涼血法（清営湯《せいえいとう》，清宮湯《せいきゅうとう》など）を，血分では高熱と出血反応が起こるためより強力な涼血法（犀角地黄湯《さいかくじおうとう》など）を用います。

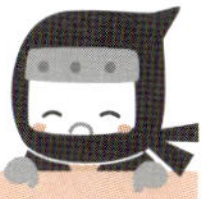

まとめの言葉

一．温病とは悪寒がなく，熱症状が強く，津液の不足を起こす病と知るべし

一．温病は津液を補いながら清熱することが基本。決して発汗し過ぎてはならないと心得よ

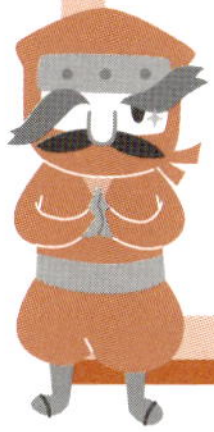

5. 漢方薬慢性病の治法「気血水論」の巻

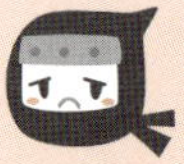
気血水はもう勉強しました。完璧です！

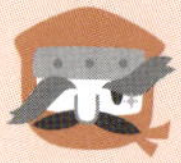
それはすばらしい！　では，瘀血とは何じゃ？

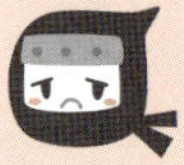
…

気血水—バランスよく巡らせる

東洋医学では，体は気血水がバランスよく巡ることで良好な状態を保つことができます。しかし，ストレスや食生活の乱れ，冷え，過労，睡眠不足などさまざまな原因で気血水の流れが悪くなったり，不足したりすると体にさまざまな変調が現れます。原因となる「気，血，水」の変調を見極め治療にあたることが重要です。

気血水の変調—症状との関係に注目

「気」の変調

気には広義の気と狭義の気があります。広義の気は生命エネルギー全体を指し，狭義の気は主に精神領域を指します。気の変調は，この精神領域を中心に考えますが，強いストレスなどで，変調が長期化してしまうと生命エネルギーにも影響を及ぼし，臓器や器官が正常に働かなくなり，気血水も滞りがちとなり，エネルギー切れのような状態を引き起こすこともあります。気の変調には，気虚，気滞，気逆の3つの病態があります（図1）。

気

気の不足 **気虚**	気の滞り **気滞**	気の上衝 **気逆**
過労やストレス，生活の不摂生，慢性病などによって気の消耗が激しい場合や胃腸虚弱，栄養不良などで気の生成が十分に行えない場合に起こる病態	感情の激しい変化，精神的なストレスなどにより，気の流れが悪くなった時に起こる病態。多くは胸脇部で気がつまったような感覚を持つ。精神的な原因以外にも，飲食の不摂生，冷え，湿邪などが原因する場合もある	本来，臍下丹田に収まっているべき気が，過度の精神的ストレスや強い怒りの感情などにより，上部に突き上げる病態。飲食の不摂生，足元の冷え，胃内停水なども悪化の要因となる
症状 ・精神症状（意欲や気力の低下） ・エネルギー不足（疲れやすい，倦怠感，息切れ） ・気の働きの低下（体の冷え，食欲不振，自汗）	**症状** ・胸部の気滞（焦燥感，不安，抑うつ感） ・咽喉部の気滞（梅核気：喉もとに梅の種が引っかかったような独特の違和感，空咳） ・腹部の気滞（神経性胃炎，吐き気，腹満）	**症状** ・気の上衝（のぼせ，イライラ，動悸，めまい，頭痛，不眠） ・胃腸への影響（げっぷ，吐き気）
治療法　補気 補気剤を用いて気を充実させる →意欲や体力を上げる (注)胃腸に不調がある場合は，気の生成が十分行えないため，合わせて胃腸機能の回復を図る	**治療法**　行気 行気剤を用いてうっ滞している気を巡らせる →精神安定を図り，抑うつ感を除く。梅核気や腹満を除く	**治療法**　降気鎮静 降気剤により上衝した気を降ろす →精神安定を図る。動悸を鎮め，頭痛，のぼせを治す
処方 補中益気湯，人参湯など	**処方** 半夏厚朴湯，柴朴湯など	**処方** 桂枝加竜骨牡蛎湯， 甘麦大棗湯など

図1　「気」の変調

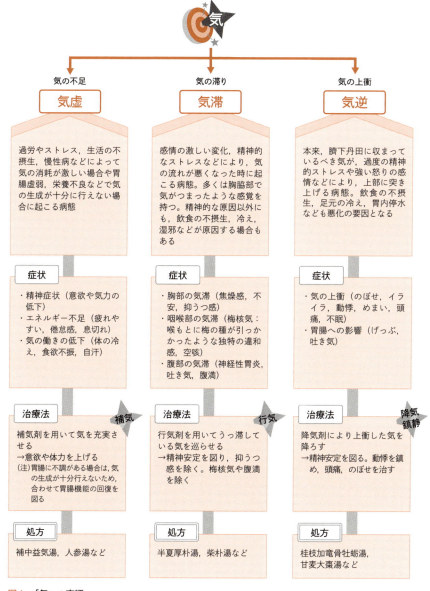

血

血流量の不足・血の栄養機能の低下

血虚

出血や造血機能の低下により貧血状態を起こす病態。産後や術後の失血過多，月経過多，栄養不良，胃腸の不調などが原因となる
(注) 血流量の不足だけでなく，重度の瘀血体質で血の栄養機能が衰えた場合も含む

症状

- 貧血症状（全身倦怠，目のかすみ，動悸，めまい，冷え症，顔色が悪い，肌に艶がない，爪がもろい，体力がない）
- 婦人科系への影響（無月経，不妊症）

治療法　補血

補血剤を用いて，血を補う
→貧血状態を改善。婦人科系機能の回復
(注) 胃腸の不調による栄養不良がある場合は，合わせて治療する

処方

四物湯，十全大補湯など

生理活性を失った血の滞り

瘀血

血液や血流の障害，婦人科系の代謝不全などで血流が滞り起こる病態。飲食の不摂生，喫煙，飲酒過多なども原因となる
(注) 瘀血は全身症状だが，打ち身や捻挫など外傷での内出血なども局所的な瘀血と捉える

症状

- 月経時の瘀血塊（レバー状の血塊）の排出
- 冷えのぼせ
- 婦人科系の不調（月経不順，月経痛，月経前症候群，子宮筋腫，不妊症）
- 血行不良による症状（肩こり，頭痛，吹き出もの，あざができやすい）

治療法　駆瘀血

駆瘀血剤を用いて，瘀血を排除する
→血行不良の改善，婦人科系機能失調の改善

処方

桂枝茯苓丸，桃核承気湯など

出血

出血

外傷，感染症，婦人科系の不調，内臓疾患，痔，出血性の諸疾患など，あらゆる種類の出血が対象。手術や出産による出血も含まれる

症状

- 各種出血症状（吐血，鼻血，血尿，痔出血，月経過多，不正出血など）
- 出血による血の不足の症状（顔色が悪い，肌にはりや艶がない）

治療法　止血

止血剤を用いて，出血を止める。あわせて血を補う
→貧血を改善

処方

芎帰膠艾湯，猪苓湯など

図 2　「血」の変調

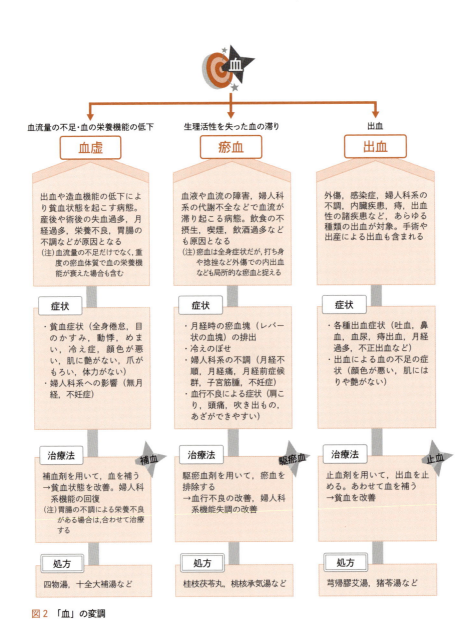

水

体液の不足

津液不足

飲食の不摂生や摂取不足，嘔吐，下痢，発汗過多，長期に及ぶ熱性疾患などにより体液が不足した病態

(注)部分的な津液不足では乾燥時の咽痛やのどかぜなども含まれる

症状

- 皮膚や粘膜の乾燥（乾燥肌，乾燥性の湿疹，かゆみ，髪のぱさつき，ドライアイ）
- 呼吸器系の乾燥（口渇，声がれ，のどかぜ）
- 体液不足（乾燥性便秘，尿量減少）

治療法　補津液

補津液剤を用いて津液を補う
→皮膚や粘膜を滋潤

処方

麦門冬湯，銀翹散，白虎加人参湯など

生理活性を失った水分の滞り

水滞

水分のとり過ぎ，腎系統の不調，循環器系統の不調，胃腸や体内の水分代謝不良，冷えなどにより水分の排出が不十分となり，余分な水分が体内に貯留している病態

(注)部分的な水滞では，胃内停水や関節の水腫なども含まれる

症状

- 水滞症状（尿不利，むくみ，胃内停水，吐き気，下痢，咳，痰）
- 筋肉や関節での水滞（足腰のだるさ，関節水腫）
- 水の上衝（動悸，めまい，耳鳴り，頭重感）

治療法　利水

利水剤を用いて利尿を促進し，水分代謝を改善
→体内に貯留した余分な水分を排出

処方

五苓散，小青竜湯，真武湯など

湿(ガス状の水分)の滞留

湿

飲食の不摂生，水分のとり過ぎ，湿気の強い環境下などが原因で胃腸や体表にガス状の希薄な水分（湿）が滞留した病態

症状

- 胃腸に滞留（腹部膨満感，おなら，食欲不振，軟便，しぶり腹）
- 体表に滞留（手足の倦怠感，筋肉関節痛，下半身の冷汗，じゅくじゅくした湿疹）
- 膀胱への影響（残尿感，膀胱炎）

治療法　利湿

利水剤や利湿剤を用いて，利尿や発汗を促進
→体表および体内の湿を除く

処方

平胃散，麻杏薏甘湯，防已黄耆湯など

日本漢方では，水の停留による障害を「水毒」という。これは水滞の概念を包括している。

図3　「水」の変調

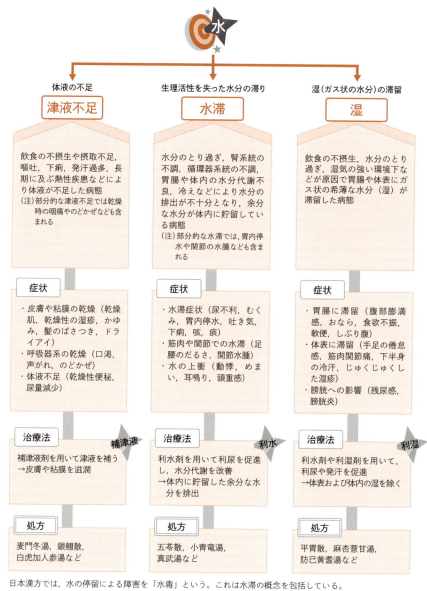

「血」の変調

血の流れがスムーズに保たれていれば，体は十分に栄養され，血流によって体全体が温められ，意識も明瞭となります。しかし冷えや血流障害，造血機能の変調，婦人科系機能の失調などで血の不調が起こると，貧血や血行不良に伴う症状が起こります。特に血は婦人科系との関連が深いので，女性は，男性よりも血の変調の影響を大きく受けます。血の変調には，血虚《けっきょ》，瘀血《おけつ》，出血があります（図2）。

「水」の変調

水は臓器や皮膚，関節などの体の各部分を循環して水分と栄養を与えます。飲食の不摂生や尿不利，水分代謝の異常などで水に変調が起きると，体液の不足や，逆に水分が十分に排泄されずむくむなどの症状が起きます。また，乾燥や逆に湿気の多い環境なども水の変調の要因となります。水の変調には，津液《しんえき》不足，水滞《すいたい》，湿《しつ》があります（図3）。なお，日本漢方では水の停留による障害を「水毒」といい，これは水滞の概念を包括しています。

気血水の食養

気血水の変調には食養生も大切です。以下に例を挙げますので，生活指導に役立てましょう。

気：気を補うには，消化が良く栄養価の高い白身魚，鶏肉，ニンジンなどをとりましょう。行気・降気作用に優れるのはハーブ類。シソ，ハッカ，シナモンなどを利用しましょう。

血：血を補うには，ホウレンソウ，金針菜，プルーンなどがお勧めです。瘀血の場合は，まず瘀血を助長する食べ物（p.217 参照）をとらないことが大切。特に甘いものは要注意です。

水：肌や粘膜を潤すには白キクラゲやハチミツ，利水にはアズキ，クロマメ，トウガン，スイカ，胃腸の除湿には陳皮（ミカンの皮）・サンショウを利用しましょう。

まとめの言葉

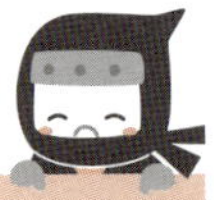

一．気，血，水それぞれの不足と滞りの病態をしっかり押さえるべし

一．気は精神領域，血は婦人科系，水は泌尿器，循環器，呼吸器，消化器，筋肉関節との関連を知っておくと万全と心得よ

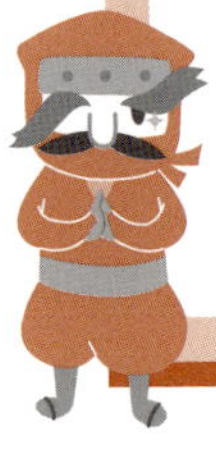

6. 漢方薬慢性病の治法「臓腑論」の巻

今回は臓腑の治法について学んでいくぞ

臓腑は臓器を意味するだけではなくて，その働きも含むんですよね

そうじゃ！　したがって，治法も幅広く考えるんじゃ

臓腑《ぞうふ》の治法―臓器以外の症状にも注目

東洋医学での臓腑の捉え方は「其の弐　5．基本概念『臓腑』の巻」でも解説しましたが，西洋医学でいう臓器よりも幅広い概念を持っています。その特徴は，解剖学的な形態よりも臓腑が持つ機能や働きを重視している点です。臓腑は身体各部へ影響力を持ち，精神や情緒も各臓器に宿るとされています。したがって漢方における臓腑とは，臓腑が持つ機能，働きに加え，臓腑それぞれが支配している身体各部の働きや状態，精神までも含んだ概念といえるのです。

ここでは五臓（肝，心，脾，肺，腎）の不調により生じる主な症状と，その治法について説明します。

肝に起こる症状と治法

アルコール，喫煙，睡眠不足，過労など不摂生が重なると，肝に不調が起こります。肝の不調は，胸脇部の炎症症状として現れることが多く，その結果，嘔吐，腹部膨満，口が苦い，胸脇部の圧痛などの症状が起こり，悪化すると肝臓や胆のうに影響を及ぼし，黄疸や肝炎，胆石などの病気を引き起こします。この場合，胸脇部のはりや炎症

を鎮め，緊張を緩める作用のある柴胡《さいこ》，黄芩《おうごん》が配合された小柴胡湯《しょうさいことう》，大柴胡湯《だいさいことう》，柴胡《さいこ》桂枝湯《けいしとう》などを用います。

また，肝の気を調節する作用に障害が出て気の上衝《じょうしょう》が起こると，イライラ，怒りっぽくなる，のぼせ，めまい，胸脇苦満《きょうきょうくまん》などの症状が起きます。この場合，肝気を調える作用を持つ抑肝散《よくかんさん》や加味逍遥散《かみしょうようさん》などを用います。また，肝は血を貯蔵する器官であるとともに，経絡を通じて婦人科系との関係が深いので，のぼせや月経前のイライラ，月経不順などを伴う場合は，補血《ほけつ》作用を併せ持つ加味逍遥散が適応します。

心に起こる症状とその治法

心の不調は，栄養不足や栄養過多による肥満，水分の過剰摂取，強い精神的ショック，持続的な精神的ストレスや睡眠不足などによって起こります。心の気が不足すると神経衰弱，心臓神経症，健忘症などを起こしやすくなり，さらに悪化すると血液循環が不良となり，体の冷え，寒気，顔面蒼白などの症状が起こります。心の血の不足は貧血，自律神経失調，不眠症などを起こし，悪化すると発熱，のぼせ，イライラ，口の渇きなどを伴うようになります。その他，不安，顔面の紅潮，口内炎，舌の炎症などの症状が起こります。血の不足で貧血症状が強い場合は，補気，補血作用を持つ十全大補湯《じゅうぜんたいほとう》などを用います。健忘症や不眠，不安などの精神症状を伴う場合は補気《ほき》，補血作用に精神安定作用を併せ持つ加味帰脾湯《かみきひとう》などを用います。

脾に起こる症状と治法

脾の不調は食事の不摂生や過労などによって起こりますが，脾は湿邪にも大きく影響を受けます。脾の気が不足すると，胃腸虚弱となり消化活動が弱ります。それにより，食欲不振，下痢，よだれ過多などの消化器系の症状や，内臓下垂や疲労倦怠などの気虚の症状を伴うようになります。この場合の治法は，胃腸を補う作用に優れ，補気作用を持つ人参湯《にんじんとう》，補中益気湯《ほちゅうえっきとう》，小建中湯《しょうけんちゅうとう》，六君子湯《りっくんしとう》などを用います。また，湿邪による脾の不調では水の運搬作用が阻害されるため，軟便，腹部膨満，よだれ過多，手足のだるさやむくみが起こります。特に湿邪による軟便や腹部膨満のある場合は，胃腸の湿を除く平胃散が適応します。

肺に起こる症状と治法

肺の不調は主に鼻やのどを通じた外からの感染によって起こります。初期の段階では，寒邪にいためられ鼻水やくしゃみの症状が中心となる場合と，のどの乾燥や咽痛から始まる場合とがあります。前者では辛温発表《しんおんはっぴょう》作用のある小青竜湯《しょうせいりゅうとう》，後者では辛涼《しんりょう》発表《はっぴょう》作用のある銀翹散《ぎんぎょうさん》や駆風解毒湯《くふうげどくとう》を用います。

呼吸器症状が悪化し肺や気管支に炎症が及ぶと，咳，痰，喘鳴，呼吸困難，肺炎などを起こします。この場合は，清熱作用のある柴朴湯《さいぼくとう》や麻杏甘石湯《まきょうかんせきとう》などで炎症を鎮め，咳や痰などの症状を改善します。また，肺を潤す津液が不足して，口やのどの渇きが強く，乾燥性の咳が止まりにくい場合は，津液を補いながら鎮咳する麦門冬湯《ばくもんどうとう》が適応します。

腎に起こる症状と治法

腎には，腎臓，膀胱など泌尿器系による水をコントロールする働きと，成長発育と生殖をつかさどる２つの働きがあります。体の冷やし過ぎ，長期の立ち仕事，重労働，恐れを伴う精神的ストレス，塩分のとり過ぎ，飲酒過多，セックスの過多，過労などは腎の不調の原因になります。腎が衰えると，いわゆる腎虚という状態となり，泌尿器系と生殖器系の機能が低下します。頻尿や尿漏れ，夜間頻尿，むくみ，下半身の冷えや重だるさ，精力減退，勃起不全，めまい，耳鳴り，難聴，抜け毛，白髪，足腰の衰えなどの症状が出ます。治法は補腎作用のある八味地黄丸《はちみじおうがん》，六味地黄丸《ろくみじおうがん》，杞菊《こぎく》地黄丸《じおうがん》，牛車腎気丸《ごしゃじんきがん》などを用います。

まとめの言葉

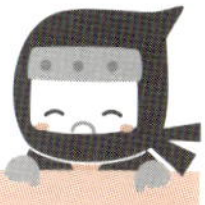

一．五臓の不調は，西洋医学とは異なりその臓が支配する働き全体に影響を及ぼすと知るべし

一．肝は婦人科系機能，腎は生殖器の不調との関連が深いことを心得よ

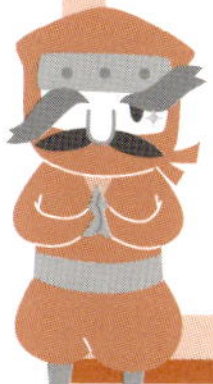

7. ツボ療法 の巻

今回はツボ療法ですね。ほんわか温かくて気持ちいいやつですね！

まじめに勉強せんと，今回はお灸をすえるぞ！

ひえーっ！

ツボ療法―「押すと気持ちがよい」が基本

東洋医学の中で漢方薬の療法と並んで効果的なのが，鍼灸療法です。その中でも，一般の人にもできるツボを用いた簡単な療法を紹介します。「其の弐　7. 経路 の巻」で経絡について説明しましたが，経絡上には，体を治療するために有用なツボが多くあります。また，経絡上以外にも「阿是穴《あぜけつ》」といい，押すと気持ちの良い場所や押すと痛みが和らぐ場所などもツボとして治療点になります。

人によって，ツボの位置は微妙に異なります。書物に書かれている位置はあくまでも目安ですので，実際に押してみて確認しながら探すことになります。正確な取穴《しゅけつ》（ツボの位置を見つけること）には，長年の訓練が必要ですが，初心者でも比較的簡単に見つけられる方法もあります。「其の伍　症状別の治療法」の図にあるツボの位置を参考にその周辺を指先で押してみましょう。ただ痛いだけでなく，内側まで響いてくるような場所を探します。

指圧，あんまによる療法―リラックスして，やり過ぎに注意

指圧やあんまは経絡上を手でもんだり，ツボを押したりして「気」を動かす治療法

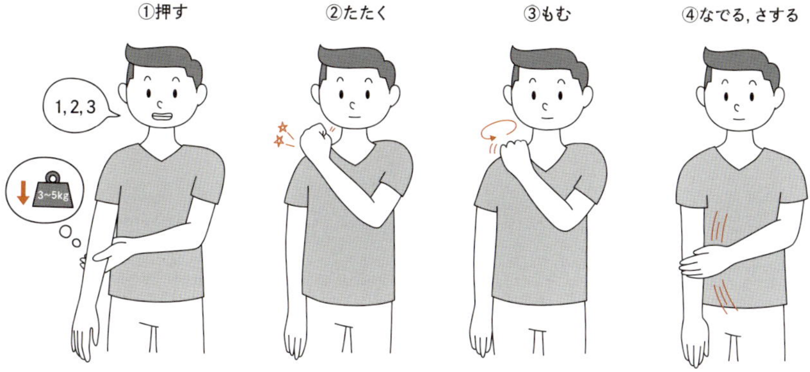

ツボを刺激する方法にもいくつか種類がある

です。初心者でも，気軽に行えますが，15 ～ 20 分を目安にしてください。長時間ツボを刺激すると，もみ返しを起こす場合があります。家族などに行う場合は相手をリラックスさせ，行う人は意識を集中するようにしてください。

①ツボを押す

ツボを押す治療は，最もオーソドックスです。ツボに親指を当て，体重を利用して 3～5kg くらいの圧力をかけていきます。押す時は息を吐きながら「1，2，3」と数え，その後すっと力を抜きます。そうすることで，押した場所に気が集まり治療効果が高まります。

②たたく

こぶしの小指側や指先などを使ってリズミカルにたたきます。血行をよくしたり筋肉の緊張をほぐす場合に用います。

③もむ

手のひらや指を使って円を描くようにもんでいきます。血行をよくし，筋肉の疲労を回復するのに適します。

④なでる，さする

経絡に沿って，手のひらや指の腹でなでたりさすったりします。血行やリンパの流れを改善します。むくみやしびれにもよい方法です。

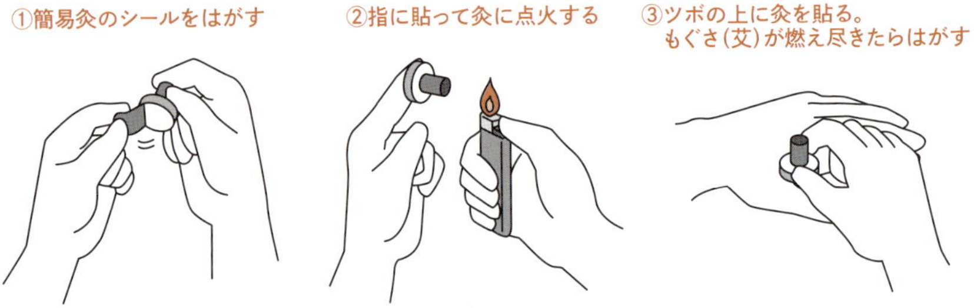
①簡易灸のシールをはがす
②指に貼って灸に点火する
③ツボの上に灸を貼る。
もぐさ（艾）が燃え尽きたらはがす

すえたもぐさが燃え尽きるまでを1壮（そう）という。1カ所のツボには3日に1度，1～3壮をすえるのが目安。
途中で熱さを感じたら我慢せずに外す。

図1　灸のすえ方

灸療法—家庭でも行える

鍼や灸の療法は，基本的に資格を持った専門家が行うものですが，灸療法は，古くから民間療法として行われてきたこともあり，家庭でも気軽に行えます。特に現在は，未経験の人でも簡単に行える簡易灸も販売されています。簡易灸はやけどをしないよう，１回分のもぐさ（艾）の下に台座がついたもので，手軽に行えます（図１）。また灸は，多少ツボを外してもあまり副作用はありません。

あんまや灸をしてはいけない時

あんまや灸は，セルフメンテナンスとして現代においても人気がありますが，行う際には，以下のような注意事項を必ず守ってください。

- 飲酒時，発熱時，極度に疲労している時，皮膚が化膿しやすい病気，感染症，出血性の病気，高血圧などの場合は避ける
- お灸は，空腹時，食事・入浴・運動の直前，直後も避けるようにする

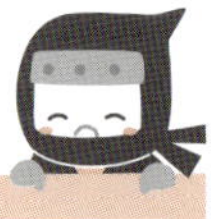

まとめの言葉

一．ツボは押してみて気持ちの良い圧痛のある場所と知るべし

一．あんまや灸は，してはいけない時があることを知るべし。また適度に行うことが肝要と心得よ

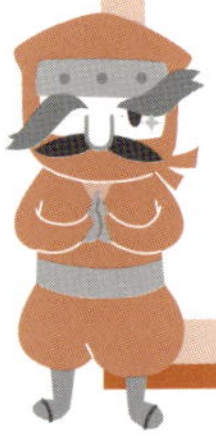

其の参 まとめ

漢方薬の運用を考えた時，最も重要なのが本章です。ここでは，漢方の治法に必要なものさしとなる理論が説明されています。漢方は，病名ではなく「証」によって処方を決定しますが，その証の決定に欠かせないのが，このものさしとなる理論と患者の状態についての情報収集です。

かぜの患者がいたとしましょう。寒気があり，頭痛があります。鼻水･くしゃみがあり，熱もあります。汗はなく，胃腸にはまだ症状はありません。この時，処方を決めるもとになるのが，急性熱性病のものさしである三陰三陽論です。昨日ひいたかぜなら，病の初期で，寒気があるので，寒邪に傷《やぶ》られたことがわかり，発熱があるので陽病だとわかります。病は初期なので太陽病です。次に病邪の位置ですが，頭痛，発熱，鼻水・くしゃみ，そして胃腸症状はないとなれば位置は表，表証とわかります。また汗がないため，病邪と正気が拮抗している実証です。ここまできて，このかぜは太陽病実証に属するとわかります。治法の基本は発汗法です。あとは条文に従い，うなじや背中のこりが強ければ葛根湯証，熱が高く関節の節々が痛み，咳もあるようなら麻黄湯証，くしゃみが多く，水っぽい鼻水や痰が多ければ小青竜湯証となります。日本漢方は，証が処方の名前となりますのでその証名の処方を用いることになります。

この証の立て方も，慢性病になるとものさしが変わります。例えば小水の出が悪くむくむ患者がいるとすれば，これは気血水論で考えます。当然，治法は利水を選択しますが，次に，陰病か陽病かの判定を行わなければなりません。体が冷えるか，夜間排尿が3回以上あるかなど陰病の症状があれば真武湯や八味地黄丸が，逆に陽病の場合は，発熱，口渇，血尿，排尿痛の有無などによって五苓散や猪苓湯などが選択肢に挙がってきます。その他めまい，動悸の有無なども証を決定する重要な要素となります。

ものさしが変われば証の取り方も変わります。四診による情報から，まずどのものさしを使うか判断し，適切なものさしに照らして証を立てる。これぞ漢方の醍醐味なのです。

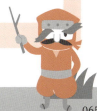

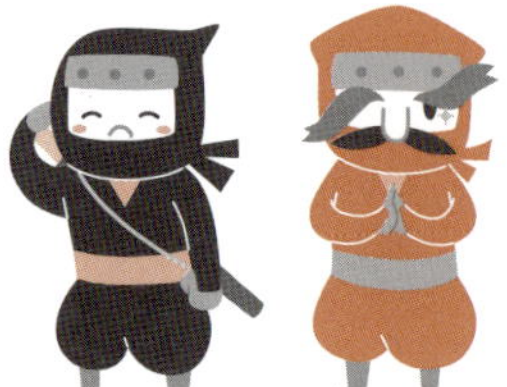

其の四

主な漢方処方

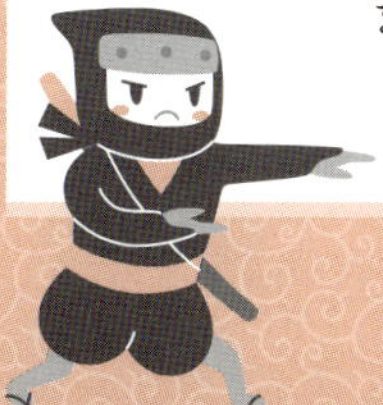

1. 漢方処方学 の巻

漢方処方の面白いところは，いくつかの生薬が組み合わさって1つの処方ができているところじゃ

なるほど。西洋薬とはそこが違いますね。でも師匠，どうやって組み合わせているのですか？

ほほう。興味が湧いてきたようじゃのう。では生薬の配合理論の基礎を勉強してみようかの。

漢方処方学とは？

漢方処方の運用法を理解するうえで，なくてはならないものが漢方処方学の考え方です。構成生薬それぞれがどのような法則で配合され，処方全体の効果を形作っているかを理解するための考え方で，いわば生薬配合理論ともいうべきものです。

生薬配合理論は，表1の4つの考え方に基づいて行われています。

ここでは桂枝湯《けいしとう》という処方を例にとって，この4つの考え方を詳しくみていきましょう（図1）。

表1　生薬配合理論の4つの考え方

①増強作用	生薬を単独で使うよりも，複数の生薬を組み合わせることで，効果の増強が期待できる
②調整作用	複数の生薬を組み合わせることで，生薬間の作用を調整し，処方全体のバランスを調える
③協力作用	生薬は複数の薬効を持っており，組み合わせる生薬によって，より強く発現する薬効が決まる
④処方薬効転換作用	ベースとなる処方が同じでも，新たに加える生薬の種類によって，処方の主となる作用が変化する

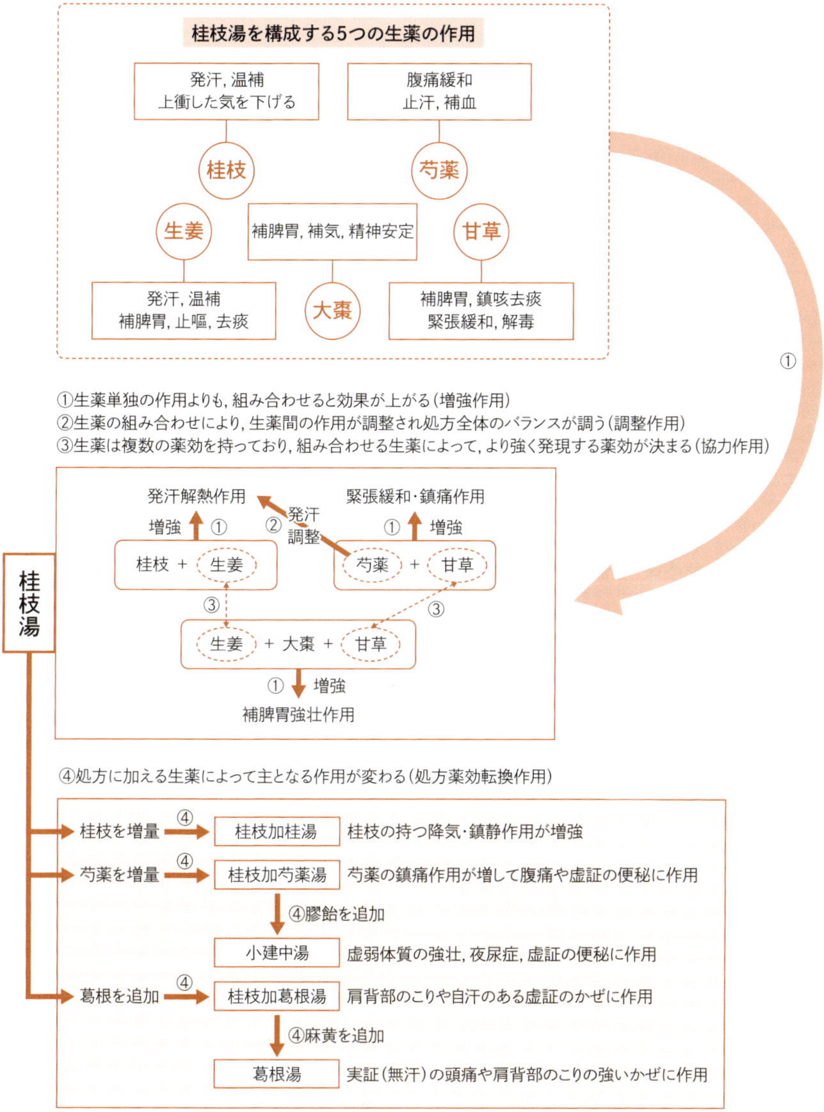

桂枝湯を構成する5つの生薬の作用
発汗, 温補
上衝した気を下げる
腹痛緩和
止汗, 補血
桂枝
芍薬
生姜
補脾胃, 補気, 精神安定
甘草
発汗, 温補
補脾胃, 止嘔, 去痰
大棗
補脾胃, 鎮咳去痰
緊張緩和, 解毒
①
①生薬単独の作用よりも, 組み合わせると効果が上がる（増強作用）
②生薬の組み合わせにより, 生薬間の作用が調整され処方全体のバランスが調う（調整作用）
③生薬は複数の薬効を持っており, 組み合わせる生薬によって, より強く発現する薬効が決まる（協力作用）
発汗解熱作用
緊張緩和・鎮痛作用
増強 ①
② 発汗 調整
① 増強
桂枝湯
桂枝 + 生姜
芍薬 + 甘草
③
③
生姜 + 大棗 + 甘草
① 増強
補脾胃強壮作用
④処方に加える生薬によって主となる作用が変わる（処方薬効転換作用）
桂枝を増量 ④ 桂枝加桂湯 桂枝の持つ降気・鎮静作用が増強
芍薬を増量 ④ 桂枝加芍薬湯 芍薬の鎮痛作用が増して腹痛や虚証の便秘に作用
④膠飴を追加
小建中湯 虚弱体質の強壮, 夜尿症, 虚証の便秘に作用
葛根を追加 ④ 桂枝加葛根湯 肩背部のこりや自汗のある虚証のかぜに作用
④麻黄を追加
葛根湯 実証（無汗）の頭痛や肩背部のこりの強いかぜに作用

図1　桂枝湯の配合理論

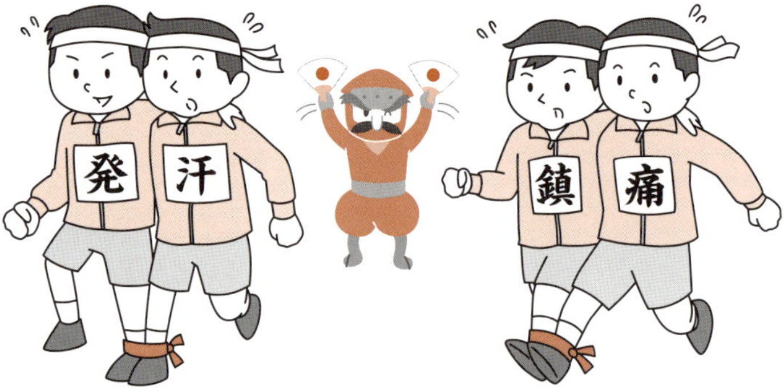

相性のよい組み合わせは効果を増強する

①増強作用

桂枝湯は虚証のかぜの初期に使われる処方で，桂枝《けいし》，生姜《しょうきょう》，大棗《たいそう》，甘草《かんぞう》，芍薬《しゃくやく》という５つの生薬から構成されています。それぞれの生薬に着目してみれば，桂枝の発汗，温補，降気作用，芍薬の腹痛緩和，止汗，補血作用というように，生薬はそれぞれ複数の効能を持っていますが，例えば桂枝と生姜が組み合わさることにより発汗解熱作用が増強され，芍薬と甘草では鎮痛作用が増強されます。このように，生薬を単独で用いるよりも，５つの生薬が組み合わさることにより，生薬間の相互作用が発揮され，発汗，鎮痛，補脾胃などの効果が増強されるわけです。これは，私たちが１人で作業するより，相性の良い相手と組んだ方がさらなる能力が発揮されるのと似ています。

②調整作用

桂枝湯には発汗作用を持つ桂枝，生姜だけではなく，止汗作用を持つ芍薬も配合されています。桂枝湯は発汗により表《ひょう》の病邪を除く処方ですが，自然発汗している虚証のかぜに用いるため，発汗しすぎないように芍薬が発汗作用を調整する働きを担っているのです。その他，甘草にはほかの薬の作用を調和する働きがあります。このように複数の生薬を配合することにより，生薬間の作用を調整し，処方全体のバランスを調えていることがわかります。また，桂枝湯の配合生薬ではありませんが，半夏には強いえぐみがあり，単独で用いるとのどを刺激して痛めてしまいます。しかし，生姜と組み合わせることによりその刺激性が抑制されるのです。こうした毒性や刺激性を抑制あるいは除去する作用も調整作用の１つです。

③協力作用

生姜を例に協力作用について説明すると，生姜は，桂枝との組み合わせで発汗解熱作用として働きますが，大棗，甘草と組み合わせると補脾胃強壮作用を発現するようになります。これはちょうど，私たち１人ひとりにさまざまな能力があって，職場，友人，家族と，組む相手によって発揮する能力が変わるのによく似ています。単一の成分からなる西洋薬と違い，生薬は多成分系であり，１つの生薬がいくつかの作用を持っています。そのため組み合わせる相手によって，より強く発現する作用が決まるのです。

④処方薬効転換作用

虚証のかぜに用いる桂枝湯に，葛根《かっこん》，麻黄《まおう》を加えると，主となる作用が葛根，麻黄に由来する強い発汗作用となり，汗が出ず，ひどい肩こりや頭痛を主症状とする実証のかぜの処方となります。また，処方名も主薬の名前をとって葛根湯《かっこんとう》となることがわかります。これも，あるグループに，より強いリーダーシップを持った人が入ることで，その人の色にグループが染まるのによく似ています。図１にあるように，葛根湯以外にも，桂枝加桂湯《けいしかけいとう》，桂枝加芍薬湯《けいしかしゃくやくとう》，小建中湯《しょうけんちゅうとう》など，同じ桂枝湯をベースとした処方であっても，加える生薬により処方の主となる作用が変化し，それぞれ用途の異なる処方に変化することがわかります。

このような生薬の組み合わせによる効果の増強や変化の考え方を漢方処方学といい，これは漢方処方を理解するうえでなくてはならないものなのです。

まとめの言葉

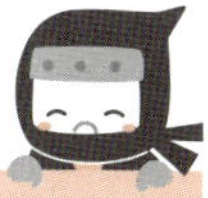

一．漢方処方は，処方名だけでなく，それを構成する生薬にも注目すべし

一．生薬の組み合わせによる増強作用，調整作用，協力作用，処方薬効転換作用などの生薬配合理論によって漢方処方が構成されていることを理解すべし

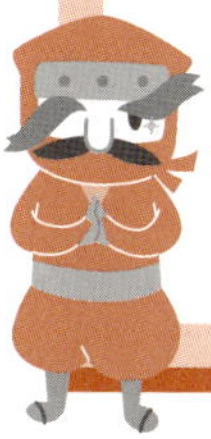

2. 漢方処方の効能分類 の巻

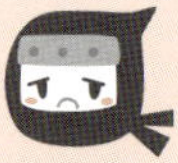

漢方を製薬企業の処方番号順に勉強しているんですが，なかなか頭に入らなくて（汗）

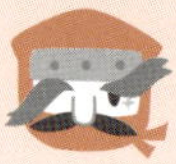

そりゃいかん。まずは，どんな効能分類があるのか，しっかり全体像をつかむことが大切じゃ。

漢方は新陳代謝の医学です。汗がかけなければ発汗を促し，便秘があれば便通をつけ，冷えていれば温め，熱や炎症があれば解熱消炎し，また月経不順があれば婦人科系の代謝を，むくみがあれば水分代謝を促し，ストレスで鬱々としていれば発散させる，というように新陳代謝を活性化しながら自然治癒力を高め，病を治すことが漢方の治療原則であり，特徴となります。p.77 から処方の説明に入る前に，漢方の治法に基づく処方分類を紹介しましょう。

①発表剤《はっぴょうざい》

発表剤は発汗により表《ひょう》にある病邪を排除する方剤で，3 つの効果があります。

i　かぜの初期症状を改善する。かぜのひき始めの表（体表）にある病邪を発表（発汗）により排除する働きを持つ

ii　冷たい風や湿度が高い環境にさらされて起こる肩こりや頭痛，腰痛，関節痛を解消する

iii　はしかの初期や蕁麻疹などで皮膚の深部にくすぶっている湿疹の原因となる病邪を，発疹を促すことで体外に排出する（透疹作用）

こうした効果を持つ発表剤は，発汗力の違いにより辛温発表剤と辛涼発表剤の 2 つに分類されます。

a　辛温発表剤《しんおんはっぴょうざい》

辛味があり，温める性質の生薬を多く配合し，体を温めることによって発汗を促します。上記 i や ii の効果を期待します。なお， i のかぜ初期においては，悪寒と発熱を伴い，頭痛，節々の痛み，鼻炎，咳などの症状を呈する三陰三陽論の太陽病

（p.48 参照）に対して用います。

処方 桂枝湯《けいしとう》，葛根湯《かっこんとう》，麻黄湯《まおうとう》，小青竜湯《しょうせいりゅうとう》，麻黄附子細辛湯《まおうぶしさいしんとう》など。十味敗毒湯《じゅうみはいどくとう》はⅲの効果を期待

b　辛涼発表剤《しんりょうはっぴょうざい》

同じ発表剤であっても，辛温発表剤ほど発汗力は高くありません。主にⅰの効果を期待して用いますが，辛涼発表剤の適応となるのは，悪寒をほとんど感じず発熱のみの病態であり，口やのどの粘膜が乾燥し，のどが炎症して咽痛を起こす温病（p.52 参照）のかぜに用います。こうした病態では，発汗力の強い辛温発表剤は津液不足を助長するので，弱い発汗作用，清熱作用，津液を補う作用の生薬を配合した辛涼発表剤によって，津液を消耗せずに病邪を除きます。

処方 駆風解毒湯《くふうげどくとう》，銀翹散《ぎんぎょうさん》など。消風散《しょうふうさん》はⅲの効果を期待

②清熱剤《せいねつざい》

寒性，涼性の作用を持つ生薬の配合によって，発熱や炎症症状を解熱，消炎する方剤です。病が表から裏に移り，発表剤によって解熱することができない熱症状を解熱する効果があります。陽明病における熱証や，腎炎などの高熱期，熱中症，熱性の胃腸疾患などは陽明清熱剤で対応し，少陽病における熱証や，呼吸器疾患，肝胆疾患などは少陽清熱剤で対応します。

処方 陽明清熱剤：白虎加人参湯《びゃっこかにんじんとう》，三黄瀉心湯《さんおうしゃしんとう》，黄連解毒湯《おうれんげどくとう》，承気湯《じょうきとう》類など

少陽清熱剤：小柴胡湯《しょうさいことう》，大柴胡湯《だいさいことう》，柴胡桂枝湯《さいこけいしとう》，柴胡加竜骨牡蛎湯《さいこかりゅうこつぼれいとう》，半夏瀉心湯《はんげしゃしんとう》など

③瀉下剤《しゃげざい》

腸を刺激して腸の蠕動を活発にし，また大腸を潤すことで排便を促す方剤です。排便を促すほかに，大便を排泄させて腸内に滞った飲食の停滞を除き，結果として胃腸にうっ滞した熱を排除する効果があります。

処方 三黄瀉心湯《さんおうしゃしんとう》，承気湯《じょうきとう》類，大黄甘草湯《だいおうかんぞうとう》，防風通聖散《ぼうふうつうしょうさん》，麻子仁丸《ましにんがん》など

④温補剤《おんぽざい》

温性, 熱性の生薬を配合し体および臓器を温める方剤です。体を温める作用のほか, 陽気が不足したために体が冷え，臓器や器官の機能が低下，失調するものに対し，陽気の循環を促して機能を正常に戻す効果があります。

処方 真武湯《しんぶとう》，大建中湯《だいけんちゅうとう》，人参湯《にんじんとう》，呉茱萸湯《ごしゅゆとう》，苓姜朮甘湯《りょうきょうじゅつかんとう》，当帰芍薬散《とうきしゃくやくさん》，柴胡桂枝《さいこけいし》乾姜湯《かんきょうとう》，麻黄附子細辛湯《まおうぶしさいしんとう》，桂枝加朮附湯《けいしかじゅつぶとう》など

⑤気剤《きざい》

気滞，気の上衝，気虚など気のバランスが崩れて精神不安，うつ病，不眠，動悸などの神経症状や，体力低下，疲労感などの虚労の症状を呈するものに用います。気の循環を改善させ，不足した気を補う方剤で，その作用によって行気剤，鎮静剤，補気強壮剤の 3 つに分類します。

a　行気剤《ぎょうきざい》

気のうっ滞，沈滞などによって起こるのどの違和感，空咳，胸腹部のはりや膨満感などの諸症状に用い，気の循環を改善します。

処方 半夏厚朴湯《はんげこうぼくとう》，柴朴湯《さいぼくとう》，大柴胡湯《だいさいことう》，茯苓飲《ぶくりょういん》など

b　鎮静剤《ちんせいざい》

気の上衝によって起こるのぼせ，頭重感，めまい，身体動揺感，動悸，精神不安などの諸症状を，降気鎮静して改善します。

処方 苓桂朮甘湯《りょうけいじゅつかんとう》，桂枝加竜骨牡蛎湯《けいしかりゅうこつぼれいとう》，柴胡加竜骨牡蛎湯《さいこかりゅうこつぼれいとう》，甘麦大棗湯《かんばくたいそうとう》，釣藤散《ちょうとうさん》，抑肝散《よくかんさん》，加味逍遥散《かみしょうようさん》など

c　補気強壮剤《ほききょうそうざい》

体力低下や疲労倦怠，精力減退など，虚弱体質や加齢による衰えを改善する方剤です。本書では補気強壮剤を，活性化する臓腑によって補脾胃・補肺強壮剤，補腎強壮剤の 2 つに分類します。

c-1　補脾胃《ほひい》・補肺強壮剤《ほはいきょうそうざい》

気を産生するもととなる脾胃（胃腸系）や，気を全身に巡らせる肺の働きが弱くなったために体力低下や疲労倦怠を呈するものに，脾胃や肺を強化し，気を補って体全体の強壮を図ります。

処方 **補脾胃・補肺の両作用を持つ強壮剤**：人参湯《にんじんとう》，補中益気湯《ほちゅうえっきとう》，十全大補湯《じゅうぜんたいほとう》など
補脾胃作用を持つ強壮剤：六君子湯《りっくんしとう》，小建中湯《しょうけんちゅうとう》，大建中湯《だいけんちゅうとう》など

c-2　補腎強壮剤《ほじんきょうそうざい》

腎気を補うことで，腎の支配領域である泌尿器系や生殖器系の陽気不足による不調（頻尿，夜間排尿，むくみ，精力減退など）を改善します。また，腎は先天の精気を蔵しているので，生殖機能のほか，成長や老化に関わるさまざまな不調（発育不良，難聴，白髪，足腰の衰えなど）の改善にも用いられます。

処方 八味地黄丸《はちみじおうがん》およびその類方など

⑥血剤《けつざい》

血流量・血液成分の不足や，瘀血に起因する諸症状を改善する方剤です。その働きによって補血剤と駆瘀血剤に分類します。

a 補血剤《ほけつざい》

循環血流量や血液成分の不足を補い，血行を促進することによって体を温め，血液不足により起こる貧血，月経不順，月経痛，倦怠感，低血圧，めまい，息切れなどの諸症状を改善します。

処方 当帰芍薬散《とうきしゃくやくさん》，四物湯《しもつとう》，温清飲《うんせいいん》，芎帰膠艾湯《きゅうききょうがいとう》，十全大補湯《じゅうぜんたいほとう》，加味帰脾湯《かみきひとう》，加味《かみ》逍遙散《しょうようさん》など

b 駆瘀血剤《くおけつざい》

瘀血（体内にうっ滞し生理活性を失った血液）を排除することにより，血行を促進し，月経不順，月経痛，頭痛，肩こり，めまい，イライラ，更年期障害，子宮筋腫，にきび，吹き出もの，瘀血に伴う痛みなどを改善する方剤です。

処方 桂枝茯苓丸《けいしぶくりょうがん》，桃核承気湯《とうかくじょうきとう》，疎経活血湯《そけいかっけつとう》など

⑦利水剤《りすいざい》

むくみ，小便不利，めまい，頭重，胃内停水，関節水腫など，水分代謝の低下により生理活性を失った水分が体内にうっ滞した状態を水滞や水毒と呼びます。利水剤は，水分代謝を促進して水滞（水毒）を体外に排出する方剤です。

処方 五苓散《ごれいさん》，柴苓湯《さいれいとう》，猪苓湯《ちょれいとう》，真武湯《しんぶとう》，苓姜朮甘湯《りょうきょうじゅつかんとう》，八味地黄丸《はちみじおうがん》，五淋散《ごりんさん》，防已《ぼうい》黄耆湯《おうぎとう》など

⑧健胃剤

胃腸系の機能を調え，下痢，嘔吐，胃痛，腹はりなどを改善する方剤で，主たる作用によって 3 つの用途に分類します。

i 止瀉・止嘔（胃腸の炎症や機能低下を改善し，下痢や嘔吐を止める）

処方 半夏瀉心湯《はんげしゃしんとう》，黄連解毒湯《おうれんげどくとう》，六君子湯《りっくんしとう》，茯苓飲《ぶくりょういん》，人参湯《にんじんとう》，五苓散《ごれいさん》など

ii 止痛（冷えやストレスに伴う腹痛や胃痛を改善する）

処方 安中散《あんちゅうさん》，小建中湯《しょうけんちゅうとう》，大建中湯《だいけんちゅうとう》など

iii 去湿（胃腸の湿を除き，腹部膨満や腹はり，軟便を改善する）

処方 **平胃散**《へいいさん》など

⑨鎮咳去痰剤

咳や痰の原因となる呼吸器系の炎症や津液不足，胸腹部の水毒，胸部から咽喉部にかけての気のうっ滞を改善し，鎮咳去痰する方剤です。

処方 **麻杏甘石湯**《まきょうかんせきとう》，**麦門冬湯**《ばくもんどうとう》，**小青竜湯**《しょうせいりゅうとう》，**麻黄附子細辛湯**《まおうぶしさいしんとう》，**半夏厚朴湯**《はんげこうぼくとう》，**柴朴湯**《さいれいとう》など

⑩筋肉関節鎮痛剤

筋肉や関節の痛みの原因には，風邪《ふうじゃ》，湿邪，寒邪の三邪，瘀血，筋肉の異常緊張などがあります。これらの原因を見極め，方剤を選定します。

i　風邪には発表剤を用います。
処方 **葛根湯**《かっこんとう》など

ii　湿邪には発表・利湿剤を用います。
処方 **麻杏薏甘湯**《まきょうよくかんとう》，**薏苡仁湯**《よくいにんとう》，**防已黄耆湯**《ぼういおうぎとう》など

iii　寒邪には発表・温補剤を用います。
処方 **桂枝加朮附湯**《けいしかじゅつぶとう》など

iv　関節の腫れなど炎症が顕著な場合は発表・利湿・清熱剤を用います。
処方 **越婢加朮湯**《えっぴかじゅつとう》，**桂芍知母湯**《けいしゃくちもとう》など

v　瘀血の影響がある場合は駆瘀血・鎮痛作用を持つ方剤を用います。
処方 **疎経活血湯**《そけいかっけつとう》など

vi　こむら返りなど筋肉の異常緊張がある場合は緊張緩和作用を持つ方剤を用います。
処方 **芍薬甘草湯**《しゃくやくかんぞうとう》や**芍薬甘草附子湯**《しゃくやくかんぞうぶしとう》など

以上，漢方処方の効能は，発表剤，清熱剤，瀉下剤，温補剤，気剤，血剤，利水剤，健胃剤，鎮咳去痰剤，筋肉関節鎮痛剤のおおよそ10種に分類できます。処方の各論に入る前に，これら効能分類の全体像をつかんでください。

まとめの言葉

一．漢方の効能分類の全体像をつかむべし

一．漢方の治療原則は，新陳代謝の促進が基本であることを認識すべし

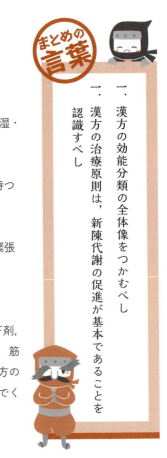

発表剤（辛温発表）／筋肉関節鎮痛剤

1. 葛根湯

傷寒論・金匱要略（200年頃）

かぜの初期および首，肩の緊張による諸疾患の薬

証のポイントを押さえよう

太陽病の実証に用いる　三陰三陽論

かぜなどの急性熱性病の初期は，体表に病邪があり（表証），頭，うなじ，鼻，肩背などに症状が現れます（太陽病）。葛根湯証では正気が充実し，病邪と激しく闘うため，桂枝湯証よりも激しい症状となります（実証）。同じ太陽病でも虚証の桂枝湯証では自汗を呈しますが，実証の本方は無汗となります。また，本方は太陽と陽明の合病という病証にも用います。これは，太陽病の病勢が強いために陽明病位の胃腸にまで影響が及んだ状態で，上記の太陽病実証の症状に加えて下痢症状を伴う場合に有効となります。

こんな症状の人に

急性症状としては，**かぜの初期**で，頭痛し，首筋や肩がはり，**無汗**で**悪寒**や**発熱**を伴うものに用います。また，通常は下痢や食欲不振などの消化器症状がある場合には，葛根湯ではなく半夏瀉心湯などの胃腸薬を用いますが，**かぜ初期**で上記の**葛根湯の証**があり，**下痢を伴う**ような場合には本方の適応となります。

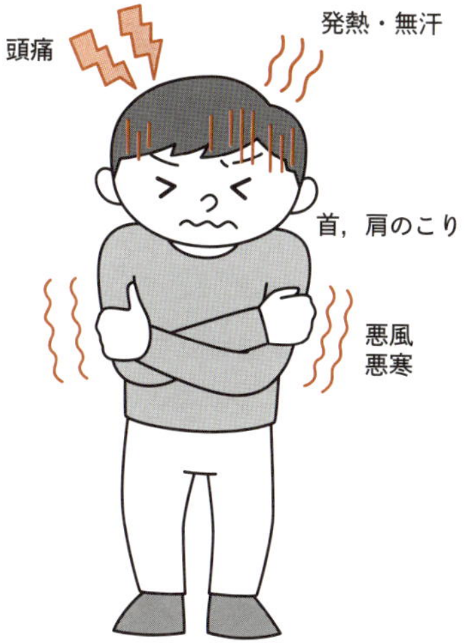

慢性症状としては，筋肉疲労などで，**頭**，**首筋**，**肩背部**に**こり**や**痛み**を来すものや顔面神経麻痺などに用います。いずれも**無汗**を目標にします。

1. 葛根湯

処方のしくみ

葛根《かっこん》 4～8（4両），麻黄《まおう》 3～4（3両），大棗《たいそう》 3～4（12枚），桂皮《けいひ》 2～3（2両），芍薬《しゃくやく》 2～3（2両），甘草《かんぞう》 2（2両），生姜《しょうきょう》 1～1.5（3両）

（注）上記の成分・分量は，一般用漢方製剤承認基準に基づいて記載し，その後ろにカッコ書きで原典に収載される分量を併記した。以降の処方もこれにならう。

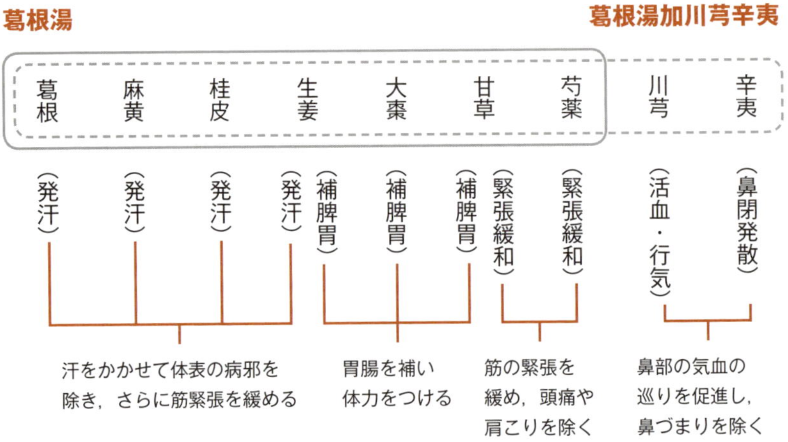

葛根湯は，桂枝湯に強い発汗作用を持つ**麻黄**と上背部の緊張緩和に優れる**葛根**を加えた処方です。太陽病の実証に対し，**葛根**，**麻黄**，**桂皮**，**生姜**で体を温め発汗させることにより，体表の病邪を除き，筋緊張を緩め，頭痛，肩こり，悪寒，発熱を除きます。**芍薬**，**甘草**は筋緊張の緩和に，**大棗**，**甘草**，**生姜**は胃腸を補い体力の回復に役立ちます。なお，鼻閉，副鼻腔炎などの場合は，気血の循環を改善する**川芎**，**辛夷**を加えた葛根湯加川芎辛夷として用いるとよいでしょう。

どんな病気に使えるの？

かぜ：かぜなど急性熱性病の初期症状（頭痛，首肩のこり，悪寒，発熱）で，汗をかいていないものに用います。また，かぜのひき始めで首肩がこり，下痢をするものにも効果があります。

頭痛，肩こり，五十肩：頭，首，肩，背の緊張を緩め，頭痛，肩こり，寝違いを解消します。また五十肩に用い，肩の痛みや運動制限を改善します。

むちうち症：むちうちに伴う頭痛および首，肩，背のこりや痛みなどの症状に用います。桂枝茯苓丸などの駆瘀血剤を併用すると効果的です。

神経痛：顔面および上腕部の神経痛に用い，顔から腕にかけての緊張を緩め，神経圧迫による痛みを取り除きます。

顔面神経麻痺：頭，首，顔面の緊張を緩め，神経圧迫による麻痺を改善します。

アレルギー性鼻炎：花粉症などのアレルギー性鼻炎に用い，鼻粘膜の充血を除き，鼻づまり，くしゃみ，鼻水を治します。十味敗毒湯を併用すると効果的です。

耳閉感：首，肩のこりを伴う耳閉感に用い，首，肩，耳周囲の緊張を緩め，血流を改善して耳がふさがった感覚を改善します。十味敗毒湯を併用すると効果的です。

乳汁分泌不全：乳腺炎などで，乳汁の出が悪い場合に用い，乳房のはりと緊張を緩め，乳汁の分泌を促します。

その他：リンパ腺炎，扁桃腺炎，夜尿症，歯痛など。

服薬指導や養生法のポイントじゃ

かぜでも，肩こりや頭痛でも，発汗すると症状が和らぎます。発汗力を高めるためにクズ湯やショウガ湯と一緒に葛根湯を服用すると効果が上がります。発汗を促すため，首にタオルを巻いて服用するとさらに効果的です。

注意：胃腸の弱い人が長期服用する際，麻黄の作用により食欲不振や胃痛を起こすことがあります。また，人により不眠や心悸亢進などがみられることもあります。※甘草の副作用→ p.260

1. 葛根湯

臨床研究ピックアップ

葛根湯とアセトアミノフェンの同時服用によるアセトアミノフェン血中濃度についての評価を行った。常用量の１回投与において，葛根湯と PL（アセトアミノフェン150mg 含有）との同時内服はアセトアミノフェンの薬物動態に影響を及ぼさず，副作用の発現には影響しないことが明らかとなった（ランダム化比較試験）。

〔Qi J et al.：Pharmacokinetic study on acetaminophen: interaction with a Chinese medicine. Journal of Medical and Dental Sciences，44（1）：31-35，1997〕

古典にかえってみよう

◆傷寒論（太陽病中）

・太陽病，項背強ばること几几《しゅしゅ》として，汗なく，悪風する者，葛根湯之を主る（太陽病で，首から肩背部が強ばり硬くなり，無汗で悪風する者は葛根湯を用いる）

・太陽と陽明の合病なるは，必ず自ずから下痢す。葛根湯之を主る（太陽と陽明の合病では，必ず下痢症状が現れる。葛根湯を用いる）

この処方も知っておこう

桂枝湯《けいしとう》（桂皮，生姜，甘草，大棗，芍薬）

太陽病の虚証に用いるかぜ薬です。かぜのひき始めで，軽い寒気と頭重があり，肌に触れるとじとっと湿っているもの（自汗）に用います。※ p.69 参照

麻黄湯《まおうとう》（麻黄，杏仁，桂皮，甘草）

葛根湯よりも発汗力に優れ，インフルエンザに多く用いられる処方です。太陽病の実証に用いるかぜ薬ですが，葛根湯証よりもさらに実証を呈し，筋肉痛，腰痛，節々の痛みなど体の各所が痛み，鳥肌が立つような状態で汗は出ず，悪寒と発熱があるものに用います。咳を伴う場合にも効果的です。

葛根湯加川芎辛夷《かっこんとうかせんきゅうしんい》（葛根湯＋川芎，辛夷）

葛根湯に川芎と辛夷を加えた処方で，慢性副鼻腔炎に有効です。鼻粘膜の炎症や充血を除き，排膿を促すことにより，鼻づまりのほか，副鼻腔炎とそれに伴う後鼻漏や頭痛を改善します。

辛夷清肺湯《しんいせいはいとう》（辛夷，知母，石膏，黄芩，山梔子，升麻，百合，麦門冬，枇杷葉）

濃い膿性の鼻汁で鼻づまりが著しく，後鼻漏を伴う慢性副鼻腔炎に用います。鼻粘膜の充血が強く，熱感があり，痛みやかゆみを伴う場合にも効果的です。

発表剤（辛温発表）/ 温補剤，鎮咳去痰剤

2. 麻黄附子細辛湯

傷寒論（200 年頃）

悪寒の強いかぜおよび鼻炎，喘息の薬

証のポイントを押さえよう

直中の少陰に用いる　三陰三陽論

直中《じきちゅう》の少陰とは，太陽病を経ずに直接少陰病から始まる急性熱性病のことです。病邪が体表に入ったばかりで，悪寒，発熱，くしゃみ，咳などの表証を呈します。通常表証の場合は発表作用により病邪を除きますが，直中の少陰では，冷えが強く発表剤だけでは病邪を除けないため，本来は陰病に用いる大熱薬の附子を配合し，体を温め冷えを除くことで発汗を助け，強い寒気を伴う表の病邪を除きます。

こんな症状の人に

急性症状としては，**かぜの初期**で，首筋，背中，腰を中心とした**全身の強い悪寒**を目標とします。布団をかぶっても寒気が止まらず，**くしゃみ**や**鼻水**，咳を伴い，**鼻水**，**痰**は**水っぽく冷たい**のが特徴です。強い寒気が伴えば，関節痛，頭痛，のどの痛み，倦怠感を伴うものにも有効です。鼻水や冷えの症状は，数十分で改善する場合もあります。**慢性症状**としては，**寒気**を伴う**咳**，**気管支炎**，**喘息**，くしゃみを頻発し水様の冷たい鼻水を伴う**花粉症**，**アレルギー性鼻炎**に用います。

処方のしくみ

麻黄《まおう》 2 〜 4（2 両），細辛《さいしん》 2 〜 3（2 両），加工ブシ 0.3 〜 1（炮附子 1 枚）

（注）『傷寒論』では，加工ブシではなく炮附子を用いている。

少陰病から始まるかぜ（直中の少陰）は，冷えが強く容易に発汗できない状態にあるので，**附子**，**細辛**で体を温めて冷えを除きながら，**麻黄**，**細辛**で発汗することによって，体表の病邪を除きます。また，**麻黄**，**細辛**の鎮咳

2. 麻黄附子細辛湯

去痰作用により，咳を鎮め，水っぽい痰を改善します。

どんな病気に使えるの？

かぜ： かぜ初期で悪寒が強く，頻発するくしゃみ，鼻水，のどの痛み，咳，倦怠感を伴うものに用います。鼻水や痰は冷たく水っぽいという特徴があります。

冷え： 寒い場所に長時間いるなどで，体の芯から冷えた場合に用います。背筋がゾクゾクして，頭や鼻先まで寒いなどの症状に効果的です。

咳，喘息： 痰が水様性で冷たいものに用います。寒気がして治りが悪い，むせるような激しい咳や喘息の症状に有効です（高齢者では新陳代謝が低下していることが多いため，本方の適応となる場合が多い）。

鼻炎，花粉症： 背筋や鼻先に寒気を感じるような鼻炎や花粉症に有効です。

服薬指導や養生法のポイントじゃ

背中や腰にカイロを貼るなどして，体を温めることを提案しましょう。

注意： 長期服用は少ないものの，胃腸の弱い人が気管支炎や喘息，花粉症などで一定期間服用する際，麻黄の作用により食欲不振や胃痛を起こすことがあります。また，人により不眠や心悸亢進などがみられることもあります。なお，のぼせの強い人，暑がりの人は，本方の適応ではありません。

臨床研究ピックアップ

初期の有熱かぜ症候群 214 人に麻黄附子細辛湯と総合感冒薬を無作為に割り付けた。麻黄附子細辛湯はすべての症状（発熱，熱感，寒気，全身倦怠感，頭痛，咽頭痛，違和感，鼻汁，鼻閉，くしゃみ，咳，痰，関節痛，筋肉痛，嘔気，腹痛，下痢）で消失期間が短縮し，発熱，熱感，せき，たんに有意差がみられた（ランダム化比較試験）。

〔本間行彦：初期のかぜ症候群に対する麻黄附子細辛湯．Pharma Medica，25（9）：19-21，2007〕

発表剤（辛温発表）

3. 十味敗毒湯

瘍科方筌（1800年頃）

皮膚病，アレルギー体質改善の薬

証のポイントを押さえよう

表の瘀血を発表する　気血水論

表にある瘀血を発表作用によって体外に排出し，皮膚や鼻，耳，結膜などの粘膜の炎症を鎮めます。なお，治癒に向かう過程で，本方の発表作用によって皮下にくすぶった瘀血が表面化し，発疹が促進されて一時的な症状悪化を伴う場合があります。これは一種の好転反応であり，漢方では瞑眩《めんげん》と呼びます。鼻炎症状だけの時は瞑眩なしでよく効きますが，花粉症などで目の周囲の皮膚が発赤してかゆみが強い場合や，炎症が強い皮膚疾患では瞑眩を起こしやすいので注意が必要です。

なお，重度のアトピー性皮膚炎のように皮下の毒素が多い場合は，症状が悪化することがあるので基本的に用いませんが，ステロイド薬と併用する場合は用いることもあります。

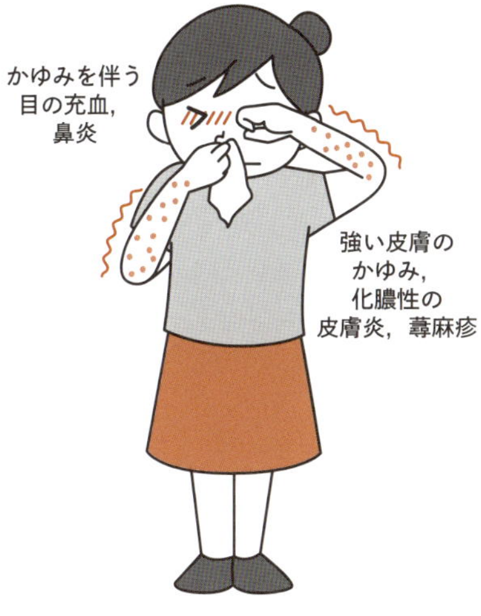
かゆみを伴う
目の充血，
鼻炎
強い皮膚の
かゆみ，
化膿性の
皮膚炎，蕁麻疹

こんな症状の人に

皮膚や鼻の粘膜が充血を起こし，患部のかゆみが強いものに用います。**鼻炎**の場合は，たびたび鼻をこすりたくなるような鼻のかゆみや鼻腔の腫れを伴い，くしゃみを頻発するものに効果的です。中耳炎やかゆみを伴う結膜炎などにも応用します。皮膚疾患では，**根の浅い湿疹**，**蕁麻疹**，**化膿性の皮膚炎**などに用います。また掌蹠膿疱症には特効的に効く処方です。皮膚疾患でも，皮膚のかゆみ，炎症

3. 十味敗毒湯

が強い場合は瞑眩を起こしやすいので，白虎加人参湯と併用して清熱を図ることで，症状の悪化を軽減できます。

処方のしくみ

柴胡《さいこ》 2.5 ～ 3.5（1 銭），桜皮《おうひ》（樸樕《ぼくそく》）2.5 ～ 3.5（1 銭），桔梗《ききょう》 2.5 ～ 3.5（1 銭），川芎《せんきゅう》 2.5 ～ 3.5（1 銭），茯苓《ぶくりょう》 2.5 ～ 4（7 分），独活《どっかつ》 1.5 ～ 3（羌活《きょうかつ》 1 銭），防風《ぼうふう》 1.5 ～ 3.5（7 分），甘草《かんぞう》 1 ～ 2（3 分），生姜《しょうきょう》 1 ～ 1.5（7 分），荊芥《けいがい》 1 ～ 2（7 分），連翹《れんぎょう》 2 ～ 3（配合なし）（連翹のない場合も可）

（注）『瘍科方筌』では連翹は配合されていない。『勿誤薬室方函』において桜皮の代用として樸樕を用いた。

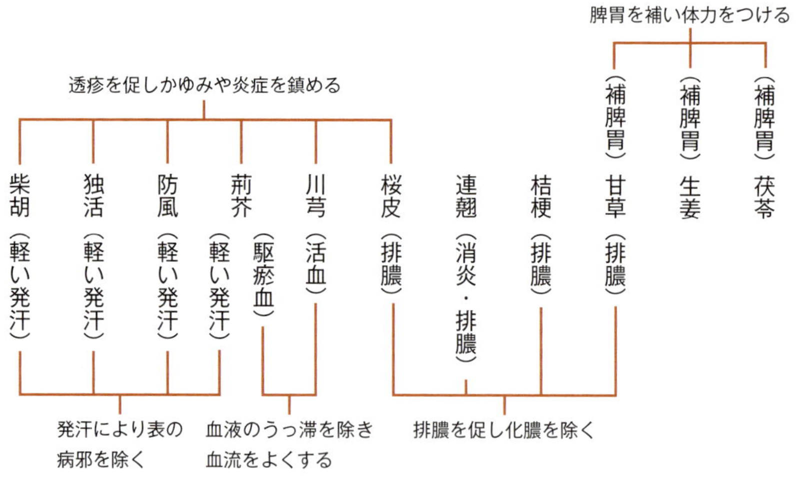

（注）柴胡の薬能の時代変遷について

『傷寒論』における柴胡は，少陽病の清熱薬として特徴的に用いられるが，金元時代では補中益気湯にみられるように，沈滞した気を上昇させる昇提作用として使われた。さらに，温病学説が盛んになると辛涼発表薬として使われるようになった。このように，同じ柴胡を用いた処方であっても，作られた時代により柴胡の薬能が異なることを知っておく必要がある。

皮下や粘膜など，体表より少し奥にくすぶる瘀血を，発疹を促して体表から排出することを透疹作用といいます。本方は，皮膚や粘膜のかゆみに対して，**柴胡**，**独活**，**防風**，**荊芥**の軽い発汗作用ならびに**川芎**，**荊芥**の駆瘀血，活血作用により透疹を促し，表の瘀血を発散してかゆみを止めます。また，**連翹**の清熱作用もかゆみや炎症を鎮める役割を担っています。その他，**桜皮**，**連翹**，**桔梗**，**甘草**の排膿作用により，にきびや吹き出ものなど化膿性の皮膚症状を改善します。

どんな病気に使えるの？

皮膚疾患：蕁麻疹，軽度のアトピー性皮膚炎，湿疹などでかゆみを伴うものに用います。白虎湯や白虎加人参湯と併用するとより効果的です。その他，化膿性皮膚疾患を繰り返す人の体質改善にも用いられます。

にきび：かゆみを伴うにきびや吹き出ものに用います。膿を持ったにきびにも有効です。

掌蹠膿疱症，手掌角化症：手のひらや足の裏に水疱ができ，または皮膚が角化して，強いかゆみを伴うものに用います。この場合，瞑眩反応はあまり起きません。

水虫：乾燥してかゆみの強いものに用います。

アレルギー性鼻炎：花粉症，副鼻腔炎などで，鼻粘膜にかゆみを伴うものに用います。

中耳炎：患部が発赤し，かゆみがあり，耳だれ（水っぽい滲出液）を伴うものに用います。

炎症性の眼病：麦粒腫，眼瞼炎，涙嚢炎などの炎症性の眼疾患に用います。

その他：化膿性の諸疾患，頭皮瘙痒症など。

服薬指導や養生法のポイントじゃ

蕁麻疹，湿疹，化膿性の皮膚疾患，アトピー性皮膚炎，アレルギー性鼻炎では，チョコレートをはじめとする甘いもの，トウガラシなどの辛いもの，

3. 十味敗毒湯

チーズ，もち米類などは，炎症や化膿を助長するので食べないように伝えましょう。※アレルギー体質の人は控えた方がよい食材→ p.92 参照

注意：かゆみや炎症が強い皮膚疾患では，瞑眩反応によって一時的に症状が悪化することがあるので，白虎加人参湯などの清熱剤を併用すると効果的です。※甘草の副作用→ p.260

臨床研究ピックアップ

慢性湿疹ならびにアトピー性皮膚炎患者で，浸出液が少なく，散発性の赤色発疹を伴う軽症および中等症の患者に対して十味敗毒湯投与を行い，対照薬であるフマル酸クレマスチンと同等の効果を示した〔ランダム化比較試験（封筒法）〕。

（小林衣子　他：慢性湿疹，アトピー性皮膚炎に対する十味敗毒湯の治療効果．皮膚科における漢方治療の現況，5：25-34，1994）

古典にかえってみよう

◆瘍科方筌

・癰疽《ようそ》，及び諸般瘡腫起りて，増寒壮熱，焮痛《きんつう》する者を治す（皮膚の化膿性の腫物，できもので，悪寒発熱があり，赤く腫れて痛むものを治す）

この処方も知っておこう

排膿散及湯《はいのうさんきゅうとう》（枳実，芍薬，桔梗，甘草，大棗，生姜）

排膿散と排膿湯を合方した処方です。できもの，面疔《めんちょう》，蜂窩織炎などの化膿性の皮膚疾患，歯槽膿漏，副鼻腔炎，痔瘻などの化膿性の諸疾患に用います。なお，本方の適応は，局所症状のみで悪寒発熱などの全身症状のない場合です。

消風散《しょうふうさん》（当帰，地黄，胡麻，甘草，蒼朮，木通，苦参，牛蒡子，荊芥，防風，蝉退，知母，石膏）

頑固な湿疹，皮膚炎，蕁麻疹などで，かゆみが強くて分泌物が多く，時に局所の熱感があるものに用います。分泌物が多いためにかさぶたとなり，汚く見えるような場合にも有効です。ただし，アトピー性皮膚炎や，かゆみや炎症が強い皮膚疾患では，瞑眩反応によって一時的に症状が悪化することがあります。

発表剤（辛涼発表）

4. 駆風解毒湯

万病回春（1587 年），
蕉窓方意解（1813 年）

のどかぜの薬

証のポイントを押さえよう

温病のかぜでのどの炎症の強いものに用いる

温病論

温病《うんびょう》のかぜでは，咽喉部の津液不足と炎症が初期症状となり，悪寒はほとんど感じず発熱のみで，口渇やのどの乾燥感，のどの痛みを伴います。本方はこうしたのどかぜに用いる薬です。病は表《ひょう》にあるので，発表作用によって病邪を除くことを基本としますが，本方の証では，咽喉部の津液不足があるため，強い発汗によってさらに津液を損なわないよう，発汗作用は軽くし，清熱作用を持つ薬物をバランスよく配合してのどの乾燥と炎症，痛みを改善します。

なお，同じかぜ初期でも，『傷寒論』の太陽病では悪寒と発熱を伴う病態であり，葛根湯などの発汗剤によって病邪を除くことを原則とします。かぜ初期における温病と傷寒の判別は，悪寒と口渇の有無が重要となります。証を把握して治法を選択しましょう。

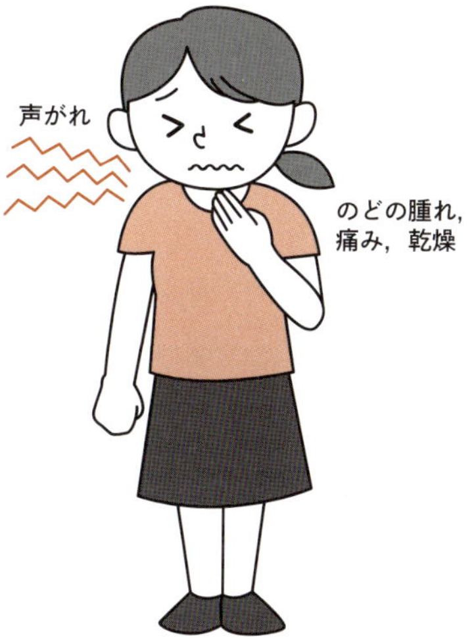

こんな症状の人に

かぜ，咽頭炎，扁桃腺炎，耳下腺炎などで，**のどの炎症や腫れ**があり，**寒気はほとんどなく，のどが乾燥して痛む**ものに用います。こうした急性症状のほか，発熱などの症状がなく，のどの痛みだけあるものや，**のどの乾燥による声がれ**など，慢性症状にも有効です。また，**のどの腫れを伴う口内炎**にもよく効きます。

4. 駆風解毒湯

処方のしくみ

防風《ぼうふう》 3 ～ 5（等分），牛蒡子《ごぼうし》 3（等分），連翹《れんぎょう》 5（等分），荊芥《けいがい》 1.5（等分），羌活《きょうかつ》 1.5（等分），甘草《かんぞう》 1.5（等分），桔梗《ききょう》 3（配合なし），石膏《せっこう》 5 ～ 10（配合なし）

（注）『万病回春』には桔梗，石膏は配合されておらず，『蕉窓方意解』において桔梗，石膏が配合されるようになった。

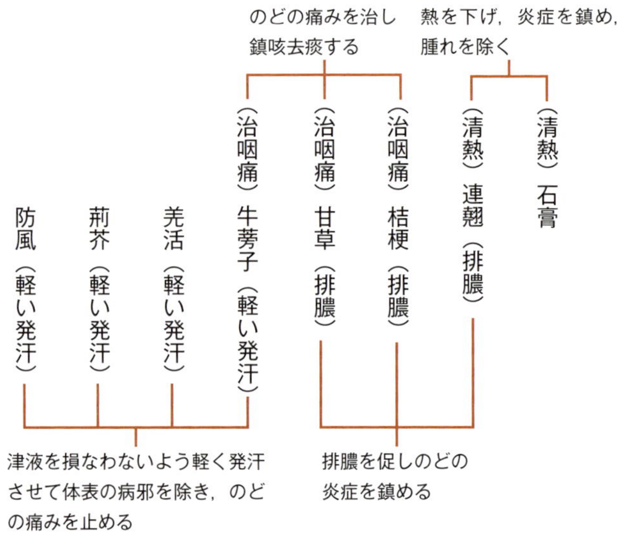

温病のかぜの初期に用い，**防風**，**荊芥**，**羌活**，**牛蒡子**で津液を損なわないように軽く発汗させ，**連翹**，**石膏**の清熱作用により熱を下げ，のどの炎症と腫れを鎮めます。合わせて**牛蒡子**，**甘草**，**桔梗**，**連翹**の咽痛緩和や排膿作用により，のどの痛みと化膿を改善します。

どんな病気に使えるの？

のどかぜ：急性の咽頭炎，扁桃腺炎，耳下腺炎などで，発熱はあるが，悪寒をほとんど感じないものに用い，のどの腫れや痛みを改善します。

声がれ：のどの乾燥と炎症による声がれに用います。

口内炎：のどが炎症すると口内炎を併発することがよくあります。のどと口中の炎症を鎮め，口内炎を改善します。

その他：舌や口内の異物感など。

服薬指導や養生法のポイントじゃ

本方は，うがいするように口内やのどの痛い部分にしみわたらせながら服用するとより効果的です。また，咽痛や声がれには，清熱作用と津液を補う作用を持つダイコンおろしやナシのおろし汁が効果的です。

この処方も知っておこう

銀翹散《ぎんきょうさん》（金銀花，連翹，荊芥，薄荷，豆豉，竹葉，牛蒡子，桔梗，甘草，芦根）

駆風解毒湯と同様に，発熱はあるが悪寒をほとんど感じないような，のどかぜの初期に用います。なお，市販品は，芦根ではなく羚羊角が配合されています。

小柴胡湯加桔梗石膏《しょうさいことうかききょうせっこう》 → p.100

清熱剤（陽明清熱）

5. 白虎加人参湯

傷寒論，金匱要略（200 年頃）

熱症状，糖尿病，皮膚病など体各部の炎症や発熱に用いる薬

証のポイントを押さえよう

陽明病の熱証で津液不足を伴うものに用いる

三陰三陽論

三陰三陽では，熱状の最も強い陽明病に用います。陽明病においては，病邪が胃部を中心に体内に入り込み，はなはだしい熱証（発熱・炎症）を呈します。ただし，本方の証は，瀉下成分の配合された大承気湯や小承気湯，調胃承気湯を用いるような便秘を伴う熱証ではなく，津液不足に伴う激しい口渇を特徴とする熱証に用います。本方は強い清熱作用と補津液作用を持つため，急性熱性病および肺，肝，腎などの諸疾患で高熱を呈する場合はもちろん，体各部の炎症，発熱，熱感を鎮め，口中の乾燥やのどの渇きを止める働きに優れます。アトピー性皮膚炎，糖尿病，熱中症などにも応用されます。

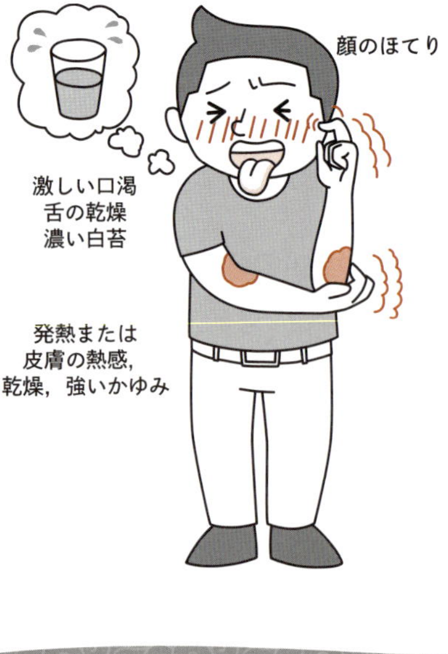
顔のほてり
激しい口渇
舌の乾燥
濃い白苔
発熱または
皮膚の熱感，
乾燥，強いかゆみ

こんな症状の人に

熱状の強さと**津液不足**の症状を目標とします。**急性症状**としては，**高熱**および**強い熱感**があり，**顔がほてって口やのどの渇き**がはなはだしく，水を大量に飲みたがり，発汗および十分な排尿があるのが特徴です。舌は乾燥または濃い白苔を呈することが多いです。**皮膚症状**のアトピー性皮膚炎や蕁麻疹などに用いる場合は，**発赤**や**強いかゆみ**が特徴となります。なお，口渇の程度は，五苓散などほかの処方に比べて最も強いです。

処方のしくみ

知母《ちも》 5 ～ 6（6 両），石膏《せっこう》 15 ～ 16（1 斤），甘草《かんぞう》 2（2 両），粳米《こうべい》 8 ～ 20（6 合），人参《にんじん》 1.5 ～ 3（3 両）

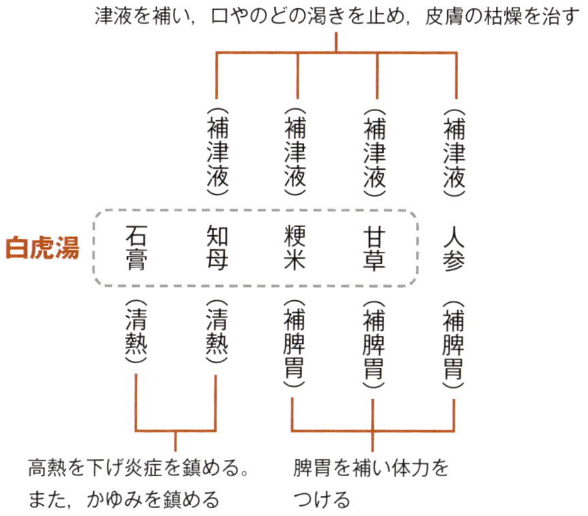

白虎加人参湯の原方である白虎湯は，強い清熱作用を持つ**石膏**，**知母**により高熱や強い熱感，炎症を鎮め，補津液作用を持つ**知母**，**粳米**，**甘草**により，乾燥した粘膜や皮膚を潤し，口渇や皮膚の枯燥を改善します。津液不足によって粘膜や皮膚が乾燥すると，高熱や強い熱感，炎症症状が助長されるため，これらの生薬により，津液を潤しながら清熱することで，解熱，消炎効果が一層高まります。その他，**粳米**，**甘草**には補脾胃作用があるため，高熱などで消耗した胃腸を補い，体力の回復を補助します。

なお，白虎湯に補津液，補脾胃作用に優れる**人参**を加えた処方が白虎加人参湯で，白虎湯に比べ清熱作用は少し劣るものの，粘膜や皮膚を潤し，胃腸を補い，体力をつける効果は高まります。

5. 白虎加人参湯

どんな病気に使えるの？

皮膚疾患：アトピー性皮膚炎，蕁麻疹，乾癬，あるいはその他の湿疹で，患部に熱感を伴い，発赤し，かゆみあるものに用います。

糖尿病：初期から中期の糖尿病で，口の渇きがはなはだしく，水を多量に飲みたがり，多尿となるものに用います。

発熱性疾患：かぜなどで，悪寒はせず汗ばむ状態で高熱を出すものに用います。多くは口が渇き，舌が乾燥します。のどの腫れには小柴胡湯と併用すると効果的です。

熱中症：高温の環境下に長時間いたために，発熱し，あるいは熱感を強く感じ，症状がはなはだしい場合は失神するものに用います。強い熱の影響により，口が渇く，水を飲みたがる，動悸がするといった症状を伴います。

夏バテ：口やのどの渇きがはなはだしく，冷たい水を多量に飲むために体がだるくなり，夏バテするものに用います。口やのどの渇きを止め，水分摂取量を抑えて，夏バテを予防します。

その他：やけど，日焼け，声がれ，口腔乾燥症など。

服薬指導や養生法のポイントじゃ

アトピー性皮膚炎などのアレルギー体質の方は，甘いもの，辛いもの，もち米類，アクの強い山菜類などを食べていると，炎症やかゆみが助長され症状が悪化しますので控えるよう伝えましょう。※甘草の副作用→ p.260

アレルギー体質の人は控えた方がよい食材

次の食材は粘膜の炎症，充血を助長し，アトピー性皮膚炎，蕁麻疹などの皮膚疾患や，花粉症などのアレルギー性鼻炎の症状を悪化させます。

これらの食材を控え，肉，魚類に対して，野菜を倍以上とるように心がけるよう指導します。

糖分：チョコレート，ケーキ，和菓子，ココア，アイスクリーム，ジャム，ハチミツ，黒砂糖，その他砂糖を多用したもの

香辛料：トウガラシ，キムチ，明太子，カレー，タバスコ，カラシ，ワサビなど

山菜類：タケノコ，タラの芽，ワラビ，ゼンマイなど

もち米：もち，赤飯，おこわ，かき餅，もちキビやもちアワの入った五穀米など

魚卵類：イクラ，タラコ，カズノコなど

魚介類：カニ，ホタテ貝，アカ貝，タイラ貝，エビ，青魚など

乳脂肪類：チーズ，生クリーム，バターなど

ナッツ類：ピーナッツ，アーモンド，クルミなど木の実類

アルコール類

臨床研究ピックアップ

白虎加人参湯は，高齢者の口腔乾燥症状に対し 60％の患者で症状が 6 週間以上にわたり改善した（ランダム化比較試験）。

〔海野雅浩　他：高齢者の口腔乾燥症に対する白虎加人参湯の効果．日本東洋医学雑誌，45（1）：107-113，1994〕

古典にかえってみよう

◆傷寒論（陽明病）

・渇して水を飲まんと欲し，口乾き舌燥する者，白虎加人参湯之を主る（口渇があって水を欲しがり，口中が乾いて舌が乾燥するものは，白虎加人参湯を用いる）

◆金匱要略（痙湿暍病篇）

・太陽中熱の者，暍《えつ》是也，汗出でて悪寒し，身熱して渇するは，白虎加人参湯之を主る（太陽病に類似した暑気あたりは暍と呼ぶ。汗が出て悪寒し，体が熱して口渇があるものは，白虎加人参湯を用いる）

清熱剤 ／ 健胃剤（止瀉・止嘔）

6. 黄連解毒湯

肘後備急方（300年），
外台秘要（752年）

胃腸炎，充血性疾患の薬

証のポイントを押さえよう

裏熱による熱症状や
充血・出血症状に用いる

臓腑経絡論

裏熱とは，胃腸や肝，胆，肺，心などの内臓に生じた熱症状および炎症症状のことで，その熱状が強くなれば，各臓器や組織，皮膚などに炎症性の充血や出血が生じます。目の充血，結膜炎，酒皶鼻《しゅさび》，鼻出血，消化性潰瘍に伴う出血・吐血，肺からの喀血，脳出血なども裏熱の範疇となります。その他，発熱，悪熱，口渇，発疹，胸部の煩悶感などの熱性の症状が現れます。

本方は，胃腸の炎症症状（胃熱）を中心に用いますが，強い清熱作用と充血を除く作用を持つため，胃熱以外にも，こうした裏熱の証に広く対応することができます。ただ，同様の症状であっても，便秘を伴う場合は三黄瀉心湯の適応となります。

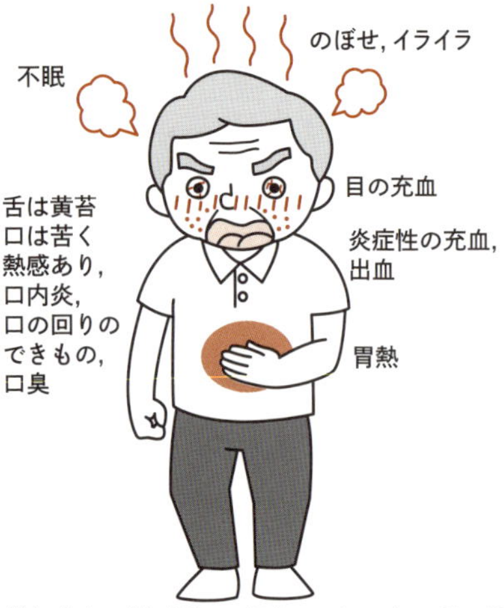

（注）本方は『傷寒論』の処方ではないが，三陰三陽論に照らすと陽明病位と推定できる。

こんな症状の人に

舌の黄苔，口が苦い，口臭を伴う，便が焦げ臭いといった症状を目安に，胃痛，胃炎，胃潰瘍，炎症性の下痢など**胃熱**の強いものに用います。また，胃熱に起因する**口内炎**や**二日酔い**にも有効です。その他，前記のような炎症性の**充血・出血症状**を伴う疾患や，**湿疹・じんましん**などの皮膚疾患に用い，また，**のぼせ**が強く，高血圧や胸苦しさ，不眠，イライラ，不安感などの**精神症状**を伴うものにも応用できます。

処方のしくみ

黄連《おうれん》 1.5 ～ 2（3 両）, 黄芩《おうごん》 3（2 両）, 黄柏《おうばく》 1.5 ～ 3（2 両）, 山梔子《さんしし》 2 ～ 3（14 枚）

胃腸炎や口内炎をはじめ，内臓を含む体各部の炎症と
充血を治す。また胸部の煩熱を治し，煩悶感を除く

黄連（清熱・止瀉・止血）
黄芩（清熱・止瀉・止血）
黄柏（清熱・止瀉）
山梔子（清熱・治煩熱）

胃腸の炎症を鎮め，下痢や吐き気を止める

本方はすべて清熱作用を持つ生薬で構成されています。それぞれ清熱作用のほかに，**黄柏**は止瀉作用，**黄連**，**黄芩**は止瀉，止血作用，**山梔子**は煩悶感を治す作用を併せ持ちます。これらの相乗作用により，胃腸の炎症症状を中心とした裏熱証に対し，炎症を鎮めて充血，出血を治し，また，湿疹，蕁麻疹などの炎症性皮膚疾患や，胸部の煩悶感や不眠などの精神症状を改善します。

どんな病気に使えるの？

口内炎：口中の炎症を鎮めるとともに, 口内炎に影響を与える胃腸の炎症を鎮め, 口内炎を治します。また口の回りのできものにも有効です。

皮膚疾患：体がほてって，皮膚の瘙痒感や発疹，蕁麻疹を起こすものに用います。

高血圧：のぼせて気分が落ち着かず，イライラするタイプの高血圧に用います。のぼせを下げ, 脳の充血を除く作用があるので, 脳卒中の予防にも応用します。

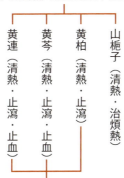

6. 黄連解毒湯

消化性潰瘍：消炎効果により，胃炎や潰瘍を治し，またそれに伴う出血を止める作用があります。

下痢：炎症性の下痢に用い，腸の炎症を鎮め，下痢を止めます。

二日酔い：五苓散と組み合わせて用います。胃腸の炎症を鎮め，水分代謝を改善することにより，二日酔いに伴う体のほてり，むかつき，吐き気，頭痛，むくみなどの症状を改善します。

その他：痔，目の充血，結膜炎，歯肉炎，不眠症など。

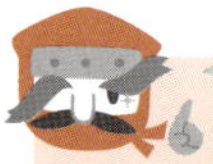

服薬指導や養生法のポイントじゃ

本方の味は非常に苦いので，飲みにくい人にはオブラートの利用を勧めるか，カプセル，錠剤，丸薬などのエキス顆粒とは別の剤形に変更することも１つの方法です。オブラートを使用する場合は，水にさっと浸してゼリー状にしてから服用すると飲みやすくなります。

臨床研究ピックアップ

黄連解毒湯の証に一致する高血圧随伴症状（興奮，精神不安，睡眠障害，のぼせ，顔面紅潮）を少なくとも１つは有する高血圧患者に黄連解毒湯投与を行った結果，プラセボ投与群と比較して，高血圧随伴症状に対する改善効果が認められた。なお，本試験の除外基準の１つに，やせ型で体力低下を伴う患者という項目も入れられている（二重盲検ランダム化比較試験）。

〔Arakawa,K et al.：Improvement of Accessory Symptoms of Hypertension by TSUMURA Orengedokuto Extract，a Four Herbal Drugs Containing kampo-Medicine Granules for Ethical Use：A Double-Blind，Placebo-Controlled Study．Phytomedicine，13（1-2）：1-10，2006〕

この処方も知っておこう

三黄瀉心湯《さんおうしゃしんとう》（黄連，黄芩，大黄）

出血，充血性の疾患，のぼせが強い精神不安や不眠症，高血圧，脳卒中予防など，黄連解毒湯を用いるような症状で便秘を伴うものに用います。病位としては陽明病に位置します。

清熱剤（少陽清熱）

7. 小柴胡湯

傷寒論，金匱要略（200 年頃）

かぜの中期および胸腹部の炎症性疾患の薬

証のポイントを押さえよう

少陽病に用いる 三陰三陽論

本方は少陽病に用いる代表的な処方です。太陽病や陽明病から病邪が転移し，胸腹部を中心に熱が停滞した状態です。熱状は，陽明病のような高熱ではなく，微熱か往来寒熱（午前と午後で寒気と発熱が一交代する熱状）を呈し，特徴的な症状として，胸脇苦満（胸から季肋部および脇腹の充満するような重苦しさ），口が苦い，食欲不振，心煩喜嘔（胸が悶えてたびたび嘔吐する）があります。本方は，清熱作用により胸腹部の炎症を鎮めるとともに，肺や胃腸を補う作用を持つので，攻めと守りを同時に施すという意味で「攻補兼施」の方剤と呼ばれます。

こんな症状の人に

急性症状としては，**かぜの中期**で，**微熱**か**往来寒熱**を呈し，夕方以降に熱が上がることが多く，舌は白苔で，口が苦い，食欲不振，胸脇苦満，心煩，吐き気，咳，痰などの症状を目標に用います。鼻汁や痰は，粘液性で白～黄緑色となります。

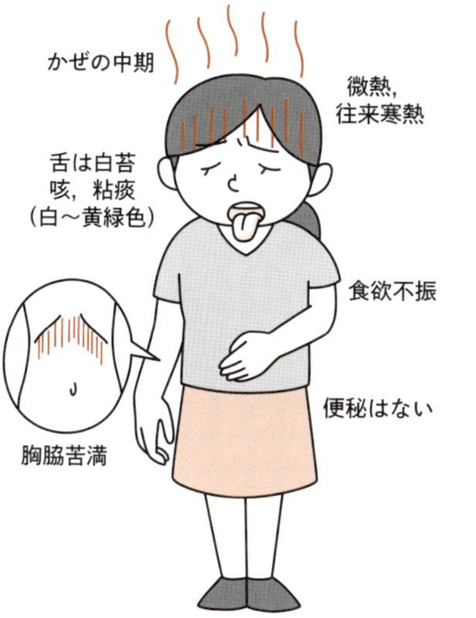

慢性症状としては，**胸部から上腹部の炎症症状**に広く用います。食欲不振，吐き気，腹痛，口の苦み，舌の白苔を目標に**慢性胃炎**に，胸腹部やみぞおちの圧迫感，胸苦しさ，胸痛を目標に**心疾患**に用います。ほかの処方と合方して多く用います。

7. 小柴胡湯

処方のしくみ

柴胡《さいこ》5～8（半斤），半夏《はんげ》3.5～8（半升），生姜《しょうきょう》1～2（3両），黄芩《おうごん》2.5～3（3両），大棗《たいそう》2.5～3（12枚），人参《にんじん》2.5～3（3両），甘草《かんぞう》1～3（3両）

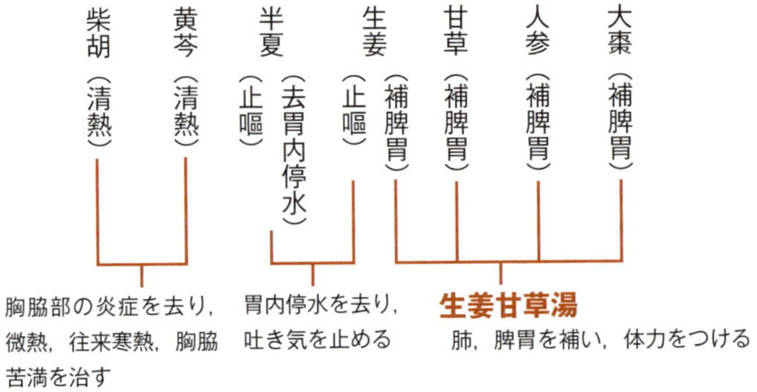

柴胡，**黄芩**の清熱作用により胸脇部の炎症を鎮め，微熱，往来寒熱，胸脇苦満を治し，**半夏**，**生姜**の止嘔作用により吐き気を止め，**生姜**，**甘草**，**人参**，**大棗**の補脾胃作用により，胃腸を補うとともに肺を補い，体力を回復します。前述のように，本方は「攻補兼施」の方剤と呼ばれ，また攻めと守りの生薬をバランスよく配し，調和を取る治療法であることから「和法」とも呼ばれています。

どんな病気に使えるの？

かぜ：かぜの中期の症状（微熱，往来寒熱，食欲不振，口中の不快感，口の苦み，咳，痰など）を治します。扁桃腺炎には小柴胡湯加桔梗石膏として多く用います。

気管支炎：半夏厚朴湯と組み合わせ，柴朴湯として多く用います。柴朴湯は，呼吸器系の炎症を鎮め，咳や痰を止めます。特に食欲不振，口中の不快感を伴う咳や痰，のどのあたりの違和感を伴う咳，神経性の咳にも用います。咳を伴う慢性化したかぜや喘息の体質改善にも用います。

胃腸症状：上腹部の緊張を緩め，上腹部のはりと膨満感を解消し，また，胃腸の炎症を鎮めて食欲不振，吐き気，腹痛を治します。これらの症状には，口が苦い，口中が粘るなどの口中不快感や，白色の舌苔を伴うことがよくあります。

肝臓，胆のう疾患：上腹部の炎症を鎮め緊張を緩めることにより，肝臓・胆のう疾患に伴う上腹部のはり・膨満感・圧痛を解消します。

その他：虚弱体質の改善や，肺炎，肺結核，咽喉炎，中耳炎，心疾患など。

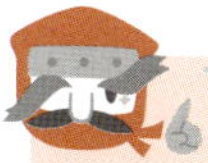

服薬指導や養生法のポイントじゃ

注意：近年は特に肝臓疾患の用例について，間質性肺炎の副作用事例が報告されています。使用については証を見極め，「空咳，発熱，労作時の息切れ」の初期3兆候を目安に服用後の経過にも注意して用いる必要があります。なお，インターフェロン製剤投与中の患者，肝硬変・肝がんの患者，慢性肝炎における肝機能障害で血小板数10万/㎜^{3}以下の患者には禁忌です（p.258参照）。※甘草の副作用→p.260

臨床研究ピックアップ

遷延する感冒で口内不快（口の苦み，口の粘り，味覚の変化），食欲不振，倦怠感のいずれかを伴う患者に対して，小柴胡湯が有用であった（二重盲検ランダム化比較試験）。

〔加地正郎 他：TJ-9ツムラ小柴胡湯の感冒に対するPlacebo対照二重盲検群間比較試験．臨床と研究，78(12)：2252-2268，2001〕

古典にかえってみよう

◆傷寒論（太陽病中）

・傷寒，五六日し，中風，往来寒熱[*1]し，胸脇苦満[*2]し，黙黙として飲食を欲せず，心煩喜嘔し，或は胸中煩して嘔せず，或は渇し，或は腹中痛み，或は脇下痞硬し，或は心下悸し，小便利せず，或は渇せず，身微熱あり，或は欬する者，小柴胡湯之を主る（傷寒や中風に罹って5～6日経過し，往来寒熱し，胸脇苦満し，鬱々として食欲がなく，

7. 小柴胡湯

胸中の煩悶感がありしばしば嘔吐する状態を主症状として，あるいは胸中の煩悶があるが嘔吐しない場合，口渇がある場合，腹痛がある場合，脇の下が詰まったようで硬い場合，みぞおちの動悸があって尿量が減少する場合，口渇なく微熱がある場合，咳が出る場合にも小柴胡湯を用いる）

＊1　悪寒と発熱が１日のうちに午前と午後で１交代して現われる熱型。

＊2　胸から季肋部および脇にかけて充満したような圧迫感があって，重苦しいもの。

この処方も知っておこう

小柴胡湯加桔梗石膏《しょうさいことうかききょうせっこう》（柴胡，黄芩，半夏，生姜，甘草，大棗，人参，桔梗，石膏）

小柴胡湯に桔梗，石膏を加えた処方です。急性の咽頭炎，扁桃腺炎，耳下腺炎，中耳炎などで，のどや耳，側頸部が熱を持ち，腫れて痛むものに用います。

柴胡桂枝湯《さいこけいしとう》（柴胡，黄芩，半夏，人参，桂皮，生姜，甘草，大棗，芍薬）

少陽病に用いる小柴胡湯と太陽病に用いる桂枝湯を合方した処方です。前記の小柴胡湯証に加え，微熱，軽い悪寒，頭痛，筋肉痛，関節痛などの表証を兼ねるものを目標にします。かぜ中期の諸症状や，みぞおち付近のつまった感じを伴う腹痛，吐き気，胃腸炎，疲労感，寝汗，肋間神経痛，不眠，不安神経症など幅広い疾患に用います。

柴胡桂枝乾姜湯《さいこけいしかんきょうとう》（柴胡，黄芩，栝楼根，牡蛎，桂皮，甘草，乾姜）

少陽病の中でも最も虚証のものに用います。かぜがこじれて上背部がゾクゾクと寒気がし，疲れやすく，微熱，口渇，動悸，息切れ，寝汗などの症状を伴うものに用います。また，背中に悪寒を感じ，かぜをひきやすいものの予防にも有効です。

大柴胡湯《だいさいことう》（柴胡，黄芩，半夏，生姜，大棗，芍薬，枳実，大黄）

少陽病の実証に用いる処方で，小柴胡湯証よりも胸脇苦満の程度が強く，肩背部のこりや便秘を伴うなど，より実証のものに用います。かぜ中期の諸症状や，脂肪肝，胆石，胆のう炎などの肝胆疾患，高血圧，動脈硬化，心疾患，肋間神経痛，肥満症など幅広い疾患に用います。

柴朴湯→ p.124

柴苓湯→ p.161

柴胡加竜骨牡蛎湯→ p.128

瀉下剤

8. 防風通聖散

宣明論（1172年）

便秘や肥満を解消し，新陳代謝を促進する薬

証のポイントを押さえよう

宿食，瘀血，水毒など
すべてに滞りのあるものに用いる

気血水論

近年は，肥満解消の薬として知られていますが，日本漢方（後世派）では元来，新陳代謝が低下して，宿食，瘀血，水毒などの滞りが慢性化しているものに用いており，食，血，水，すべての代謝を促進することを目的とした処方です。なお，宿食とは，食べ過ぎで食べたものがいつまでも胃腸に停滞している状態であり，便秘や胃酸過多，げっぷなどの症状を呈します。

こんな症状の人に

食欲旺盛で**便秘**などの**宿食**の症状，のぼせ，顔面紅潮，吹き出ものといった**瘀血**症状，口渇，小便不利，むくみといった**水毒**症状など，**新陳代謝の不良が重なるもの**に用います。便秘を伴う高血圧や糖尿病にも応用します。舌は白苔から黄苔を呈し，便はタール状の**宿便**を呈することが多く，この宿便があると皮膚の色が黒ずみ，吹き出ものは化膿や熱感を伴いやすくなります。また，太鼓腹といわれるようなお腹がぽっこりと前にはり出した**内臓脂肪型の肥満症**および**メタボリックシンドローム**にも用います。ただし，肥満傾向にあっても便秘のないものに使用すると下痢を起こす可能性があるので注意しましょう。

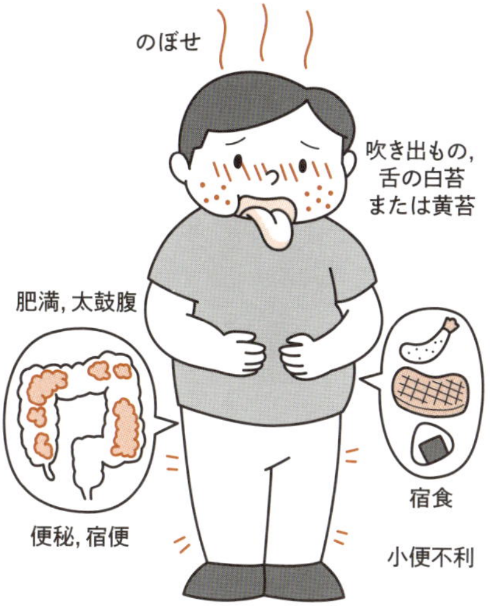

8. 防風通聖散

処方のしくみ

当帰《とうき》 1.2 ～ 1.5 (半両), 芍薬《しゃくやく》 1.2 ～ 1.5(半両), 川芎《せんきゅう》 1.2 ～ 1.5(半両), 山梔子《さんしし》 1.2 ～ 1.5(1分), 連翹《れんぎょう》 1.2 ～ 1.5(半両), 薄荷《はっか》 1.2 ～ 1.5(半両), 生姜《しょうきょう》 0.3 ～ 0.5(3片), 荊芥《けいがい》 1.2 ～ 1.5 (1分), 防風《ぼうふう》 1.2 ～ 1.5 (半両), 麻黄《まおう》 1.2 ～ 1.5 (半両), 大黄《だいおう》 1.5 (半両), 芒硝《ぼうしょう》 1.5 (半両), 白朮《びゃくじゅつ》 2 (1分) (白朮のない場合も可), 桔梗《ききょう》 2 (1両), 黄芩《おうごん》 2 (1両), 甘草《かんぞう》 2 (2両), 石膏《せっこう》 2 (1両), 滑石《かっせき》 3 (3両)

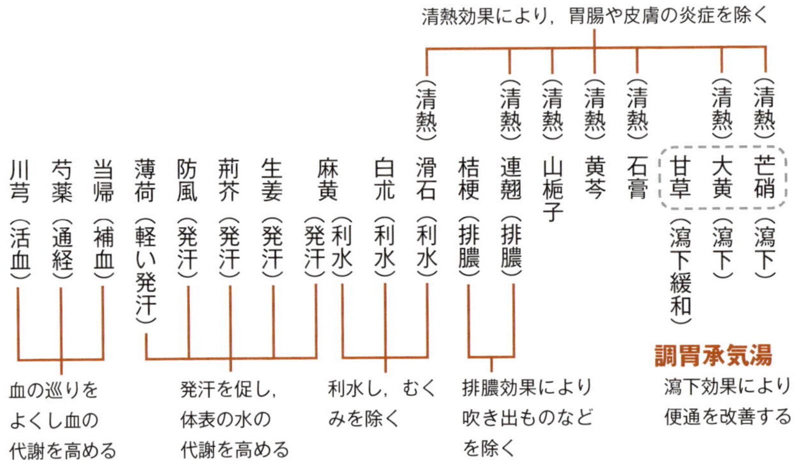

18種の生薬で構成される処方で，**滑石**，**連翹**，**山梔子**，**黄芩**，**石膏**は清熱作用により胃腸や皮膚の炎症を除き，また，**川芎**，**芍薬**，**当帰**は血の代謝を，**麻黄**，**生姜**，**荊芥**，**防風**，**薄荷**の発汗作用は体表の水の代謝を，**麻黄**，**白朮**，**滑石**の利水作用はむくみの解消などの水の代謝を，**大黄**，**芒硝**，**甘草**の調胃承気湯は瀉下作用により排便を，**桔梗**，**連翹**は排膿を促します。このように体の炎症を鎮めるとともに，便秘を解消し，血，水の代謝を促進することにより，瘀血，水毒，食毒などの滞りを除く処方構成になっています。

どんな病気に使えるの？

便秘：腹部膨満感を伴う宿便性の慢性便秘に用い，腸内の宿便を排泄します。

肥満：へそを中心として膨満する，いわゆる太鼓腹，重役腹のタイプで，便秘を伴い，肌はどす黒く，食欲旺盛なものに用います。

高血圧：便秘，肥満症で肩こりやほてり感が強い場合に用います。

皮膚疾患：にきび，面疔《めんちょう》，丹毒，蜂窩織炎などで，肌がどす黒く，化膿しやすく，患部に熱感があり，炎症が強く，便秘を伴う場合に用います。

糖尿病：初期から中期の糖尿病で，便秘を伴い，食欲旺盛で肥満し，口の渇きとほてりがあり，皮膚がどす黒いものに用います。

痔：慢性の便秘があり，便が黒く，患部に炎症を持つ場合に用います。

その他：腎炎，動脈硬化，脳卒中とその予防，痛風，充血性の眼疾患，高熱，便秘を伴うかぜ，肩こり，頭痛など。

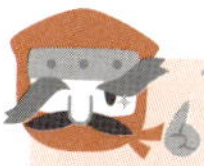

服薬指導や養生法のポイントじゃ

注意：虚弱体質や冷えの強いものは本方の適応ではありません。瀉下成分の大黄，芒硝を含むので，肥満症であっても便秘していないものに用いると下痢をする場合があります。※甘草の副作用→ p.260

臨床研究ピックアップ

防風通聖散は，肥満度 20% 以上または体脂肪率 30 % 以上の肥満患者に対し，内臓脂肪の指標である west/hip 比を大きく減少し，インスリン抵抗性を改善した（症例集積研究）。

〔秋山俊治　他：β3-adrenergic receptor 遺伝子変異を伴う肥満患者に対する防風通聖散の効果．消化と吸収，21（2）：159-162，1999〕

瀉下剤

9. 麻子仁丸

傷寒論，金匱要略（200年頃）

乾燥性の便秘の薬

証のポイントを押さえよう

腸の津液不足による便秘に用いる　気血水論

腸内での水分吸収の過多や，腸の動きが悪く便が大腸に長くとどまることなどにより，腸の津液が不足し，大便が硬く乾燥して排出が困難となります。本方はこうした乾燥性便秘に用いる処方です。

こんな症状の人に

便秘し，便が出ても硬く**兎糞状の便**になるような**乾燥性便秘**に用います。腹がはって**膨満感**を伴う場合や，腸から奪われた水分が膀胱に回り，**頻尿傾向**がある場合にも有効です。

腸の蠕動が低下して便秘するものや，高齢者，病後など虚弱傾向のある人の乾燥性便秘に多く用います。

処方のしくみ

麻子仁《ましにん》 4～5（2升），芍薬《しゃくやく》 2（半斤），枳実《きじつ》 2（半斤），厚朴《こうぼく》 2～2.5（1尺），大黄《だいおう》 3.5～4（1斤），杏仁《きょうにん》 2～2.5（1升），（甘草《かんぞう》 1.5を加えても可）

油性成分が豊富な**麻子仁**，**杏仁**と瀉下清熱作用を持つ**大黄**の組み合わせにより，腸内を潤滑しながら腸内の熱を鎮め，乾燥した便の排出を促進します。また，**枳実**，**芍薬**，**厚朴**によって，気の巡りを改善して腹部の緊張を緩め，膨満感を除きます。

どんな病気に使えるの？

便秘：兎糞状のコロコロした乾燥性の便秘に用います。吹き出ものや腹部膨満感を伴う便秘や，高齢者や病後など虚弱傾向の人の便秘にも用います。

痔：乾燥性の便秘を伴う，脱肛や痔核などに用います。

頻尿：乾燥性の便秘があって，尿の回数の多いものに用います。

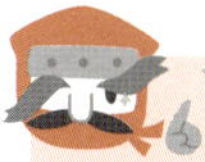

服薬指導や養生法のポイントじゃ

本方を用いてもコロコロした便のまま改善されない場合は，オリーブオイルを料理に活用するのも 1 つの方法です。

注意：本方には下剤成分が含まれていますので，服用量に注意しましょう。

※甘草の副作用→ p.260

臨床研究ピックアップ

便秘のあるパーキンソン病患者 23 例で麻子仁丸投与 1 カ月後に排便の頻度が増加した有効例は 78.3％で，低下した悪化例はなかった。既に下剤を内服していた 8 例の切り替え有効率は 62.5％で，切り替えで悪化したものはいなかった（症例集積研究）。

〔中江啓晴　他：パーキンソン病の便秘に対する麻子仁丸の有効性．日本東洋医学雑誌，67（2）：131-136，2016〕

この処方も知っておこう

大黄甘草湯《だいおうかんぞうとう》（大黄，甘草）

瀉下作用のある大黄と瀉下緩和，腹痛緩和作用のある甘草の 2 味の処方です。便秘症であれば比較的広く利用できるため，市販の漢方便秘薬として多く商品化されています。ただし，大黄などの瀉下成分が合わない虚証の便秘には小建中湯を用います。

温補剤 / 利水剤

10. 真武湯

傷寒論（200 年頃）

冷えおよび水分代謝改善の薬

証のポイントを押さえよう

少陰病で水毒を伴うものに用いる

三陰三陽論　気血水論

病位としては少陰病に位置し，体が冷えて水分代謝が低下している状態に用います。体を温め水分代謝を促すことで体内にうっ滞した水毒を除き，小便不利（尿量減少や排尿障害などで小水の出が悪い状態），むくみ，胃内停水，下痢などを治します。また，本方の証では足の冷えと胃腸の水毒が原因して，気の上衝とともに水毒が上衝している状態にあります。体を温め胃腸を補いながら水分代謝を改善することにより，上衝した気を降ろし，水毒の上衝に伴うめまいや，心下部（みぞおち付近）の動悸を改善します。

こんな症状の人に

手足や腰の冷えとともに，胃内停水，下痢，小便不利，むくみなどの**水毒症状**を伴うものが適応です。本方証では，**疲労倦怠感**や，陰病の目標症状となる**夜間排尿**が多いなどの症状を伴う傾向にあります。また，水毒の上衝に伴う**めまい**や**心下部の動悸**にも用います。なお，鶏鳴瀉や五更瀉といって**朝方に水瀉性の下痢**をする場合は，朝方の冷え込みに伴う症状であり，本方の適応となります。その他，冷えと全身倦怠感，水毒症状を目標に心疾患，腎・膀胱疾患，胃腸虚弱，耳鳴り，かぜなどに応用します。

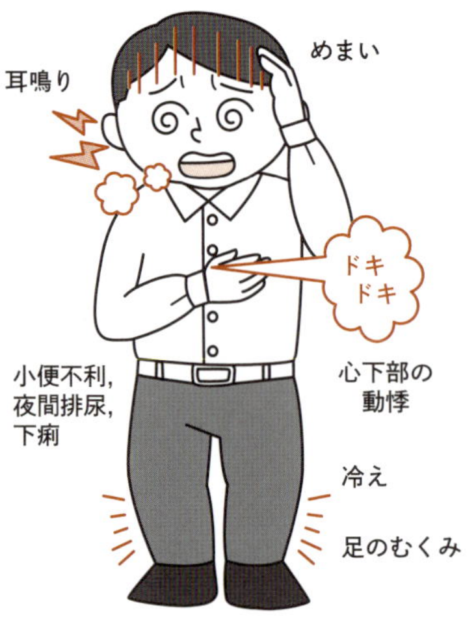

処方のしくみ

茯苓《ぶくりょう》 3 ～ 5（3 両），芍薬《しゃくやく》 3 ～ 3.6（3 両），白朮《びゃくじゅつ》 2 ～ 3（2 両）（蒼朮《そうじゅつ》も可），生姜《しょうきょう》 1（3 両），加工ブシ 0.3 ～ 1.5（炮附子 1 枚）

（注）『傷寒論』では，加工ブシではなく炮附子を用いている。

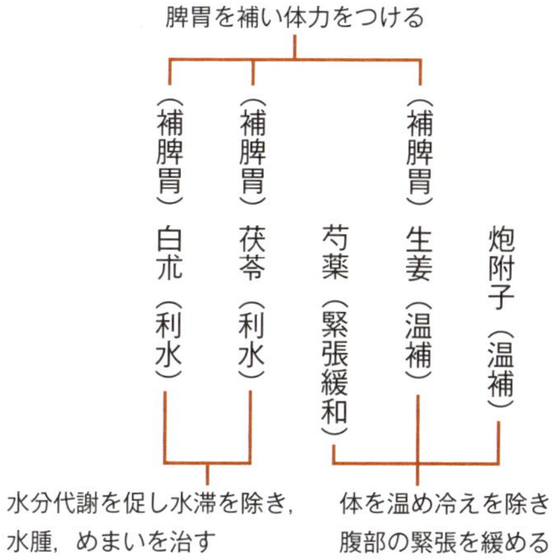

本方証は少陰病位で，体が冷えて水分代謝が低下している状態です。**附子**，**生姜**，**芍薬**で冷えた体を温め，腹部の緊張を緩めて腹痛を治し，**茯苓**，**白朮**で胃腸を補いながら水分代謝を改善して小便不利，むくみ，下痢などを治します。また，**茯苓**，**白朮**と健胃止嘔作用を持つ**生姜**との組み合わせで，胃内停水を除き，吐き気を止め，水毒の上衝に伴うめまいや心下部の動悸を改善します。

どんな病気に使えるの？

めまい：ふわふわした感じや，体が揺れる感じのするものに用います。まっすぐ歩いているつもりでも，いつの間にか片側によって行ってしまう場合にも有効

10. 真武湯

です。心下部の動悸や足の冷えを伴う場合が多くあります。

胃腸疾患：冷えの影響か強く，慢性的な胃腸虚弱があり，下痢を伴う場合に効果的です。朝方の冷え込みによって下痢するものにも用います。

冷え性：足腰の冷感が強く，夜間頻尿や夜尿症を伴うものに用います。

心臓疾患：心臓弁膜症，心不全などで，四肢の冷えがあり，尿の出が悪く，むくみや動悸を伴うものに効果的です。

腎疾患：腎炎，ネフローゼ症候群などで，むくみのあるものや尿の出が悪いものに用います。

難聴，耳なり：下半身の冷えがあり，頭を締めつけられるような不快感やめまいを伴う難聴や耳鳴りに用います。この症状には,時に動悸を伴う場合もあります。

かぜ：体力が弱り，体が冷えているときのかぜの症状に用います。熱症状が弱く悪寒が強いもの，疲労倦怠があり症状が長引き慢性化したものに用います。

その他：メニエール症候群，半身不随，低血圧，腎性高血圧，眼性疾患（かすみ目，涙目など），老人性皮膚瘙痒症など。

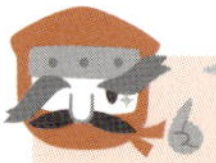

服薬指導や養生法のポイントじゃ

体が冷えると諸症状が悪化するため，寒い場所は避け，腹巻きやレッグウォーマーなど冷えない服装を心がけるように伝えましょう。下半身を中心に体を温めるとよいです。また，水分代謝が低下して水毒症状となっているため，水分摂取は控えめにするように伝えましょう。

注意：本方の服用で，かえって動悸やのぼせを訴える場合は，附子を含まない苓姜朮甘湯を用いるとよいでしょう。

温補剤 / 気剤（補気強壮），健胃薬（止痛）

11. 大建中湯

金匱要略（200年頃）

腸閉塞および腹痛の薬

証のポイントを押さえよう

太陰病に位置し，腹部の冷えと痛みに用いる

三陰三陽論

本方の病位は太陰病で，腹部の冷えにより胃腸機能が低下した状態にあります。腸内に水とガスが停滞しやすく，それにより膨満感や腹のはり，腹痛，嘔吐を起こすものに用います。本方により胃腸を温め補い，低下した胃腸機能を回復させ，腸内のガスや蠕動亢進を改善して腹痛を治します。なお，医療用分野では腹部の冷えの有無にかかわらず，開腹手術後の腸閉塞（イレウス）の予防，および腸閉塞に伴う腹部膨満，悪心・嘔吐などの消化器症状の改善に多く用いられています。

こんな症状の人に

腹部が**冷え**て，腹全体が虚弱無力で弛緩し，腸内に水とガスが停滞して**腹はり**，**膨満**，**嘔吐**するものや，腹が冷えてグルグルと腸が鳴り，**腸の蠕動亢進**とともに**激しい腹痛**を訴えるものを目標とします。自覚的な蠕動亢進以外にも，腹壁が薄く腹部が軟弱で横になるとへこみ，外部からモクモクと腸の蠕動亢進が認められる場合もありますが，反対にガスや腹水などで腹部膨満して外部から蠕動が確認できない場合もあります。腹とともに手足も冷え，寒がりで顔色が悪く，疲れやすい傾向にあります。腹痛の応用として，胆石や腎結石，膵炎などの痛みにも用います。

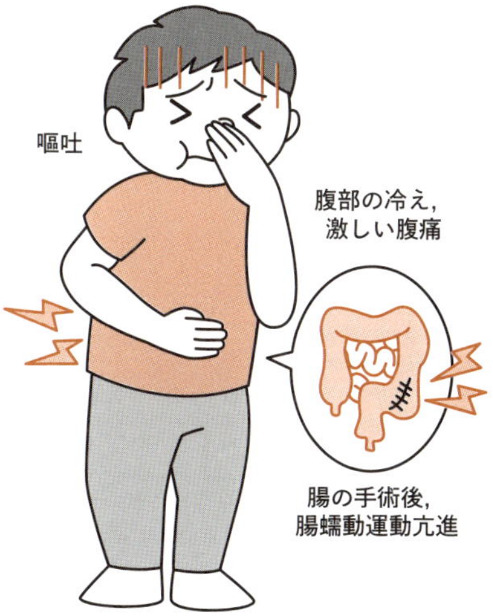

11. 大建中湯

処方のしくみ

山椒《さんしょう》1～2(蜀椒《しょくしょう》2合), 人参《にんじん》2～3(2両), 乾姜《かんきょう》3～5(4両), 膠飴《こうい》20～64(1升)

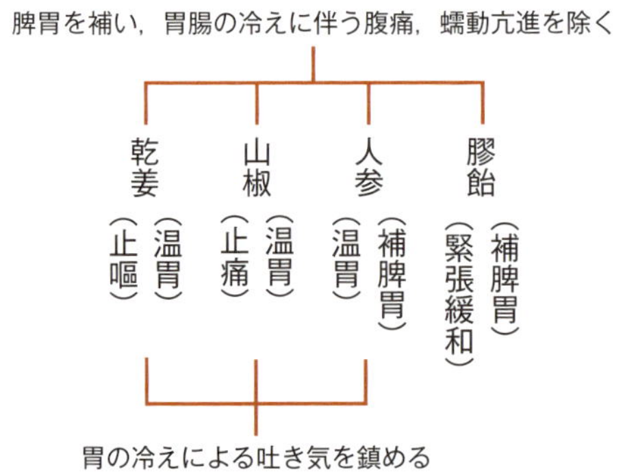

辛味が強く胃腸を温める効果に優れる**乾姜**と**山椒**，胃腸を温め補う**人参**の組み合わせにより胃腸の冷えを除き，さらに腹部の緊張を緩和する**膠飴**と止痛作用を持つ**山椒**が相乗的に働いて，冷えに伴う腹痛や腸の蠕動亢進を緩和します。また，**乾姜**，**人参**の止嘔作用，**山椒**の胃を温め気滞を散じる作用により吐き気を鎮め，**山椒**の新陳代謝賦活作用と**人参**，**膠飴**の胃腸虚弱を補う作用により低下した胃腸機能を改善し，吐き気，腸鳴，腹部膨満，腹はりなどの症状を治します。

どんな病気に使えるの？

腸閉塞：腸閉塞（イレウス）に伴う腹部膨満感，腸蠕動の不調，嘔吐，腹痛といった症状を改善します。特に腹部手術後の腸閉塞の治療および予防に効果的です。

腹痛：冷えが原因となる腹痛に用い，腹部を温め，胃腸の働きを調えることによって，腹痛を治します。便秘，下痢にかかわらず用いることができます。

胆石痛：腹部が冷えて膨満感が強く，痛みが腹部全体に広がるものに用います。腹部の冷えた腎結石の痛みにも用います。

冷え症：腹部を中心に下半身まで冷えるものに用います。また腹部に触れると冷たく感じる場合にも効果的です。

腹部膨満感：冷えがあり，ガスがたまりやすいものに用い，腹部を温め，胃腸の働きを調え，ガスを抜き，腹のはりを治します。

その他：胃下垂，胃アトニー，胃拡張，虫垂炎，腹部の癒着痛など。

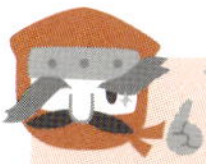

服薬指導や養生法のポイントじゃ

胃腸が冷えて機能低下を起こしているので，腹巻や腹にカイロを貼るなどして腹回りを冷やさないように心がけましょう。また，胃に負担をかけないように消化が良く温かいものをよくかんで食べるように伝えましょう。

臨床研究ピックアップ

胃がんによる胃全摘患者 100 人を 2 群に分け，大建中湯投与群と非投与群で術後イレウスの発症頻度，消化器症状QOL，便通，腸管内ガスを評価したところ，大建中湯は，術後の便秘の改善，排便回数の増加，腸間ガスの減少がみられ，腸管運動機能低下の早期改善に有効であることが示唆された（ランダム化比較試験）。

〔大森健：胃癌手術後の腸管運動機能低下に対する大建中湯の有用性に関する前向き無作為化臨床研究. Progress in Medicine，32（3）：614-615，2012〕

気剤（補気強壮）

12. 小建中湯

傷寒論，金匱要略（200 年頃）

消化器系の虚弱を伴う腹痛や疲労倦怠の薬

証のポイントを押さえよう

脾胃の虚証で疲れやすいものに用いる

気血水論　臓腑経絡論*

処方名の「建中」とは中（脾胃）を建て直すという意味で，後天の気（後天的なエネルギー）を産生する臓腑である脾胃，つまり胃腸を中心とした消化器系を補うことにより気虚を改善し，合わせて軽い血虚も改善する名方です。胃腸虚弱で腸の働きが悪く，疲れやすいものに多く用います。小児，成人を問わず虚弱体質の改善や強壮に効果的です。その他，本方は腹部の緊張を緩め，腸の蠕動運動を調節し，動きが悪い場合には蠕動を促すので，小児の便秘や，下剤を用いると腹痛を起こすタイプの虚証の便秘に用います。

こんな症状の人に

虚弱体質で疲れやすく，疲れて眠くなると手足が重だるくなってほてるものに用います。特に，朝なかなか起きられず，いくら寝ても疲れが取れないものに効果的です。また，疲労倦怠に加え，腹痛や動悸，息切れを起こすものにも用います。その他，夢精や精力減退，虚証の便秘，腹部に力がない小児の夜尿症などにも応用します。

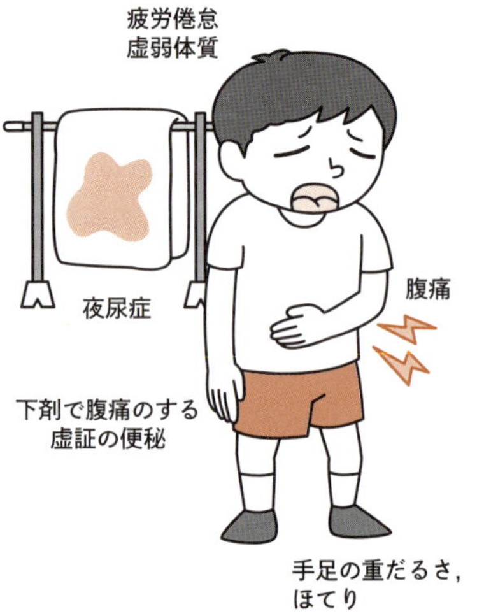

＊『傷寒論』，『金匱要略』では，臓腑経絡論に基づいた処方体系はないが，理中丸（人参湯）や小建中湯に見られるような「中＝脾胃」の改善や，八味腎気丸（八味地黄丸）のような腎の改善など，特定の臓腑の改善を意識した処方も存在している。

処方のしくみ

桂皮《けいひ》 3 ～ 4（3 両），生姜《しょきょう》 1 ～ 1.5（3 両），大棗《たいそう》 3 ～ 4（12 枚），芍薬《しゃくやく》 6（6 両），甘草《かんぞう》 2 ～ 3（2 両），膠飴《こうい》 20（1 升）

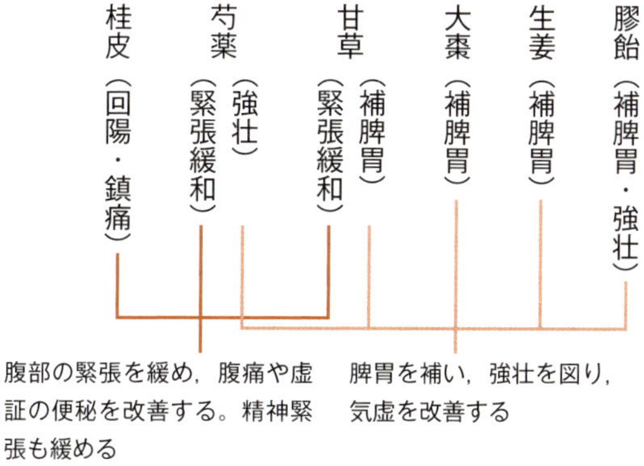

本方は，桂枝湯の**芍薬**を倍量にして**膠飴**を加えることにより，発汗作用を抑えて補脾胃，強壮作用を強化した処方です。**桂皮**が体を温め気の巡りを改善し，**芍薬**，**甘草**とともに腹部の緊張と精神緊張を緩和することにより，胃腸の働きを改善して腹痛や虚証の便秘を治します。**甘草**，**大棗**，**生姜**，**膠飴**は胃腸を補い，胃腸機能を高めて強壮を図り，気虚を改善します。その他，**芍薬**は血虚を改善する働きも併せ持ちます。

どんな病気に使えるの？

虚弱体質：疲れやすく，かぜをひきやすく，たびたび眠気を催し，朝も起きにくく，手足が重だるくなるものに用います。小児の虚弱体質改善にも多く用いられます。本方証では，腹に力はないが腹直筋が筋ばる傾向があります。

夜尿症：体力が弱くて腹部に力がなく，頻繁に夜尿を繰り返すものに用います。

12. 小建中湯

夜尿症のほかに，夜泣きや腹痛を伴うものにも効果的です。

腹痛：精神の緊張により腹痛を起こすものや，便秘傾向でガスがたまりやすいものなど種々の腹痛に用います。

便秘：小児の便秘や下剤により腹痛を起こすタイプの虚証の便秘に用います。

疲労倦怠：手足が重だるい，寝汗をよくかく，朝起きづらいなどの症状を伴うものに用います。特に，睡眠不足には効果的です。

強精，強壮：疲れやすく，勃起不全や夢精，精子の活動の弱いものに効果的です。

鼠径ヘルニア：小児や老人で，腹力が弱く腸ヘルニアを起こすものに用います。

脱肛：痔で脱肛を起こすものに用います。

腹部膨満感，腸閉塞：ガスがたまりやすいものや，腸閉塞を起こしやすいものに効果的です。

夜泣き，疳《かん》の虫：体力虚弱で疲れやすいために，夜泣き，疳の虫を起こすものに用います。本方で体力を補い，精神緊張を緩め，症状を改善します。

その他：腰痛，動悸，息切れ，虚弱児童の慢性扁桃腺炎など。

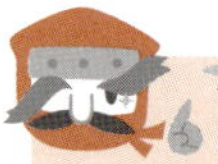

服薬指導や養生法のポイントじゃ

朝起きづらく疲れが取れない人は，胃に食物がとどまったまま寝ないよう，夜寝る前２時間の飲食は控えましょう。また，夏場に冷房をかけたまま半袖，半ズボンで寝ると翌朝に手足が重だるくなり疲れが残りますので就寝環境に注意するよう指導しましょう。※甘草の副作用→ p.260

臨床研究ピックアップ

起立性調節障害を伴う不登校児童に対して小建中湯投与を行い，71.4％に改善効果が認められた（症例集積研究）。

〔藤原順子　他：起立性調節障害を伴う不登校児の自律神経機能に関する研究（3）自立神経機能不全への東洋医学的治療効果．日本小児科学会雑誌，101（3）：662-669，1997〕

気剤（補気強壮）

13. 補中益気湯

内外傷弁惑論（1247 年），
小児痘疹方論（1550 年）

消化器系，呼吸器系の虚弱および体力低下の薬

証のポイントを押さえよう

脾胃と肺の虚証に用いる　臓腑経絡論　気血水論

本方は，脾胃が弱って消化吸収機能が衰え，全身的なエネルギー不足に陥ったものに対し，処方名が示す通り脾胃（中）を補い，気を増強する処方です。また肺を補う効果も併せ持ち，消化器系および呼吸器系全般の機能を強化し，免疫力を高めて疲労を回復し，気力を充実させるので，体力増強剤として幅広く用いられます。その他，下方に沈滞した気を上方に引き上げる昇提作用も持つため，胃下垂などの内臓下垂を引き上げる効果もあります。

こんな症状の人に

消化器系および**呼吸器系**の**虚弱**があるため，**疲労感**が抜けない，**気力が湧かずに何もしたくない**，**食欲不振**で体力がない，**息切れ**がする，**手足が重だるい**，**顔色が悪い**，**目や声に力がない**，**かぜをひきやすい**などの症状があるものに用います。これらはみな正気が虚した気虚の症状であり，自汗や寝汗を伴う場合もあります。舌は締まりがなく胖大で，薄い白苔となり，歯型がつく場合も見られます。本方は，病後の体力回復や，がん治療の際の**免疫力強化**にも効果があるほか，胃下垂，脱肛，子宮下垂などの**内臓下垂**にも有効です。

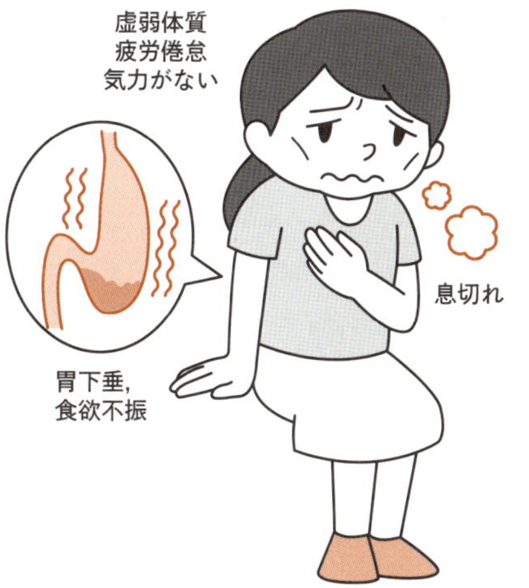

13. 補中益気湯

処方のしくみ

人参《にんじん》 3 ～ 4 (3 分), 白朮《びゃくじゅつ》 3 ～ 4 (3 分) (蒼朮《そうじゅつ》も可), 黄耆《おうぎ》 3 ～ 4.5 (5 分), 当帰《とうき》 3 (3 分), 陳皮《ちんぴ》 2 ～ 3 (3 分), 柴胡《さいこ》 1 ～ 2 (3 分), 升麻《しょうま》 0.5 ～ 2 (3 分), 甘草《かんぞう》 1 ～ 2 (5 分), 大棗《たいそう》 1.5 ～ 3 (配合なし), 生姜《しょうきょう》 0.5 (配合なし)

(注)『内外傷弁惑論』では大棗, 生姜の配合はない。『小児痘疹方論』において大棗, 生姜が配合された。

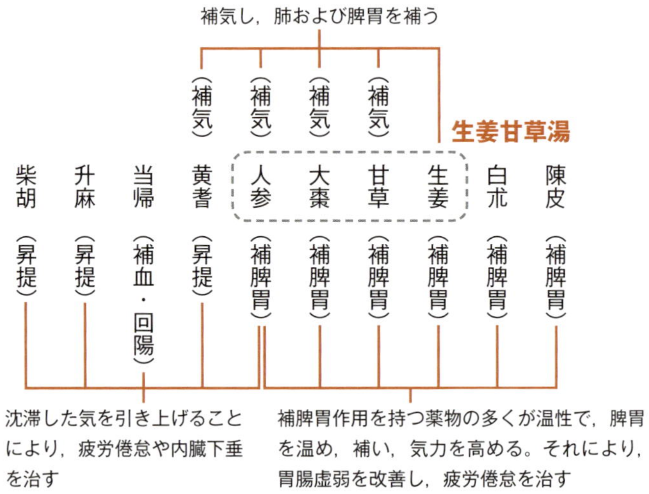

昇提作用を持つ**柴胡**，**升麻**，**黄耆**と，補血し陽気を巡らせる**当帰**，補気し胃腸を補う作用に優れる**人参**の組み合わせにより，沈滞した気を引き上げて疲労倦怠や内臓下垂を治します。また,生姜甘草湯の構成生薬である**人参**，**大棗**，**甘草**，**生姜**は，補気作用を持つ**黄耆**とともに，補気し，肺および脾胃を補います。さらに，**人参**，**大棗**，**甘草**，**生姜**，**白朮**，**陳皮**は，みな補脾胃作用を持ち，胃腸を温め補って気力を高めます。

どんな病気に使えるの？

疲労倦怠：胃腸系が弱くて体が疲れやすく，寝汗を伴うことが多いものに用います。病後の体力回復などにも効果的です。

胃腸疾患：胃下垂のタイプで食欲不振があり，疲れやすいものに用います。

内臓下垂：胃下垂，子宮下垂，脱肛などを上方に引き上げ，症状を改善します。

虚弱体質：易疲労，食欲不振，多汗，かぜをひきやすいなど虚弱体質を改善します。

免疫力の増強：がん治療で抗がん薬投与や，放射線療法を行う場合の体力増強や免疫力強化に効果的です。

呼吸器系疾患の改善：かぜ，肺結核，肺炎など病気が長期にわたり体力の衰えたものに用います。体力を増強し，症状を改善します。

夜尿症：かぜなどにかかりやすい虚弱児童の夜尿症に用います。

その他：眼精疲労，糖尿病，夏バテ，各種消耗性疾患，痔，勃起不全，日中の眠気など。

服薬指導や養生法のポイントじゃ

病後や術後などの体力回復に十全大補湯や人参養栄湯を用いたいが，地黄が合わず食欲不振などの胃腸障害が出る人に本方を用います。胃腸虚弱の人には，冷たいもの，油っこいものは避け，温かく消化のよいものをとるように指導しましょう。本方証で口渇がある場合，温かい飲み物を好む傾向にあります。ただし，水分のとり過ぎには注意するよう伝えましょう。

※甘草の副作用→ p.260

臨床研究ピックアップ

補中益気湯の投与により誤嚥性肺炎の再発抑制，食欲不振，全身倦怠感の有意な改善，体重，体温，血清アルブミン値の有意な上昇が認められた（症例集積研究）。

〔玉野雅裕　他：高齢者の誤嚥性肺炎予防，QOL 改善に対する補中益気湯の臨床的検討．漢方医学，40（4）：238-241，2016〕

気剤（補気強壮）／利水剤

14. 八味地黄丸

金匱要略（200 年頃）

腎虚の薬

証のポイントを押さえよう

腎虚で陰病の症候に用いる

臓腑経絡論 *p.112　三陰三陽論

漢方における腎とは，泌尿器系と生殖器系の両方の働きを包括した概念です。加齢などに伴い，腎が衰えたために体全体の活気や潤いがなくなり，泌尿器系ならびに生殖器系の機能が低下した状態を腎虚といいます。具体的には，下半身が冷えて筋力が衰え，小便不利，尿漏れ，頻尿，むくみなど泌尿器系の機能低下の症状や，精力減退，勃起不全などの生殖器系の機能低下，耳鳴りや難聴，抜け毛や白髪，歯がもろくなる，足腰が衰えて重だるいなどの老化に伴う症状が現れます。本方はこうした腎虚に用いる代表処方です。また，本方証は下半身を中心に冷えが強く，三陰三陽の病位としては少陰病に位置します。

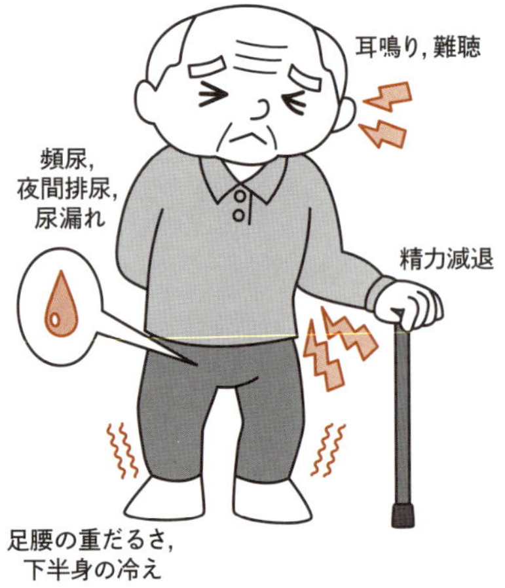

こんな症状の人に

上記の**腎虚**の症候全般に用いる処方です。また**陰病**でもあり，その特徴症状の**夜間頻尿**（3 回以上）が目標となります。ただし，尿量が増える場合と，出しぶり，尿漏れなどの排尿障害を伴い尿量が減る場合があります。**下半身の冷え**が基本となりますが，手足のほてりを訴える場合もあります。腹証としては下腹に力がなく，舌証は，舌質淡白で湿潤し，時に灰苔を示す場合や，舌質紅色，無苔で乾燥し鏡面舌になる場合があります。

処方のしくみ

地黄《じおう》 5，6 ～ 8（8 両），山茱萸《さんしゅゆ》 3，3 ～ 4（4 両），山薬《さんやく》 3，3 ～ 4（4 両），沢瀉《たくしゃ》 3，3（3 両），茯苓《ぶくりょう》 3，3（3 両），牡丹皮《ぼたんぴ》 3，3（3 両），桂皮《けいひ》 1，1（1 両），加工ブシ 0.5 ～ 1，0.5 ～ 1（炮附子 1 両）（左側の数字は湯，右側は散）

（注）『金匱要略』では，加工ブシではなく炮附子を用いている。

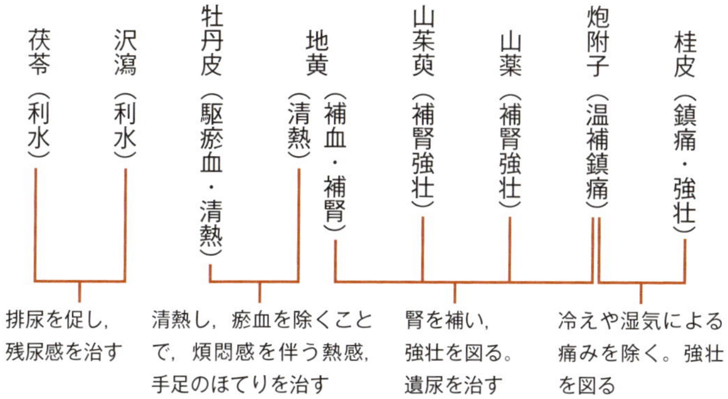

処方名の通り 8 味の生薬から構成されています。**山薬**，**山茱萸**，**地黄**で腎を補い，**桂皮**と強い温補作用を持つ**附子**が協力して腎を温め筋肉関節の痛みを除き，これらの相乗作用により強壮を図り，また尿漏れを治します。さらに**茯苓**，**沢瀉**は水分代謝を活発にして残尿感を治し，**牡丹皮**，**地黄**は清熱し血を巡らせ瘀血を除き，手足のほてりや煩悶感を除きます。このように，本方は体を温め補腎することで，泌尿器系と生殖器系の衰えを改善し，腎虚に伴う諸症状を治す処方です。

どんな病気に使えるの？

腎，膀胱疾患：慢性の腎，膀胱疾患で，冷えが強く，夜間排尿が多く，顔色は黒ずみ，舌が赤いものに効果的です。

14. 八味地黄丸

腰痛，坐骨神経痛：足腰が重だるく痛み，夜間排尿の多いものに用います。足は冷える場合とほてる場合があります。

糖尿病：慢性化した糖尿病に用い，口が渇き，舌は赤く，顔色は黒ずみ，皮膚は乾燥して艶がないものに効果的です。体はやせている場合が多くみられます。

遺尿症：冷えが強く，夜間排尿過多や尿漏れするものに用います。多くは老人に用います。

前立腺肥大：尿が出しぶり，残尿感があり，夜間排尿を伴うものに用います。

老人性眼疾患：老人性の白内障，緑内障，視力減退，かすみ目などに用います。

皮膚疾患：皮膚の色がどす黒く乾燥するタイプの，老人性皮膚瘙痒症や糖尿病性皮膚疾患などに用います。

強精，強壮：勃起不全，夢精，遺精，女性の陰部における分泌不全，精力減退など中年以降に多い生殖器系の症状に用います。

耳鳴り，難聴：中年以降の耳鳴り，難聴に用います。この症状には，下半身が冷え，夜間排尿を伴う場合が多くみられます。

高血圧：腎性の高血圧に用います。夜間排尿が多く，口が渇き，舌は赤く，下半身に浮腫や倦怠感のあるものに効果的です。

足腰の弱り：中年以降で足腰が衰える，いわゆるロコモティブシンドロームに用います。特に夜間排尿を伴うものに効果的です。手足は冷える場合とほてる場合があります。

その他：健忘症，むくみ，四肢倦怠，喘息など。

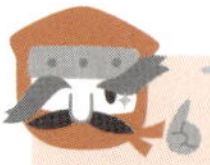

服薬指導や養生法のポイントじゃ

胃熱で舌黄苔があり，陰病でないものが服用すると胃もたれを起こすので，病位の判定に留意しましょう。また，陰病であっても人により地黄が合わずに胃もたれや食欲不振，下痢を起こす場合があります。人参湯などとの併用も考慮してください。

臨床研究ピックアップ

脳血管障害および高血圧に随伴する諸症状に対して，八味地黄丸群がプラセボ群に比べ優位に優れていた（二重盲検ランダム化比較試験）。

〔伊藤憲一　他：諸症状を随伴する高血圧症及び脳血管障害（急性期を除く）患者に対するカネボウ八味地黄丸の有用性の検討　多施設交叉式二重盲検法による調査．診断と治療，76：1096-1114，1988〕

古典にかえってみよう

◆金匱要略（中風瀝節病）

・崔氏八味丸：脚気上ぼりて少腹に入り，不仁するを治す（崔氏八味丸は脚気で下腹に力がないものを治す）

◆金匱要略（血痺虚労病）

・虚労の腰痛，少腹拘急《こうきゅう》し，小便利せざるは，八味腎気丸之を主る（疲労倦怠感を伴う腰痛で，下腹の両側が筋ばり，小便の出が悪い場合は，八味腎気丸を用いる）

◆金匱要略（消渇小便利淋病）

・男子の消渇《しょうかち》，小便反って多く，以って一斗を飲み，小便一斗するは，腎気丸之を主る（男性の糖尿病で，口渇のために多量に水を飲み，小便の量も回数も多いものは腎気丸を用いる）

この処方も知っておこう

六味地黄丸《ろくみじおうがん》（山薬，山茱萸，地黄，牡丹皮，沢瀉，茯苓）

本方は小児の発育不良の改善に考案された処方で，八味地黄丸から温補作用のある附子と桂皮を除いた構成になっています。腎虚の証で，冷えの症状が顕著ではなく，手足がほてるような場合には，小児以外にも本方を用います。

杞菊地黄丸《こぎくじおうがん》（六味地黄丸＋枸杞子，菊花）

六味地黄丸に，肝腎と血を補い強壮し目の働きを改善する枸杞子と，同じく目の働きを改善し目の充血を鎮める菊花を加えた処方です。腎虚の証に加え，視力減退やかすみ目，眼精疲労，白内障，緑内障，糖尿病性網膜症などの眼機能の低下や障害に用います。

牛車腎気丸《ごしゃじんきがん》（八味地黄丸＋牛膝，車前子）

八味地黄丸に，瘀血を除いて肝腎を補い筋肉や関節を強化する牛膝と，清熱利水作用を持つ車前子を加えた処方です。腎虚証で下半身の冷えとむくみを伴う坐骨神経痛や足のしびれやだるさに用います。

気剤（行気）／鎮咳去痰剤

15. 半夏厚朴湯

金匱要略（200年頃）

梅核気および神経症の薬

証のポイントを押さえよう

胸部からのどにかけての気滞に用いる

気血水論

のどに何かひっかかったような違和感を感じて，空咳をするような場合に用いる処方です。これは胸からのどにかけて気がうっ滞していることにより引き起こされる症状で，梅核気や咽中炙臠《しゃれん》と呼ばれるものです。漢方ではこのような気のバランスの崩れは，精神症状を引き起しやすく，本方のように気滞のある場合は，精神の緊張が強くなったり，不安になったり，抑うつ症状が出やすくなります。また，胃内停水があるとこれらの症状がより助長されます。『金匱要略』では，婦人病として収載されていますが，同様の症状がある場合には男性にも用います。

こんな症状の人に

梅核気と呼ばれる梅の種がひっかかっているようなのどの違和感が特徴症状です。この症状は炎症などの器質的な病変が認められないものであり，咽中炙臠（のどに肉が貼りついた感じ）やヒステリー球とも呼ばれます。精神緊張によって咳や痰が出たり，吐き気や不安感を催すものや，こうした症状を伴う抑うつ症状，精神不安，不眠，ヒステリー，過換気症候群，パニック障害などに用います。その他，痰が薄く軽い咳払いをするような咳嗽にも用います。

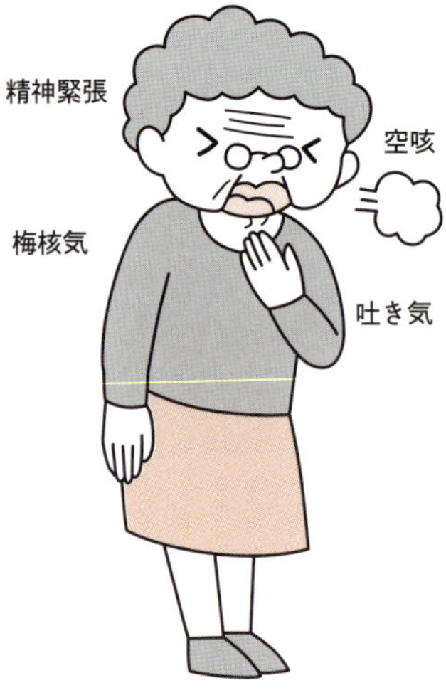

処方のしくみ

半夏《はんげ》6～8（1升），茯苓《ぶくりょう》5（4両），厚朴《こうぼく》3（3両），蘇葉《そよう》2～3（2両），生姜《しょうきょう》1～2（5両）

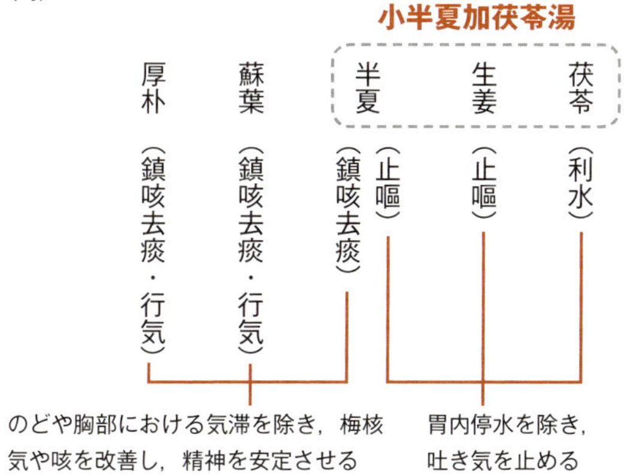

厚朴，蘇葉の行気作用と，厚朴，蘇葉，半夏の鎮咳去痰作用により，のどや胸部にうっ滞した気を巡らせ，梅核気や咳を改善し精神を安定させます。また，半夏，生姜，茯苓は，小半夏加茯苓湯といって，胃内停水を除き，吐き気を止め，胃の不快感を解消することにより精神安定をサポートします。

どんな病気に使えるの？

のどの違和感：いつものどに物がつまったような違和感があり，軽い咳払いをよくするものに用います。精神不安があり，のどの異物感や呼吸がしにくいと感じるものにも効果的です。

咳，痰：神経症的な咳や，痰が薄く軽い咳払いをするものに用います。

吐き気：ストレスなど神経性の要因によって吐き気を起こすものに多く用います。

つわり：神経性の要因が強い，つわり症状によく用います。

胃腸疾患：胃アトニー，神経性胃炎などで，精神的ストレスによって悪化するも

15. 半夏厚朴湯

のに用いられます。

神経症：のどに違和感を感じ，呼吸がしづらい感覚を訴えるものに用います。

過換気症候群：精神的ストレスによって過換気症状を起こすものに用います。発作は酸素過多によるものなので，紙袋などで鼻と口を覆い，深呼吸をさせると治まります。

その他：ストレス性の生理不順，胃下垂，胃アトニー，不眠症，ヒステリーなど。

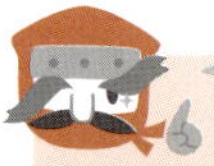

服薬指導や養生法のポイントじゃ

本方の適応となるタイプは，お腹いっぱい食べると横隔膜が下から押され，余計に息苦しさを感じて咳や痰が出やすくなるので，腹８分を心がけましょう。またネクタイや襟もとの閉まるような服装は，さらなる息苦しさやイライラを助長するので，できるだけ避けることをお勧めします。

臨床研究ピックアップ

半夏厚朴湯は，易疲労，不眠，不安，焦燥感，意欲減退，易怒の強い神経症患者に対して，特に運動器系症状，心血管系症状，呼吸器系症状に有効であった（症例集積研究）。

（岡本康太郎　他：神経症に対する半夏厚朴湯の効果．現代東洋医学，15：571-576，1994）

古典にかえってみよう

◆金匱要略（婦人雑病）

・婦人咽中炙臠《しゃれん》あるが如きは，半夏厚朴湯之を主る（女性で咽に肉が貼り付いたような感覚がある場合は，半夏厚朴湯を用いる）

この処方も知っておこう

柴朴湯《さいぼくとう》（柴胡，黄芩，半夏，生姜，甘草，大棗，人参，厚朴，蘇葉，茯苓）

半夏厚朴湯と胸腹部の炎症を鎮める小柴胡湯との合方で，呼吸器系の炎症を鎮め気滞を除く作用により，慢性化した咳，喘息に多く用い，精神不安を伴うような咳，喘息にも応用されます。

気剤（鎮静）／利水剤，健胃剤

16. 苓桂朮甘湯

傷寒論，金匱要略（200 年頃）

胃腸の水分代謝を促し，めまいや頭重を治す薬

証のポイントを押さえよう

気の上衝に水毒を伴うものに用いる　気血水論

　気はもともと臍下丹田にあって安定していますが，そのバランスが崩れるとつき上げるように上部に上がってくる性質があります。これを「気の上衝」といいますが，本方は，胃腸の水分代謝が悪いために胃内停水があり，それが原因して気の上衝を起こすものを治す処方です。気の上衝が心下部（みぞおち付近）に及べば，心下部の動悸や胃部不快感となり，さらに頭部まで上がれば，めまい，耳鳴り，頭重感などの症状が現れます。こうした水毒と気の上衝に伴う症状を，胃腸の水分代謝を促し，上衝した気を下げることにより改善します。

こんな症状の人に

　胃の不快感があって**心下部**で**動悸**し，気の上衝が強い場合は**めまい**，**立ちくらみ**，**ふらつき**などの症状を呈するものに用います。このほか，頭重，頭冒感（きつめの帽子をかぶった時のような圧迫感），目の奥の重痛などの症状にも用います。特に気圧や気候の変化により悪化するような場合は，水毒の影響が考えられ，本方の適応となります。その他，小便不利，食欲不振，上腹部の振水音，乗り物酔い，耳鳴り，飛蚊症を伴う場合にも効果的です。

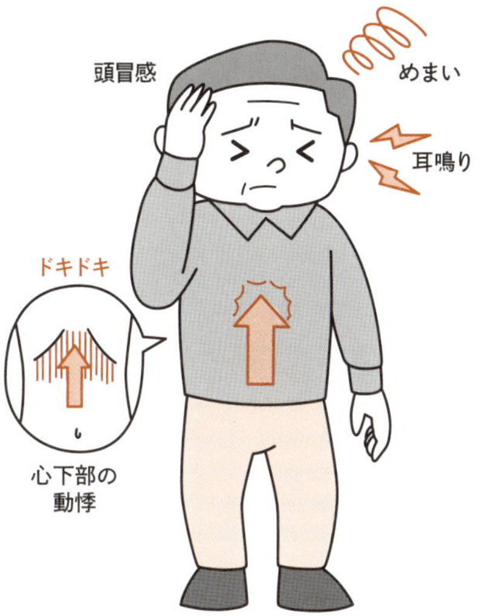

16. 苓桂朮甘湯

処方のしくみ

茯苓《ぶくりょう》4～6（4両），白朮《びゃくじゅつ》2～4（2両）（蒼朮《そうじゅつ》も可），桂皮《けいひ》3～4（3両），甘草《かんぞう》2～3（2両）

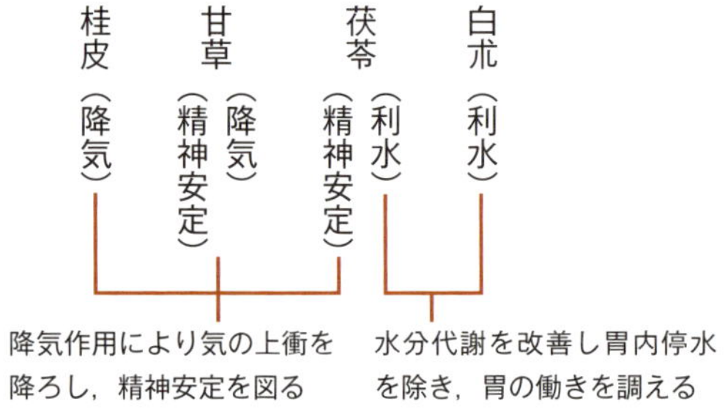

茯苓，**白朮**の利水作用により，水分代謝を改善して胃内停水を除き，胃の働きを調え，また**桂皮**，**甘草**，**茯苓**の降気精神安定作用により，気の上衝を降ろして精神を安定させ，これらの相乗作用で，水毒と気の上衝に伴う動悸，めまい，ふらつき，頭重などの症状を改善します。

どんな病気に使えるの？

めまい，身体動揺感：くらくらとめまいがしたり体が揺れるように感じる場合で，上腹部でポチャポチャと水音がし，みぞおちで動悸がするものに用います。

頭冒感：サイズの小さい帽子をかぶった時のように，頭を締めつけられるような不快感のある場合に用います。この症状には，みぞおち付近の動悸や上腹部でのポチャポチャという水音を伴う場合が多くみられます。

動悸，息切れ：へそ周辺からみぞおち付近にかけての動悸や息切れに用います。多くの場合，この症状には精神不安，めまいを伴います。

胃腸疾患：胃拡張，胃下垂，胃アトニー，食欲不振などで上腹部にポチャポチャと水音を伴うものに用います。

耳鳴り：上半身の水分代謝が悪いタイプの耳鳴りに用います。上腹部でポチャポチャと水音がし，時にみぞおちの動悸やめまいを伴うことが特徴です。

その他：メニエール症候群，乗り物酔い，心臓神経症，難聴，精神不安など。

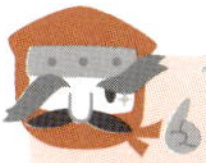

服薬指導や養生法のポイントじゃ

水分のとり過ぎや首肩の凝りがめまいの原因になります。過剰の水分摂取は控え，首肩の凝りの予防のため就寝時に首にタオルを巻いて朝晩の冷えから首を保護するようにしましょう。特に春先はめまいを起こしやすい季節ですので気をつけるよう伝えましょう。※甘草の副作用→ p.260

臨床研究ピックアップ

めまい外来にて起立性調節障害と診断され，苓桂朮甘湯を用いた 31 例について，めまいの自覚症状の Visual analogue scale（VAS）評価では，投与前平均 51.5，投与 2 週間後 39.5，投与 4 週間後 27.9 と改善がみられた。他覚症状のシェロングテストでは，2 週間後は陽性症例が減少したが，2 週間後以降は改善がなかった（症例集積研究）。

〔近藤貴仁　他：起立性調節障害の経過と自他覚症状の評価．耳鼻咽喉科展望，53（5）：287-292，2010〕

古典にかえってみよう

◆金匱要略（痰飲咳嗽病）

・心下に痰飲あり，胸脇支満，目眩《もくげん》するは，苓桂朮甘湯之主る（みぞおちに水毒があり，胸から脇腹にかけての圧迫感を伴い，めまいをするものは苓桂朮甘湯を用いる）

この処方も知っておこう

苓姜朮甘湯《りょうきょうじゅつかんとう》（茯苓，乾姜，白朮，甘草）

苓桂朮甘湯の桂皮を温補作用に優れる乾姜に代えた処方です。下半身の冷えが顕著で，腰に冷たいおもりをつけているような重だるさを感じ，尿の色は薄く，尿の量，回数ともに増え，夜間排尿も多いものに用います。腰痛や下肢痛を伴う場合にも有効です。

甘麦大棗湯《かんばくたいそうとう》→ p.131

半夏白朮天麻湯《はんげびゃくじゅつてんまとう》→ p.131

気剤（鎮静）／清熱剤，瀉下剤

17. 柴胡加竜骨牡蛎湯

傷寒論（200 年頃）

実証の神経症の薬

証のポイントを押さえよう

少陽病実証で，胸腹部の熱証により気が上衝するものに用いる

気血水論　三陰三陽論

胸腹部の熱証により気の上衝を来し，精神不安があってちょっとしたことで驚きやすく，動悸，不眠，イライラ，ヒステリーなどの精神神経症状のあるものに用います。神経過敏で細かいことを気に病み，胸が悶えるものにも有効です。病位としては少陽病に位置し，胸脇苦満が強い，便秘があるといった実証の症状を示します。本方は，精神不安やイライラの悪化要因となる胸脇苦満や便秘を解消するとともに，上衝した気を下げ，精神安定を図る処方です。精神不安，神経症，不眠症，高血圧症などに多く用います。

こんな症状の人に

気の上衝と**胸腹部の熱証**が原因で起こる胸部の動悸，煩悶感，不安感，驚きやすい，イライラ，ヒステリー，のぼせ，不眠などの**精神症状**に加え，胸脇苦満が強い，上腹部からみぞおちにかけてはる，便秘するといった**少陽病実証**の症状を伴うものに用います。その他，胸脇苦満を呈し，不眠やイライラ，胸部の動悸を伴う**高血圧**，**動脈硬化症**，甲状腺機能亢進症で動悸のあるもの，精神神経症状を伴う円形脱毛症や性欲減退にも応用します。

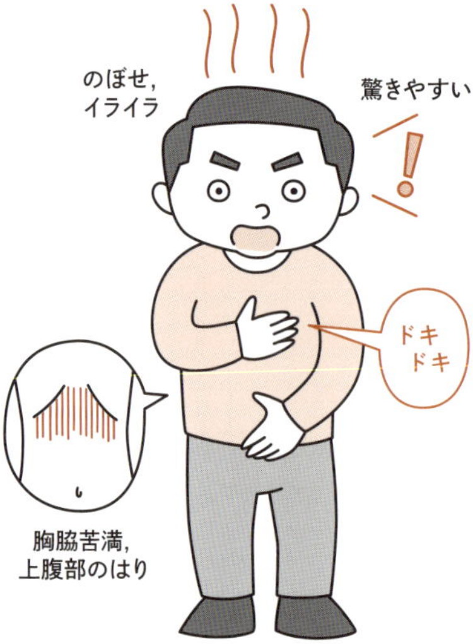

処方のしくみ

柴胡《さいこ》5（4両），半夏《はんげ》4（2合半），茯苓《ぶくりょう》3（1両半），桂皮《けいひ》3（1両半），大棗《たいそう》2.5（6枚），人参《にんじん》2.5（1両半），竜骨《りゅうこつ》2.5（1両半），牡蛎《ぼれい》2.5（1両半），生姜《しょうきょう》0.5～1（1両半），大黄《だいおう》1（2両），黄芩《おうごん》2.5（1両半），甘草《かんぞう》2以内（配合なし）（大黄，黄芩，甘草のない場合も可）

（注）『傷寒論』には甘草はなく，鉛丹（主成分：Pb_3O_4）が配合されるが，鉛丹は重金属であり現在は本方から除かれている。なお，一般用漢方基準処方では甘草の配合も認めているが，現状流通としては，甘草が配合される製剤はない。

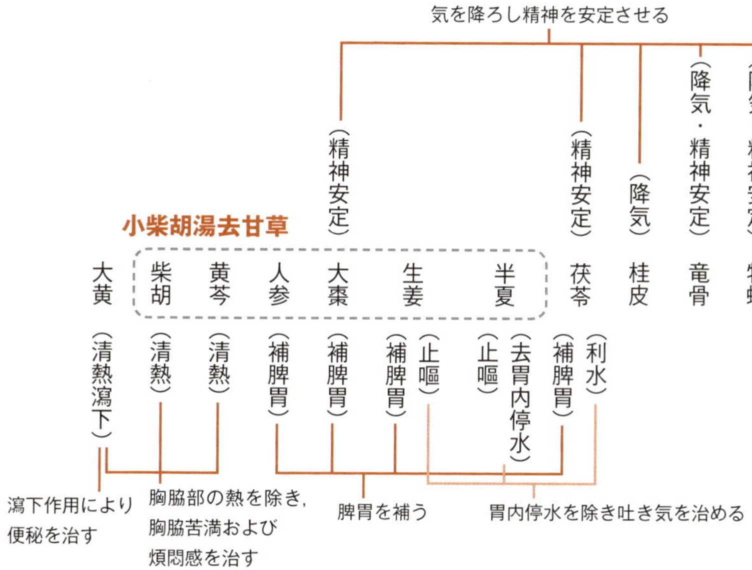

本方は，小柴胡湯去甘草（**柴胡**，**黄芩**，**半夏**，**生姜**，**人参**，**大棗**）に，降気作用や精神安定作用を持つ**桂皮**，**茯苓**，**竜骨**，**牡蛎**，清熱瀉下作用の**大黄**を加えた処方です。胸腹部の熱証に伴う胸脇苦満，上腹部のはり，便秘といった少陽病実証の症状を小柴胡湯去甘草と**大黄**が治し，**桂皮**，**茯苓**，**竜骨**，**牡蛎**が上衝した気を降ろし，動悸やイライラ，のぼせ，不眠などの精神神経症状を鎮め，精神安定を図ります。

17. 柴胡加竜骨牡蛎湯

どんな病気に使えるの?

不眠：のぼせ，動悸がある不眠を治します。便秘を伴うことが多く，胸に悶えるような不快感があるものや，上腹部から脇にかけてはって苦しいものに効果的です。

精神不安：神経過敏で，ちょっとしたことで驚きやすく動悸を伴い，精神が不安定で冷や汗が出やすい，細かいことを気に病む，人と話すのが苦手，イライラしやすく気持ちが落ち着かないなどの症状があるものを治します。便秘を伴うことが多く，上腹部から脇にかけて圧迫感を覚えるものに効果的です。

肩こり，頭痛：イライラ感が強く，便秘を伴う頭痛や肩こりを治します。

便秘：精神的に不安定で便秘のあるもの，あるいは便秘がひどくなると，イライラや感情の起伏が激しくなるといった精神不安の症状が悪化するものに用います。

高血圧：いわゆる本態性高血圧と呼ばれるもので，便秘を伴うものに用います。また便秘が悪化し，腹部膨満感が強く血圧が上昇傾向にあるものに用います。

その他：めまい，耳鳴り，小児の夜泣き，更年期障害，勃起不全など。

服薬指導や養生法のポイントじゃ

睡眠不足は，イライラや精神不安，血圧上昇のもとになるので，特に気をつけてください。また腹いっぱい食べると胸脇部の圧迫や動悸を招きやすくなるので注意しましょう。なお，本方は，一部の例外を除きほとんどの製品に大黄が配合されており，甘草は配合されていません。瀉下作用はそれほど強くありませんが，下痢や体力が低下している場合は，大黄の入っていない製品（ツムラ）を用いるか，桂枝加竜骨牡蛎湯を検討するとよいでしょう。

臨床研究ピックアップ

加齢男性性機能症候群に対して，アンドロゲン補充療法に柴胡加竜骨牡蛎湯を併用することにより，精神，身体症状の改善が大きくなり，性腺機能抑制の程度が緩和された（ランダム化比較試験）。

〔杉本和弘　他：LOH 症候群に対しアンドロゲン補充療法に加えて柴胡加竜骨牡蛎湯を併用することの有効性．日本性機能学会雑誌，24（3）：349-353，2009〕

古典にかえってみよう

◆傷寒論（太陽病中）

・傷寒八九日，之を下し，胸満煩驚，小便不利，譫語《せんご》し，一身尽《ことごと》く重く，転側すべからざる者，柴胡加竜骨牡蛎湯之を主る（傷寒にかかって 8 ～ 9 日経ち，下剤をかけたために，胸満してもだえ，驚きやすく，小便の出が悪く，うわ言を言い，体中が重だるくて寝返りがうてない状態には，柴胡加竜骨牡蛎湯を用いる）

この処方も知っておこう

桂枝加竜骨牡蛎湯《けいしかりゅうこつぼれいとう》（桂皮，生姜，甘草，大棗，芍薬，竜骨，牡蛎）

桂枝湯に竜骨，牡蛎を加えた処方です。疲れやすく，神経過敏で胸腹部や頭部で動悸がするものや，不安や精神緊張を伴う不眠症，夢精，勃起不全，抜け毛，夜泣き，夜尿症などに用います。

甘麦大棗湯《かんばくだいそうとう》（甘草，小麦，大棗）

臍腹部の気が虚したために，臍下にあるべき気が上衝し，臍腹部の動悸や精神不安を起こすものに用います。神経症，ヒステリー，小児のひきつけ，夜泣きなどに応用します。また，あくびを頻発したり，常に眠気を訴える場合にも有効です。

半夏白朮天麻湯《はんげびゃくじゅつてんまとう》（半夏，天麻，麦芽，神麹，陳皮，生姜，乾姜，沢瀉，茯苓，白朮，黄耆，人参，黄柏）

胃腸虚弱で水分代謝が悪いために起こる，めまい，ふらつき，嘔吐，頭を締めつけられるような頭痛，頭重感，動悸を治します。これらは苓桂朮甘湯の適応症と似ていますが，随伴症状として食欲不振，食後の眠気，息切れ，疲労倦怠などの胃腸虚弱と気虚の症状があれば半夏白朮天麻湯を用います。その他，手足の冷え伴うこともあります。

気剤（鎮静）

18. 釣藤散

普済本事方（1132 年頃）

慢性頭痛，肩こり，高血圧の薬

証のポイントを押さえよう

肝経の気の上衝に用いる　臓腑経絡論　気血水論

肝経とは，足の親指から足の内側を通って陰部に入り，生殖器を経由して，側腹部に上って肝臓を巡り，頭部から目に連絡する経絡です。肝経に気が上ってくると，頭痛，めまいなどの頭部の症状や，のぼせ，高血圧などが起こりやすくなります。また，五行相剋説の法則（p.24）で木剋土となり，高ぶった肝気（木）が脾胃（土）を抑制し，胃腸機能が低下します。本方はこうした肝経の気の上衝に伴う諸症状を改善するとともに，弱った胃腸を補う処方です。頭痛などのぼせに伴う症状や，精神的なストレスで血圧が上がるものなど，気の上衝を伴う頭痛，肩こり，高血圧に多く用います。

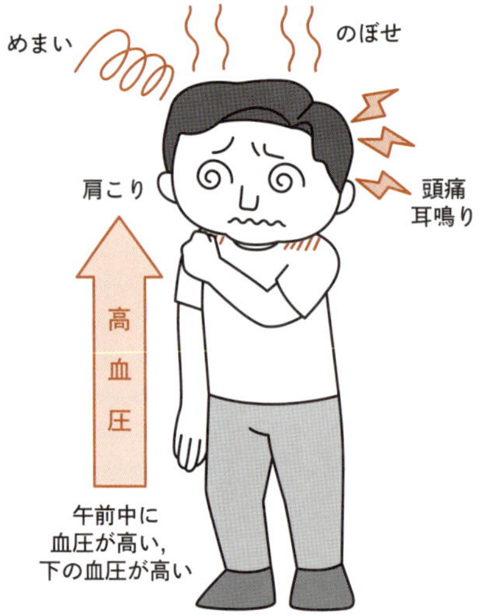

こんな症状の人に

慢性的な**神経疲労**で，**胃腸機能が低下**し，**のぼせ**があって，精神的な**ストレスで血圧が上がり**やすく，頭痛，めまい，耳鳴り，肩こり，目の充血など，主に肩から頭部にかけての症状を伴うものを目標とします。**慢性頭痛**や朝方および**午前中に血圧が上がり**やすく，特に**下の血圧が高い**タイプの高血圧に効果的です。その他，脳動脈硬化症にも応用します。

処方のしくみ

釣藤鈎《ちょうとうこう》3（半両），橘皮《きっぴ》3（半両）（陳皮《ちんぴ》も可），半夏《はんげ》3（半両），麦門冬《ばくもんとう》3（半両），茯苓《ぶくりょう》3（半両），人参《にんじん》2～3（半両），防風《ぼうふう》2～3（半両），菊花《きくか》2～3（半両），甘草《かんぞう》1（1分），生姜《しょうきょう》1（7片），石膏《せっこう》5～7（1両）

（注）『普済本事方』では，茯苓（マツホドの菌核）のほかに，茯神（松の根を包み込んだマツホドの菌核）も配合され精神安定作用が強化されている。

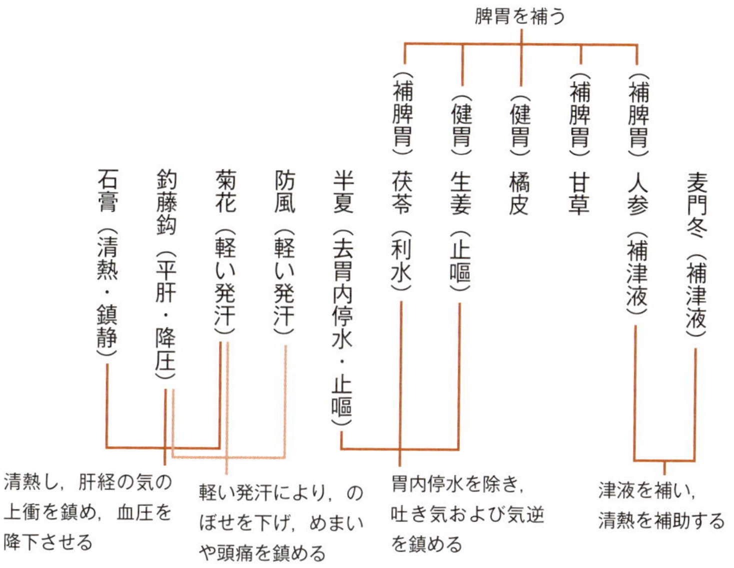

肝の気を鎮める平肝作用の**釣藤鈎**と，軽い発汗作用を持つ**菊花**，**防風**により，のぼせた気を発散させ，めまいや頭痛を鎮めます。また**釣藤鈎**は平肝作用とともに降圧作用を併せ持ち，**菊花**および清熱鎮静作用を持つ**石膏**との組み合わせで，清熱し肝経の気の上衝を鎮め，血圧を下げます。また**人参**，**麦門冬**は津液を補い体を滋養し，疲労回復や清熱の補助に働きます。そのほか，**茯苓**，**生姜**，**橘皮**，**甘草**，**人参**は胃腸を補い，**生姜**，**半夏**，**茯苓**の小半夏加茯苓湯の部分は胃内停水を除き，吐き気と気の上逆を鎮めます。

18. 釣藤散

どんな病気に使えるの？

高血圧：慢性化し，精神的要因の強いものに用います。午前中の血圧が高い場合や最低血圧が上昇する傾向がある場合にも効果的です。

肩こり，頭痛：胃腸虚弱でのぼせ感が強く，目は充血し，精神不安があり，朝方に頭痛がすることの多いものに用います。

めまい：胃腸虚弱で頭痛，肩こり，のぼせを伴い，血圧が高いものに用います。

耳鳴り：胃腸が弱く，血圧が高めで，頭痛，肩こり，のぼせを伴うものに用います。

その他：結膜炎，不眠，動悸，精神不安，動脈硬化，メニエール症候群など。

服薬指導や養生法のポイントじゃ

睡眠不足や，足元が冷えると気の上衝が助長されるので，睡眠を十分とり，素足での生活や湯冷めなどで足を冷やさないように気をつけましょう。

※甘草の副作用→ p.260

臨床研究ピックアップ

釣藤散は，血管性認知症（VaD）の精神症状，意欲，自発性低下に効果があった〔ランダム化比較試験（封筒法）〕。

(嶋田豊　他：脳血管性痴呆に対する釣藤散の効果　プラセボを対照とした封筒法による比較試験．和漢医薬学雑誌，11: 370-371，1994)

古典にかえってみよう

◆普済本事方

・肝厥頭暈《かんけっとううん》を治し，頭目を清するは釣藤散（釣藤散は，肝気の上逆に伴うめまいや頭重を治し，頭や目をはっきりさせる）

気剤（鎮静）

19. 抑肝散

保嬰金鏡録（1550 年），保嬰撮要（1556 年）

夜泣き，疳の虫，ヒステリーの薬

証のポイントを押さえよう

肝の陰虚発熱による興奮症状に用いる

臓腑経絡論　気血水論

本方の原典である『保嬰金鏡録』,『保嬰撮要』は小児科の治法に関する書です。小児は本来陽気が強く，陰分が不足しやすいため血虚や陰虚発熱が起りやすいとされています。それにより肝気が熱化して上衝し，イライラして疳《かん》の虫や夜泣き，ひきつけを起こします。本方は，それらの興奮状態を鎮める処方で，大人にも応用できます。

こんな症状の人に

神経過敏で興奮しやすく，**イライラ**したり**怒りっぽい**などの**神経興奮症状**を呈するものや，落ち着きがなく，癇が強くて興奮しやすい**小児のひきつけ**や**夜泣き**，**疳の虫**に用います。その他，チック症や不眠症にも応用します。

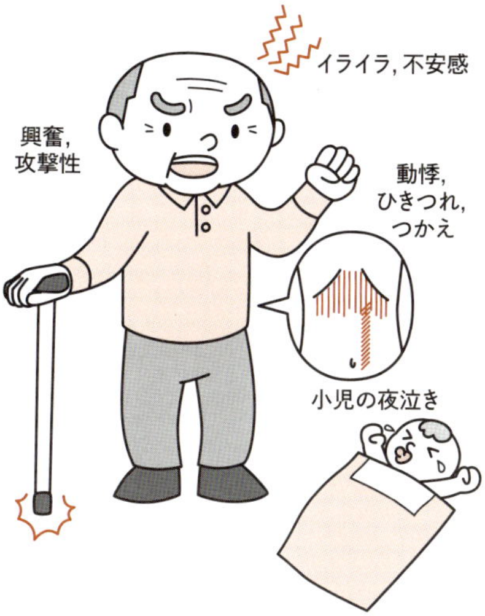

慢性化した場合は，みぞおちあたりから腹部にかけて左側を中心に筋肉の引きつれや動悸，つかえ感などが特徴的にみられ，この場合は陳皮と半夏を加えた抑肝散加陳皮半夏がより効果的です。

なお，近年は，**認知症患者**のBPSD（周辺症状）のうち，**せん妄**，**攻撃性**，**興奮**，**不眠**などを改善するという論文が数多く報告されています。

19. 抑肝散

処方のしくみ

当帰《とうき》3（1銭），釣藤鈎《ちょうとうこう》3（1銭），川芎《せんきゅう》3（8分），白朮《びゃくじゅつ》4（1銭）（蒼朮《そうじゅつ》も可），茯苓《ぶくりょう》4（1銭），柴胡《さいこ》2～5（5分），甘草《かんぞう》1.5（5分）

抑肝散加陳皮半夏

抑肝散

当帰（補血）
川芎（活血）
→ 血を補うことで虚熱を改善する

釣藤鈎（平肝・鎮静）
柴胡（平肝・清熱）
→ 肝気を調え，虚熱を清熱し，興奮を鎮める

白朮（去胃内停水）
茯苓（利水・鎮静）
甘草（降気鎮静）
→ 胃内停水を除き，気を降ろし，鎮静し，胸腹部の動悸や精神不安を鎮める

陳皮（去湿健胃）
半夏（去胃内停水）
→ 胃内停水を除き，胃気を調えることで精神を安定させる

当帰，**川芎**により血を補い巡らせ，肝の陰虚を補い，**釣藤鈎**の平肝鎮静作用と**柴胡**の平肝清熱作用により，肝気を調えて肝の陰虚に伴う熱症状を清熱し，興奮を鎮めます。また，利水作用の**白朮**，利水鎮静作用の**茯苓**，降気鎮静作用の**甘草**の組み合わせにより，胃内停水を除き，上衝した気を降ろし，胸腹部の動悸や精神不安を鎮めます。症状がより慢性化した場合は，**陳皮**と**半夏**を加えた抑肝散加陳皮半夏とし，胃気を調えることでさらに精神を安定させます。

どんな病気に使えるの？

夜泣き，疳の虫：神経質で癇の強いタイプの夜泣き，疳の虫に用います。癇が強

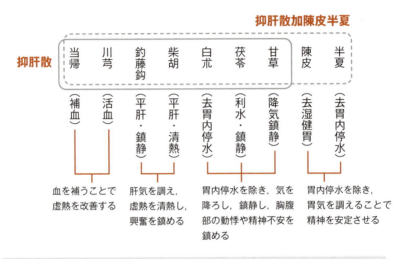

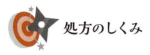

い子の場合は，接している母親も同様にイライラしやすく，それがさらに子供の精神状態に影響することが多いものです。このような場合は，原典の『保嬰金鏡録』ならびに『保嬰撮要』に「子母同じく服す」とあるように，子どもとともに母親も本方を服用するとよいでしょう。

認知症：認知症の周辺症状のうち，イライラしてすぐに怒鳴る，興奮して暴力をふるう，幻視や幻聴が現れる，徘徊する，不安や焦燥感にかられるなどの症状に用い，脳の興奮を鎮め，精神安定を図ります。その他，脳卒中の後遺症で興奮症状を伴うものにも用います。

不眠：イライラが強く眠れないものや，小児の睡眠時のひきつけに用い，精神緊張を緩和して不眠を解消します。

チック症，歯ぎしり：神経過敏でストレスをため込み，怒りや不満の感情の強いものに用います。神経性の斜頸にも用い，またヒステリーを起こしやすいものにも効果的です。

動悸：怒りやすく緊張感の強い性格で，胸や腹で動悸するものに用います。

抑うつ症状：イライラが強く攻撃的で怒りの感情が強いものに用い，興奮症状を鎮めます。興奮時にひきつけを起こしたり，不眠を伴うものにも効果的です。

アトピー性皮膚炎：精神的に落ち着きがなく，イライラして皮膚を掻き壊すようなものに，補助的に用います。

その他：神経症，めまい，眼瞼痙攣など。

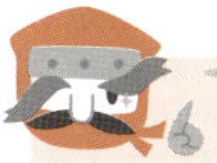

服薬指導や養生法のポイントじゃ

怒りの感情は春が最も高ぶりやすい季節です。寒い冬からポカポカする春の木の芽時になると，猫に盛りがつくように人間も気が上衝し，頭に血が上ってイライラしやすくなります。夜更かしをしたり，足元が冷えるとのぼせが強くなり，感情も不安定になるので気をつけましょう。また，チョコレートなどの甘いものや辛味成分の強いものは，神経を興奮させるので避けるようにします。※甘草の副作用→ p.260

19. 抑肝散

臨床研究ピックアップ

混合型認知症を含むアルツハイマー病ならびにレビー小体型認知症と診断された多施設の患者 106 人を 2 群に分け，抑肝散内服時と非内服時のクロスオーバー試験を実施し，抑肝散が BPSD の改善に有効であった（ランダム化クロスオーバー試験）。

〔Mizukami K et al.：A randomized cross-over study of a traditional Japanese medicine（kampo）, yokukansan, in the treatment of the behavioural and psychological symptoms of dementia. The International Journal of Neuropsychopharmacology. 12（2）：191-199，2009〕

古典にかえってみよう

◆保嬰金鏡録，保嬰撮要（急驚風門）

・肝経の虚熱，搐《ちく》を発し，或は発熱咬牙《こうが》，或は驚悸寒熱，或は木土に乗じて嘔吐痰涎，腹膨して食少なく，睡臥不安を治す。（中略）右，水にて煎じ子母同じく服す（肝経の虚熱により痙攣し，発熱して歯を食いしばったり，驚きや恐れにより動悸して発熱悪寒し，肝が亢ぶり胃腸に負担がかかり嘔吐や痰やよだれが出て，腹がはり食欲不振となり，不眠となるものを治す。（中略）以上のものを水から煎じ，子と母でともに服用しなさい）

この処方も知っておこう

抑肝散加陳皮半夏《よくかんさんかちんぴはんげ》（抑肝散＋陳皮，半夏）

抑肝散を用いるような状態で，胃腸虚弱症状のある場合や，慢性化したものに用います。慢性化した場合は，みぞおちあたりから腹部にかけて左側を中心に筋肉の引きつれや動悸，つかえ感などが特徴的にみられます。

血剤（補血）/ 利水剤

20. 当帰芍薬散

金匱要略（200 年頃）

冷えを伴う婦人科系疾患の薬

証のポイントを押さえよう

血虚に冷えと水毒を伴うものに用いる

気血水論

本方は，冷えが強く，婦人科系の働きが弱く，貧血などの血虚の症状と，むくみなどの水毒の症状を伴うものに用いる処方です。血を補い，血行を促すことにより冷えを除き，婦人科系の機能を活性化し，また水分代謝を促すことにより水毒を除きます。本方は，婦人科系を温めて機能を高めるので不妊症の名方としても知られ，また妊娠を安定させる作用もあるので流産や妊娠中毒症の予防にも用います。また，冷えを伴う貧血，めまい，むくみ，膀胱炎，腹痛，腰痛などの症状に，男女を問わず応用できます。

こんな症状の人に

婦人科系疾患では，下半身を中心に全身に及ぶ**冷え**があり，月経時や月経後にめまい，耳鳴り，頭重感，顔面蒼白などの**貧血症状**や，**水毒症状**として**むくみ**があり，疲労倦怠感，下腹部痛，腰痛，頻尿，膀胱炎などを起こすものを目標に用います。男性でも冷えがあって上記のような症状を伴うものには用いることができます。また，**強い冷えを伴う月経不順**や**月経痛**，**少量の月経出血が長引く**ものや**不妊症**，習慣性流産などにも効果的です。

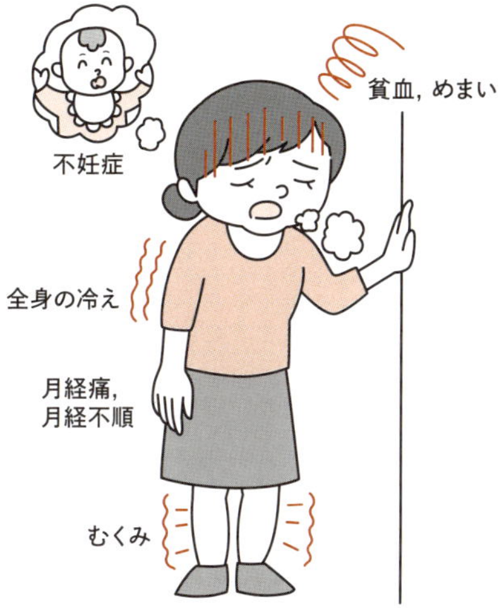

20. 当帰芍薬散

処方のしくみ

当帰《とうき》 3 ～ 3.9（3 両），川芎《せんきゅう》 3（半斤），芍薬《しゃくやく》 4 ～ 16（1 斤），茯苓《ぶくりょう》 4 ～ 5（4 両），白朮《びゃくじゅつ》 4 ～ 5（4 両）（蒼朮《そうじゅつ》も可），沢瀉《たくしゃ》 4 ～ 12（半斤）

当帰（補血）
川芎（活血）
芍薬（補血）
→ 補血し，血行を改善し，体を温める

茯苓（利水）
白朮（利水）
沢瀉（利水）
→ 利尿し，水毒を除き，むくみを解消する

当帰，**川芎**，**芍薬**が血を補い，血行を促して冷えた体を温めます。**茯苓**，**白朮**，**沢瀉**はすべて利水作用を持ち，利尿を促し，水毒を除いてむくみを解消します。このように本方は，冷えを除きながら，補血と利水を図ることにより，血虚と水毒を伴う婦人科系疾患などを治します。

どんな病気に使えるの？

月経不順，月経痛：下半身の冷えを伴う月経不順，月経痛に用い，体を温め，婦人科系の働きを高めます。

不妊症：体を温め，婦人科系の働きを高めることで妊娠しやすくします。また，流産を予防する作用もあります。

流産，妊娠中毒症の予防：婦人科系を温め，水分代謝を促し，むくみを除く作用があるため，妊娠を安定させ，流産や妊娠中毒症を予防します。

冷え性：下半身から全身にかけての冷えに用います。

むくみ：冷えを伴うむくみに用います。

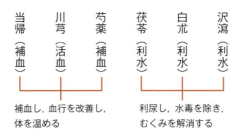

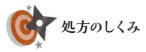

膀胱炎：下半身が冷えて下腹部に不快感を伴い，膀胱炎を繰り返すものに用います。更年期症状を伴うものにも効果的です。

貧血：造血を図り，血行を促進することによって貧血，低血圧を治します。

その他：更年期障害，めまい，肩こり，腰痛，しもやけ，しみ，目の下のくまなど。

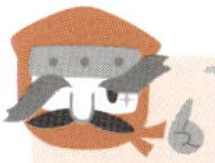

服薬指導や養生法のポイントじゃ

腹，腰回り，下半身の冷えがあると婦人科系の働きが弱くなり，妊娠しづらくなります。特に不妊で悩んでいる人には，下半身を冷やさないように指導してください。

人によって当帰，川芎が胃に障り，食欲不振や胃もたれを起こすことがありますが，その場合は本方に人参を加えて当帰芍薬散加人参とするか，人参湯や小柴胡湯との併用をお勧めします。

臨床研究ピックアップ

当帰芍薬散は機能性月経困難症に効果があった（症例集積研究）。

〔大屋敦子　他：月経困難症の漢方療法．産婦人科治療，98（1）：51-54，2009〕

切迫早産と診断された147人に対し，塩酸リトドリンと当帰芍薬散の併用効果を評価したところ，当帰芍薬散が塩酸リトドリンの副作用を軽減し，その結果，塩酸リトドリンの十分量投与が可能となり，より強い子宮収縮抑制作用を発揮できた。（ランダム化比較試験（封筒法））

（水野正彦　他：切迫早産管理におけるツムラ当帰芍薬散・塩酸リトドリン併用療法の臨床評価．産科と婦人科，59: 469-480. 1992）

古典にかえってみよう

◆金匱要略（婦人妊娠病）

・婦人懐娠《かいしん》，腹中疞痛《こうつう》するは，当帰芍薬散之を主る（妊婦でお腹が引きつれるように痛むものは当帰芍薬散を用いる）

◆金匱要略（婦人雑病）

・婦人腹中の諸疾痛は，当帰芍薬散之を主る（婦人の腹中の痛む諸疾患には当帰芍薬散を用いる）

血剤（補血）/ 気剤（補気強壮）

21. 十全大補湯

和剤局方（1110 年頃）

貧血および慢性疲労の薬

証のポイントを押さえよう

気血両虚に用いる　気血水論

長期の過労や闘病などにより体力が低下し，気血ともに不足しているものに用います。気虚になると，気力が低下して元気がなく，疲労倦怠や息切れ，寝汗などの症状のほか，食欲不振などの胃腸機能の低下が見られます。また血虚になると，血液成分が薄くなり貧血症状を呈すほか，身体各部に栄養が巡らず，皮膚の枯燥や顔色不良，髪のパサつき，爪の色が悪くもろい，かすみ目，視力減退，るい痩，月経痛，動悸などの症状を呈します。特に過労や病後・術後などでは，心身ともに衰弱して気虚と血虚の両方の症状を呈するようになります。本方は，補気・補脾胃作用および補血作用を併せ持つので，こうした気血両虚を改善するのに非常に有効な処方です。

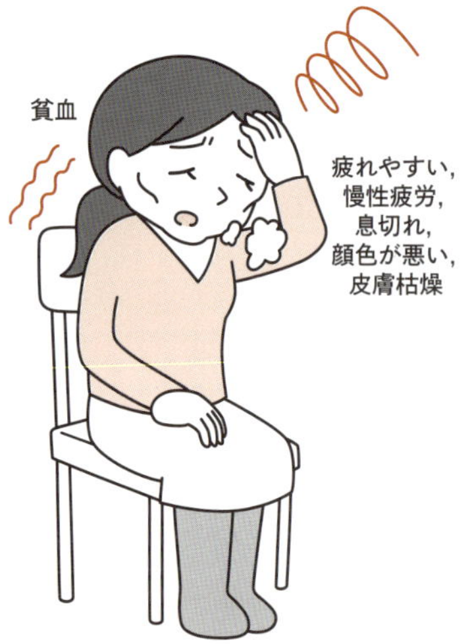

こんな症状の人に

全身の倦怠感が強い，**気力が出ない**，皮膚が枯燥し顔色が悪い，**貧血**や立ちくらみがある，手足が冷える，寝汗があるなど，全体的に**気血不足の症状**のあるものを目標とします。また**過労**，**病後**，**術後**，**産後**などで**体力が**なかなか**回復しない**ものに効果的です。その他，**抗がん治療**における**免疫力向上**や白血病などの**血液疾患**にも応用されます。

処方のしくみ

人参《にんじん》2.5～3（等分），黄耆《おうぎ》2.5～3（等分），白朮《びゃくじゅつ》3～4（等分）（蒼朮《そうじゅつ》も可），茯苓《ぶくりょう》3～4（等分），当帰《とうき》3～4（等分），芍薬《しゃくやく》3（等分），地黄《じおう》3～4（等分），川芎《せんきゅう》3（等分），桂皮《けいひ》3（等分），甘草《かんぞう》1～2（等分）

生薬	作用	
茯苓	（補脾胃）	脾胃を補い，気力を高め，強壮する
白朮	（補脾胃）	脾胃を補い，気力を高め，強壮する
甘草	（補脾胃）	脾胃を補い，気力を高め，強壮する
人参	（補脾胃）	脾胃を補い，気力を高め，強壮する
黄耆	（補気強壮）	脾胃を補い，気力を高め，強壮する／表虚を補い，自汗，寝汗を止める
桂皮	（治表虚）	表虚を補い，自汗，寝汗を止める
芍薬（四物湯）	（止汗）（補血）	表虚を補い，自汗，寝汗を止める／血を補い，血行を改善する
川芎（四物湯）	（活血）	血を補い，血行を改善する
当帰（四物湯）	（補血）	血を補い，血行を改善する
地黄（四物湯）	（補血）	血を補い，血行を改善する

本方を構成する**当帰**，**芍薬**，**川芎**，**地黄**は，補血の基本処方である四物湯であり，また**人参**，**白朮**，**茯苓**，**甘草**は，補気の代表処方である四君子湯から**大棗**，**生姜**を除いたもので，胃腸を補いながら気力を高めます。これら2つの処方に，補気作用に優れた**黄耆**と表虚を補う**桂皮**を加えることにより，胃腸の働きを活発にして気血を補い，疲労や体力低下に伴う自汗や寝汗を止めて強壮を図ります。

どんな病気に使えるの？

疲労倦怠：日常生活において著しく体力を消耗し，気力，体力ともに低下した状態に用います。

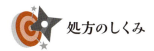

貧血：通常の貧血症はもちろんのこと，悪性貧血，再生不良性貧血，白血病などにも用いられます。また子宮筋腫で貧血を伴うものや，外傷などによる出血過

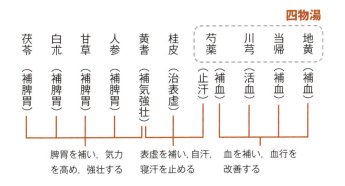

21. 十全大補湯

多にも用います。

冷え性：特に貧血を伴うものや婦人科系の働きが悪く疲労感の強いものによく用います。

病後・術後の体力衰弱：大病，手術，出産などで気血を消耗し，体力が衰弱したものに用い，気力と体力を回復します。

勃起不全，夢精：疲労しやすく，低血圧，貧血などを伴い，精力の減退しているものに用います。

虚弱体質の改善：貧血や肌の色艶が悪いなどの血虚の症状があり，疲れやすく，かぜをひきやすい虚弱者の体質改善に用います。

その他：寝汗，月経痛，不妊症など。

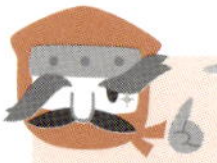

服薬指導や養生法のポイントじゃ

貧血症状がある場合は，乾燥プルーンや小松菜，レバーなど鉄分を多く含んだ食材をとるとよいでしょう。

本方は，疲労倦怠を伴う食欲不振にも用いる処方ですが，人によっては地黄が胃腸に障り，食欲不振や胃もたれを起こすことがあります。その場合は補中益気湯を用いるとよいでしょう。※甘草の副作用→ p.260

臨床研究ピックアップ

胃癌術後患者を対象に 5-FU 経口剤と十全大補湯を併用し，臨床病期 Stage Ⅲ，Ⅳの患者において生存期間の有意な延長を認めた。

〔山田卓也：胃癌における 5-FU 経口剤と十全大補湯（TJ-48）の併用効果に関する無作為比較試験. Progress in Medicine，24（11）：2746-2747，2004〕

古典にかえってみよう

◆太平恵民和剤局方（補虚損門）

・男子，婦人，諸虚不足，五労七傷，飲食進まず，久しく病みて虚損す，時に潮熱を発し，気は骨脊を攻め，拘急《こうきゅう》疼痛，夜夢に遺精す，面色萎黄，脚膝に力無く，一切の病後，気旧《もと》の如からず。憂愁思慮して気血を傷動し，喘嗽中満し，脾腎の気弱く，五心煩悶するを治す（男女ともに過労や病気により食欲が低下して，長患いにより体力が消耗し，時に発熱し体が引きつれて痛み，夢精し，顔色は黄色がかり，足の力がなく，病後に気力が回復しないもの。気分も憂鬱となり気血が損なわれ，喘鳴や咳があり，腹が膨満し，脾と腎の機能が低下し，全身が煩悶するものを治す）

この処方も知っておこう

四物湯《しもつとう》（当帰，芍薬，川芎，地黄）

補血の基本処方です。貧血，月経痛，経血の色が薄い，月経周期が長い，あるいは少量の月経血が長引く，手足の冷え，筋肉のけいれんや引きつれ，疲れ目，ドライアイ，肌が乾燥し髪に艶がなくパサつく，爪が薄く割れやすい，眠りが浅いなどの血虚の症状に用います。

芎帰膠艾湯《きゅうききょうがいとう》（四物湯＋甘草，阿膠，艾葉）

血虚の症状に加え，不正出血，月経過多，月経が長引くなどの婦人科系の出血や，痔出血，血尿，下血，吐血，鼻出血などの諸々の出血があるものに用います。妊娠中の子宮出血にも有効であり，流産予防にも用います。

温清飲《うんせいいん》（四物湯＋黄連，黄芩，黄柏，山梔子）

血虚に用いる四物湯と，各種炎症を鎮める黄連解毒湯を合わせた処方です。血虚の症状に加え，子宮，卵巣の粘膜や皮膚に炎症のあるものに用います。婦人科系では子宮筋腫，子宮内膜症，卵巣嚢腫，帯下，月経血の過多に，皮膚疾患では，皮膚がカサカサしてどす黒く熱感を伴うかゆみのある場合に効果的です。かゆみを伴う痔疾にも応用します。

人参養栄湯《にんじんようえいとう》（当帰，芍薬，地黄，人参，黄耆，白朮，茯苓，甘草，桂皮，陳皮，遠志，五味子）

十全大補湯に処方構成は似ていますが，本方では鎮咳去痰作用をもつ五味子，遠志，陳皮が配合されています。大病後，術後，産後の体力低下や貧血などの気血両虚の症状に加え，咳嗽など呼吸器系症状を伴う場合に有効です。

血剤（補血）／気剤（補気強壮）

22. 加味帰脾湯

内科摘要（1529年），
口歯類要（1529年）

血液疾患の改善や血虚が原因する不眠，不安に用いる薬

証のポイントを押さえよう

脾虚証による気血両虚を改善し，陰虚発熱を除く

気血水論　臓腑経絡論

本方は脾の機能の失調により起こる不調を治す処方です。脾は気血の生成の要となる臓であるので，その失調は気血の生成が十分に行えないことを意味します。そのため疲労倦怠，気力低下などの気虚の症状のほか，貧血など血虚の症状を呈します。さらに脾の統血作用（脈管から血液が漏れないようにする働き）が障害されると，出血しやすくなったり，止まりにくくなったりします。また，血虚の状態が続くと，体を潤す津液まで損なわれて陰虚発熱という発熱しやすい状態になり，胸部の煩悶感，寝汗などを伴うようになります。本方は，補脾胃，補血，清熱，精神安定作用により，気血両虚，出血，発熱症状，精神症状を改善します。

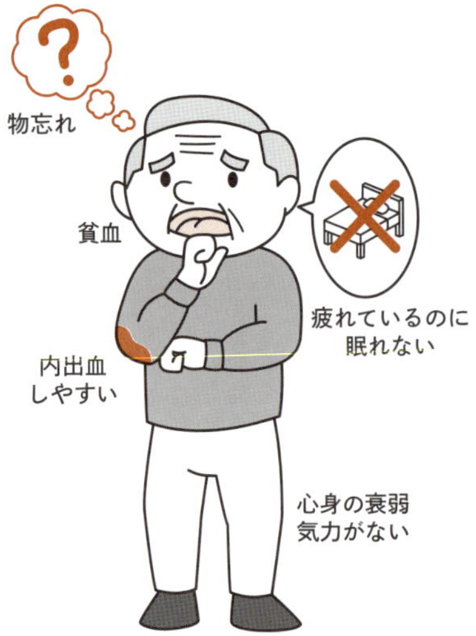

こんな症状の人に

血液成分が薄く**貧血**するもの，**疲れやすく気力が出ない**もの，貧血や過労で，疲れているのに**眠れない**，**物忘れ**が多くなる，**イライラ**や**動悸**などの**精神不安**，発熱しやすくいったん発熱すると熱が下がりにくいといった症状を伴うものに用います。また，悪性貧血，再生不良性貧血などの造血機能に失調がある**血液疾患**や，出血傾向のあるもの，皮膚に紫斑ができやすいものにも効果的です。

処方のしくみ

人参《にんじん》 3（2 銭），白朮《びゃくじゅつ》 3（2 銭）（蒼朮《そうじゅつ》も可），茯苓《ぶくりょう》 3（2 銭），酸棗仁《さんそうにん》 3（2 銭），竜眼肉《りゅうがんにく》 3(2 銭),黄耆《おうぎ》 2 ～ 3(2 銭),当帰《とうき》 2(1 銭),遠志《おんじ》 1 ～ 2(1 銭),甘草《かんぞう》 1(5 分),木香《もっこう》 1（5 分），柴胡《さいこ》 2.5 ～ 3（分量なし），山梔子《さんしし》 2 ～ 2.5（分量なし），大棗《たいそう》 1 ～ 2（分量なし），生姜《しょうきょう》 1 ～ 1.5（分量なし），牡丹皮《ぼたんぴ》 2（配合なし）（牡丹皮はなくても可）

（注）『内科摘要』には牡丹皮の配合はないが，『口歯類要』には配合されている。

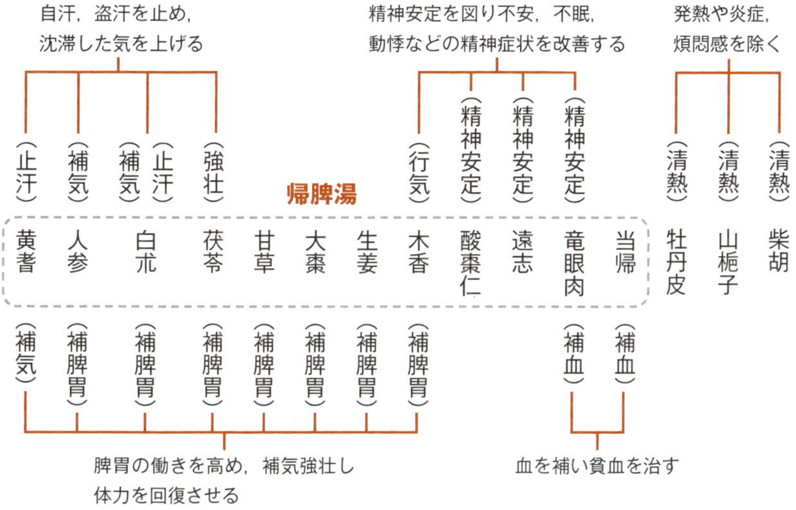

本方は，帰脾湯に清熱作用を持つ**柴胡**，**山梔子**，**牡丹皮**を加えた処方です。**人参**，**黄耆**を筆頭に，**白朮**，**茯苓**，**大棗**，**生姜**，**甘草**，**木香**が脾胃の働きを高めて補気強壮し，**黄耆**，**白朮**の止汗と**茯苓**，**人参**の補気強壮で自汗や寝汗を止め，気力体力を回復させます。補血作用の**当帰**，**竜眼肉**は貧血を改善し，気滞を除く**木香**と精神安定の**酸棗仁**，**遠志**，**竜眼肉**で不安，不眠，動悸を鎮め，清熱作用を持つ**柴胡**，**山梔子**，**牡丹皮**で発熱や炎症，煩悶感を除きます。

22. 加味帰脾湯

本方は，気血ともに不足して心身が衰弱するものに対し，脾胃の機能を高めて気血を補い体力を回復させ，かつ精神の安定を図る処方です。

どんな病気に使えるの？

白血病：貧血，疲労倦怠感，発熱しやすくいったん発熱すると下がりにくいなどの症状を伴うものに用います。

貧血：一般の貧血はもちろん，悪性貧血や再生不良性貧血などにも用います。症状としては，いったん出血すると止まりにくく皮膚に紫斑ができやすい，疲れやすく発熱しやすい，またいったん発熱すると熱がなかなか下がりにくいなどの傾向があります。

出血傾向：腸出血や子宮不正出血，月経過多など各種の出血と，それに伴う貧血症状や体力低下に用います。脾の働きを調えて出血傾向を改善するとともに，補気・補血作用により疲労，倦怠や貧血を改善します。

不眠：体は疲れているのに眠れないというタイプの不眠症に用い，また眠りが浅くて夢が多く，熟睡できないものにも効果的です。これらの症状に加え，寝汗，心悸亢進，胸部の悶えるような不快感を伴うものにも有効です。

健忘症：過労などで心身が衰弱し，頭がぼーっとして物忘れが多くなった場合によく用います。

精神不安，抑うつ：胸部の煩悶感やイライラがあり，時に動悸がして精神不安定になるものや，精神ストレスで疲弊して，無気力や抑うつ状態になるものに用います。

その他：悪性リンパ腫などの血液系のがん，ヒステリー，神経衰弱，自律神経失調症など。

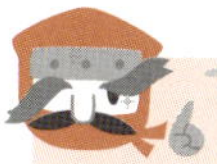

服薬指導や養生法のポイントじゃ

本方に配合される遠志は 1,5-AG（アンヒドロ-D-グリコシール）を含有するため，糖尿病の血糖コントロールの指標である血中 1,5-AG 値が高値になることがあります。※甘草の副作用→ p.260

臨床研究ピックアップ

シスプラチンを主体とする抗がん薬を投与された婦人科系のがん患者に対し，加味帰脾湯は，血小板数と白血球数の減少を予防する効果が期待できる（ランダム化比較試験）。

〔井上滋夫　他：抗癌剤による血小板減少，白血球減少に対する加味帰脾湯の効果．Biotherapy，12（7）：1071-1076，1998〕

骨粗鬆症と診断された女性 83 人を，ビタミン D とザルトプロフェン（非ステロイド抗炎症剤）投与群，加味逍遙散とザルトプロフェン投与群，ザルトプロフェンのみ投与群の 3 群に分け，更年期指数，骨量，貧血改善効果を評価した結果，加味逍遙散は，骨量を増加させるほか，貧血の改善と更年期指数の低下という臨床効果をもたらした（準ランダム化比較試験）。

（金井成行：骨粗鬆症に対する加味帰脾湯の効果．日本東洋医学雑誌，49：59-66，1998）

古典にかえってみよう

◆口歯類要

・前方（帰脾湯）に柴胡，丹皮，山梔を加え，思慮脾火を動じて元気損傷し，体倦し，発熱し，飲食思わずして血を欠し，牙疼く等の症を治す（帰脾湯に柴胡，牡丹皮，山梔子を加えた加味帰脾湯は，深く考えすぎて脾が傷られ，熱化したために元気を損ない，疲労倦怠し，発熱し，食欲不振となって血虚を呈し，歯が疼くなどの症状を治す）

血剤（補血）／気剤（鎮静）

23. 加味逍遥散

内科摘要（1529 年），
万病回春（1587 年）

更年期障害，血の道症の薬

証のポイントを押さえよう

血虚により煩熱症状を起こしたものに用いる

気血水論

婦人科系機能の失調に伴って起こるイライラやヒステリーなどの精神症状を改善する処方です。更年期や月経周期によりこうした精神症状が顕著となる，いわゆる血の道症に有効です。また処方名に逍遥とあるように，患者の愁訴がさまざまに変化するいわゆる不定愁訴を伴うことも 1 つの特徴です。頭がぼーっとする，動悸，多夢といった血虚の証に加え，のぼせや顔のほてり（手足はほてる場合が多いが冷える場合もあり），胸部の煩悶感などの熱証，それに伴うイライラ，怒りっぽいなどの興奮症状を呈する状態があれば男女問わず用います。

こんな症状の人に

更年期障害の**精神不安**には最も多く用いられる処方です。

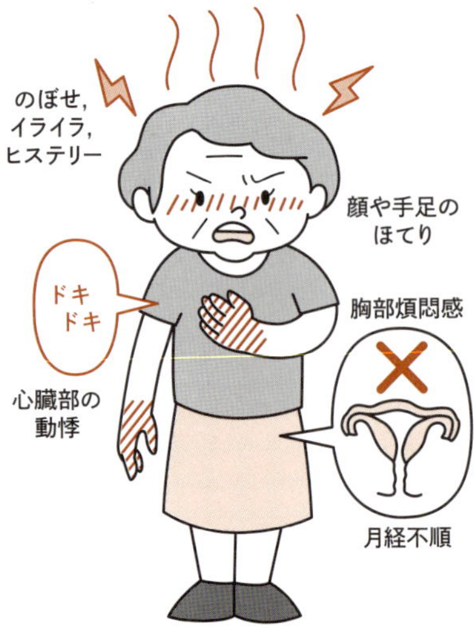

月経不順や更年期障害を伴う女性で，気が高ぶって怒りやすく，**心臓部に動悸**がして**不安感**や**興奮性の精神症状**を来すものに用います。**不定愁訴**を呈するものに本方の適応が多いという傾向があります。その他，血虚と煩熱症状を目標に，月経不順や更年期障害を伴う高血圧のほか，抑うつ，不眠，肩こりなどに応用します。

処方のしくみ

当帰《とうき》 3（1 銭），芍薬《しゃくやく》 3（1 銭），白朮《びゃくじゅつ》 3（1 銭）（蒼朮《そうじゅつ》も可），茯苓《ぶくりょう》 3（1 銭），柴胡《さいこ》 3（1 銭），牡丹皮《ぼたんぴ》 2（5 分），山梔子《さんしし》 2（5 分），甘草《かんぞう》 1.5 ～ 2（5 分），生姜《しょうきょう》 1（配合なし），薄荷《はっか》 1（配合なし）

（注）『内科摘要』には生姜，薄荷は配合されておらず，『万病回春』において生姜（煨姜），薄荷が配合されるようになった。

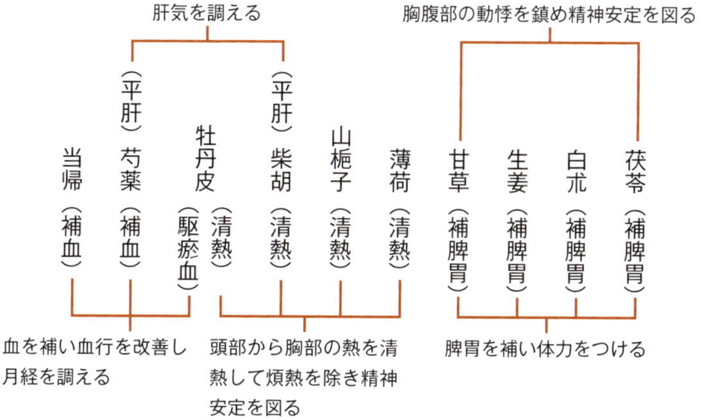

当帰，**芍薬**の補血作用により血虚を治し，**牡丹皮**の駆瘀血作用が協力して，血行を改善し月経を調えます。**柴胡**，**山梔子**，**牡丹皮**，**薄荷**の清熱作用により，のぼせや胸部煩悶感など頭から胸部にかけての熱症状を鎮めるとともに，**茯苓**，**甘草**の動悸を鎮める作用ならびに**柴胡**，**芍薬**の平肝作用が協力し，精神安定を図ります。その他，**茯苓**，**白朮**，**生姜**，**甘草**が脾胃を補い体力をつけます。このように本方は血虚や瘀血により血行不良となり，のぼせや煩熱，動悸，精神不安などの症状を呈するものに対し，血を補い血行を改善するとともに，清熱してのぼせを下げ，精神安定を図る処方です。

23. 加味逍遙散

どんな病気に使えるの？

更年期障害：のぼせ，発作性発汗，頭重，肩こり，めまい，動悸，精神不安，不眠，寝汗，疲れやすいなど，さまざまな更年期の不定愁訴に用います。特に不安やイライラなどの精神症状を伴うものに効果的です。

月経不順：動悸，のぼせ，疲労倦怠感があり，イライラなどの精神症状を伴うものに用います。

月経前症候群：月経前に感情が不安定になり，イライラが強く怒りっぽくなるものに用います。

精神不安：イライラ，怒りっぽい，被害妄想傾向，神経質，憂うつ感，情緒不安定などがあり，心臓のあたりに動悸があり，のぼせを伴うものに用います。またストレスからくる自律神経失調症や登校拒否，出社拒否などにも効果的です。

めまい：月経不順や更年期障害で，頭がのぼせてぼーっとし，めまいやふらつきがあるものに用います。心臓部の動悸や不眠，精神不安，肩こりを伴うものにも有効です。

高血圧：月経不順や更年期障害を伴う高血圧に用います。のぼせや頭痛，肩こり，めまいを伴うものにも有効です。

その他：頭重，貧血，疲労倦怠感，食欲不振，不眠，陰部瘙痒症など。

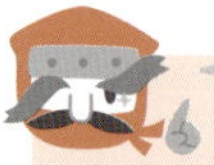

服薬指導や養生法のポイントじゃ

本方には大黄や芒硝などの下剤は配合されていませんが，添付文書には便秘傾向のものに用いると記載されています。山梔子はごく弱い通便作用があるため，本方の継続服用により便通が改善する場合もあります。

※甘草の副作用→ p. 260

臨床研究ピックアップ

加味逍遙散および桂枝茯苓丸は，更年期の女性に対しホットフラッシュを有意に改善した。その機序は，加味逍遙散，桂枝茯苓丸ともに血管の炎症に関係する血中 IL-8 の低下の関与が，また桂枝茯苓丸では，やはり血管の炎症に関係する MCP-1 の低下の関与が示唆された。加味逍遥散では炎症性サイトカインである IL-6 およびマクロファージ炎症性蛋白質（MIP-1 β）を，桂枝茯苓丸では MIP-1 β を有意に低下させた（ランダム化比較試験）。

〔Yasui T et al.：Effects of Japanese traditional medicines on circulating cytokine levels in women with hot flashes. Menopaus，18（1）：85-92，2011〕

古典にかえってみよう

◆内科摘要

・肝脾血虚，発熱或は潮熱，晡熱《ほねつ》，或は自汗，盗汗，或は頭痛，目渋し，或は怔忡《せいちゅう》寧《やす》からず，頬赤く，口乾き，或は月経調わず，或は肚腹《とふく》痛みを作し，或は小腹重墜して水道渋痛，或は腫痛して膿出で，内熱ありて渇を作す等の症を治す（肝脾の血虚で，発熱し，あるいは潮の満ち引きのような熱の蒸け冷めや，夕方の発熱などの熱状を呈し，あるいは自汗や寝汗，あるいは頭痛や目が乾燥して渋り，あるいは激しい心悸が落ち着かず，頬がほてって赤く，口が乾き，あるいは月経不順となり，あるいは腹痛し，あるいは下腹が重苦しく尿道に渋るような痛みがあり，あるいは腫れて痛み，膿が出て，内熱があって口渇を呈するなどの症状を治す）

この処方も知っておこう

加味逍遥散加川芎地黄《かみしょうようさんかせんきゅうじおう》（加味逍遥散＋川芎，地黄）

加味逍遥散に，血行を促進し瘀血を除く川芎と，補血作用を持つ地黄を加えた処方です。また，加味逍遥散の構成生薬である当帰，芍薬との組み合わせで，四物湯の方意も加わるため，加味逍遙散合四物湯という別名でも呼ばれます。本方は，加味逍遥散の補血作用を強化した処方であり，主にかさかさした湿疹や手荒れなど，強い血虚を伴う乾燥性の頑固な湿疹に用います。

血剤（駆瘀血）

24. 桂枝茯苓丸

金匱要略（200 年頃）

瘀血が原因する諸疾患の薬

証のポイントを押さえよう

瘀血が原因で起こる
あらゆる症状に用いる

気血水論

瘀血とは，体内に生理活性を失った血液がうっ滞している状態であり，血行障害やうっ血，婦人科系の代謝不全などにより引き起こされます。瘀血があるとさらに血流が滞り，冷えのぼせ，にきび，吹き出もの，月経不順，精神不安などさまざまな症状が起こります。また，いわゆる血の道症と呼ばれる女性ホルモンの変動に伴う月経困難や更年期障害などのさまざまな不調は，主に瘀血が原因しています。本方は，瘀血の代謝を促進して排除する駆瘀血の名方であり，子宮筋腫や卵巣嚢腫など婦人科系の疾患および不調全般に用います。なお，瘀血に起因する症状であれば男性にも用います。

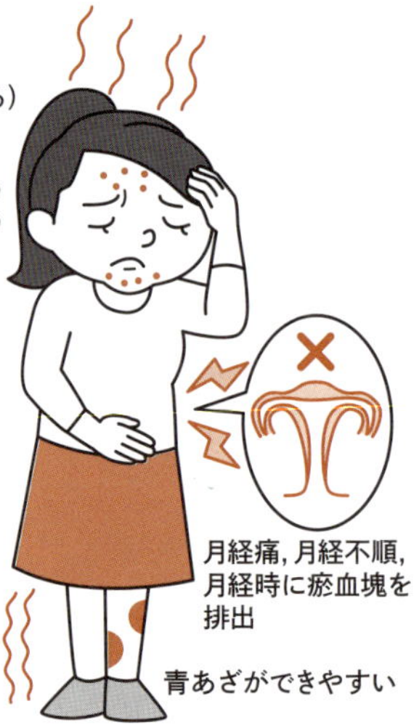

こんな症状の人に

月経時に**瘀血塊**（レバー状の血の塊）が下り，**冷えのぼせ**があることが第 1 の目標となります。その他，**月経痛**，**月経不順**，頭痛，肩こり，イライラ，**精神不安**など瘀血に起因する症状に用います。また，**にきび**，**吹き出もの**，青あざができやすいなどの瘀血に伴う皮膚や皮下粘膜の炎症やうっ血症状にも有効です。なお，女性の場合は，**月経前後**にこれらの**症状が悪化**する傾向にあります。

処方のしくみ

桂皮《けいひ》３～４（等分），茯苓《ぶくりょう》４（等分），牡丹皮《ぼたんぴ》３～４（等分），桃仁《とうにん》４（等分），芍薬《しゃくやく》４（等分）

瘀血を除き，冷えのぼせ，月経痛，月経不順，血行障害を治す

- 牡丹皮（駆瘀血）
- 桃仁（駆瘀血）
- 芍薬（通経※）（治腹痛）
- 桂皮（駆瘀血）（降気）（鎮痛）
- 茯苓（降気）

茯苓（降気）・桂皮（降気）→ 気の上衝を鎮めてのぼせを下げ，精神の安定を図る

桂皮（鎮痛）・芍薬（治腹痛）→ 腹部の緊張を緩め，腹痛や月経痛を緩和する

※通経：瘀血を除き，婦人科系の働きを調え，月経痛，月経不順を治す。

桂皮，**桃仁**，**牡丹皮**の駆瘀血作用と**芍薬**の通経作用により，瘀血を除き，冷えのぼせや月経痛，月経不順，血行障害を治します。また**桂皮**，**芍薬**の緊張緩和と鎮痛作用により，腹部の緊張を緩め腹痛や月経痛を治めます。さらに**桂皮**，**茯苓**は降気作用を持ち，気の上衝を鎮め，のぼせを下げます。

このように本方は，瘀血を除き，気の上衝を降ろすことにより，冷えのぼせ，吹き出もの，月経時の瘀血塊，月経痛，月経不順，精神不安などの瘀血に伴う諸症状を改善する処方です。

どんな病気に使えるの？

冷えのぼせ：瘀血を除き血行を促進して，冷えのぼせを治します。また，のぼせに伴う精神不安などの症状も解消します。

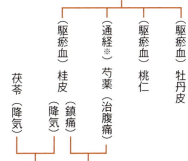

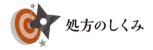

24. 桂枝茯苓丸

月経不順，月経痛：冷えのぼせを伴うものに用います。前の月経で出し切れなかったレバー状の古い経血を，月経時に排出します。また，ストレスによる月経不順にも効果的です。

更年期障害：冷えのぼせ，発作性発汗，肩こり，精神不安などを伴う更年期障害に用います。

子宮筋腫：瘀血を除き，婦人科系の代謝を促すことによって，子宮筋腫を改善します。本方に薏苡仁を併用するか，桂枝茯苓丸加薏苡仁として服用するとさらに効果的です。

不妊症：瘀血を除き，月経を調えることにより，妊娠しやすくします。

産後悪露：婦人科系の代謝を促し，出産に伴って子宮内に残った胎盤や胎膜，血液を含む分泌物を早期に排泄し，産後の肥立ちを助けます。

にきび，吹き出もの：瘀血を除いて，にきび，吹き出もの，しみを治します。美肌効果もあります。

骨折，打撲，むちうち症：血行をよくすることで患部の治癒を早め，また打撲などで生じたあざを早期に解消します。

頭痛，肩こり：血行をよくすることにより，頭痛，肩こりを和らげます。

かぜ予防：血行促進，血液浄化作用により，かぜの予防に役立ちます。

その他：卵巣嚢腫，子宮内膜症，静脈瘤，痔，高血圧など。

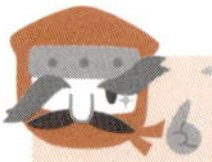

服薬指導や養生法のポイントじゃ

瘀血体質の人は，普段の食事における野菜の割合を増やし，肉，魚に対して野菜を倍量以上とるようにしましょう。また，チョコレートをはじめとする甘いもの，タケノコなどの山菜類，トウガラシなどの辛いもの，チーズ，もち米類などは瘀血を助長し，粘膜が炎症しやすくなるので控えるようにしてください。※アレルギー体質の人は控えた方がよい食材→ p.92

臨床研究ピックアップ

子宮筋腫あるいは子宮腺筋症患者に対して，GnRH アナログ製剤に桂枝茯苓丸を併用することにより，腫瘍縮小効果が高く，子宮筋腫のみでは有意な縮小がみられた（ランダム化比較試験）。

（山本嘉一郎　他：子宮筋腫・子宮腺筋症に対する桂枝茯苓丸の効果．産婦人科漢方研究のあゆみ，20：135-137，2003）

古典にかえってみよう

◆金匱要略（婦人妊娠病）

・婦人宿《もと》より癥病《ちょうびょう》有り，経断ちて未だ三月に及ばず，而して漏下を得て止まず，胎動臍上に有る者，癥痼《ちょうこ》の害と為す。（中略）血下る者，後絶ちて三月の衃《はい》也。血止まざる所以の者は，其の癥去らざる故也。当にその癥下すべし。桂枝茯苓丸之を主る（女性で以前から腹中に瘀血性の硬結があり，月経が止まってから 3 カ月経たないうちに不正出血が止まらず，へその上で胎動のように感じるものは，腹部の瘀血性の硬結の病である。（中略）血が下るものは，月経が絶たれて後，3 カ月の古血である。出血が止まらないのは，その瘀血性の硬結が残っているからである。まさにその硬結を桂枝茯苓丸で下しなさい）

この処方も知っておこう

桂枝茯苓丸加薏苡仁《けいしぶくりょうがんかよくいにん》（桂枝茯苓丸＋薏苡仁）

桂枝茯苓丸証で，にきびや吹き出もの，肌荒れなどの皮膚症状が顕著な場合や，子宮筋腫などの腫れ物がある場合に用います。

桃核承気湯《とうかくじょうきとう》（桃仁，桂皮，大黄，芒硝，甘草）

便秘症で，強い冷えのぼせがあり，イライラなどの精神症状も顕著で，赤黒いにきびが重なってできるなど，桂枝茯苓丸証よりも瘀血症状が強いものに用います。

利水剤 / 健胃剤（止瀉，止嘔）

25. 五苓散

傷寒論，金匱要略（200年頃）

水分代謝を改善する薬

証のポイントを押さえよう

水毒に用いる　気血水論

水毒とは，津液が活性を失って体内に停溜している状態とその病症のことです。本方は，水毒の改善に用いる代表処方で，体内の水分代謝を正常化し，余分な水分を尿として排出する作用があります。膀胱炎，腎炎，浮腫，めまいなど，さまざまな水毒の病に用い，また，水毒に起因する疲労倦怠感，下痢，乳幼児のよだれ過多にも効果があります。

こんな症状の人に

口渇と**小便不利**（尿量の減少や排尿障害で尿が出にくい状態）を第1目標とします。のどが渇くにもかかわらず小便が出にくく，**むくみ**が起こるような，体内における**水分の偏在**が本方の重要なポイントです。なお，高熱のために口渇や尿量減少している場合には用いませんので区別しましょう。その他，本方は胃内停水（みぞおち付近の振水音），残尿感，よだれ過多，下痢，悪心，嘔吐，頭痛，めまい，耳鳴り，二日酔い，乗り物酔いなど，**水毒に伴う諸症状**に用います。なお，**水逆**といって，口渇により水を飲むが強い吐き気とともにすぐに吐き戻すものや，**吐き下し**の症状にも効果的です。

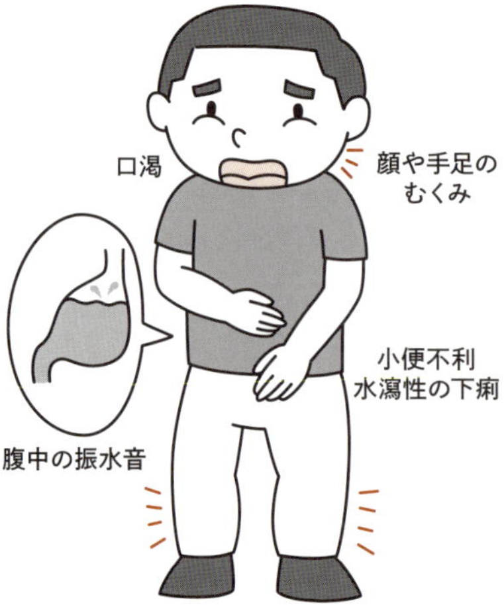

（注）本方は三陰三陽論に照らすと少陽病位と推定できる。

処方のしくみ

沢瀉《たくしゃ》4～6（1両6銖），猪苓《ちょれい》3～4.5（18銖），茯苓《ぶくりょう》3～4.5（18銖），蒼朮《そうじゅつ》3～4.5（白朮《びゃくじゅつ》18銖）（白朮も可），桂皮《けいひ》2～3（半両）

（注）『傷寒論』，『金匱要略』では蒼朮ではなく白朮が配合されている。

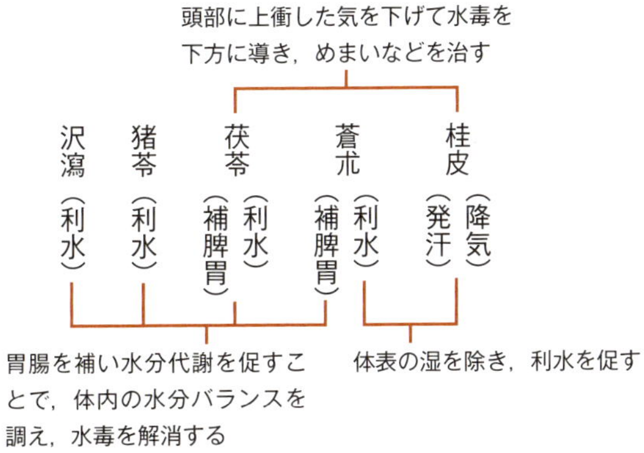

顕著な利尿作用を持つ**沢瀉**，**猪苓**と，胃腸を補いながら体内の水分バランスを調える**茯苓**，**蒼朮**の組み合わせにより，体内の水分代謝を正常化して口渇を止め，胃内停水やむくみなどの水毒を尿から排出します。また，**桂皮**の発汗作用と**蒼朮**の利水作用の組み合わせで体表の湿を除き利水を促し，さらに**桂皮**がうっ滞した気を巡らせ，また**茯苓**と協力して上衝した気を降ろすので，利水作用との相乗効果によって頭部に上った水毒を利尿に導き，めまいや耳鳴り，頭痛，頭重感を治します。

どんな病気に使えるの？

腎・膀胱疾患：腎炎，膀胱炎，ネフローゼ症候群などで，尿の出が悪く，むくみや口渇を伴う多くの腎，膀胱疾患に用います。

25. 五苓散

下痢：水のような下痢に用います。

むくみ：あらゆるむくみに用いることができます。特に尿の出が悪く，むくむものに効果的です。

糖尿病：糖尿病の初期で，特に口の渇きを伴うものに効果的です。

慢性硬膜下血腫：頭をぶつけるなどが原因となり，硬膜と脳の間に徐々に血腫が生じ脳を圧迫して，頭痛や認知症症状などが起こるものに，本方は頭部の水分代謝を促して脳圧を下げ，血腫の吸収を促進します。

吐き気，嘔吐：水逆（吐き気が強く，水を飲んでも吐くもの）に用います。また吐き下し（嘔吐と下痢が一度に起こるもの）の状態となるものにも用います。

乳幼児の嘔吐，下痢：乳幼児の吐き下しに用います。

乳幼児の唾液分泌過多：乳幼児で消化器系が弱く，よだれの多いものに用います。

二日酔い：黄連解毒湯との併用により，二日酔いの予防や治療に用います。

その他：めまい，頭痛，眼精疲労，各種水腫など。

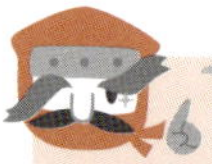

服薬指導や養生法のポイントじゃ

塩分の濃い食事が多くなると，口が渇き水分をとり過ぎる傾向があります。水毒の原因となるので，ラーメンのスープを飲み干したり，塩辛いものを好んで食べている場合は，食生活を見直すようにアドバイスしてください。

臨床研究ピックアップ

慢性硬膜下血腫手術を受けた患者に対して五苓散投与を行った。五苓散投与群では非投与群と比較し血腫の減少率が大きく，再手術の割合が少ない傾向がみられた（ランダム化比較試験）。

（吉川朋成　他：高齢者慢性硬膜下血腫手術症例に対する五苓散の再発予防効果－比較対象試験の中間報告－．脳神経外科と漢方，16：2010）

古典にかえってみよう

◆傷寒論（太陽病中）

・太陽病，発汗後，大いに汗出で，胃中乾き，煩躁して眠るを得ず，水を飲まんと欲する者，少々与えて之を飲ましめ，胃気和せしむれば則ち癒ゆ。若し脈浮，小便不利，微熱，消渇《しょうかち》する者，五苓散之を主る（太陽病で発汗剤を用いたところ，大量に発汗し，胃中が乾いて煩躁し，眠れなくなってしまった。水を欲しがる場合は，少量を飲ませて胃気が調和すれば治る。もし脈浮で小便不利し微熱があり，ひどい口渇を呈するものは五苓散を用いる）

◆金匱要略（消渇小便利淋病）

・渇して水を飲まんと欲し，水入れば則ち吐す者，名づけて水逆という。五苓散之を主る（口渇があって水を欲しがるが，飲むとすぐに吐き戻す状態を水逆といい，五苓散を用いる）

この処方も知っておこう

柴苓湯《さいれいとう》（小柴胡湯＋五苓散）

口渇，小便不利，むくみ，水瀉性の下痢などの五苓散証があり，微熱や胸腹部の圧迫感を伴うものに用います。胃腸炎，下痢，腎炎，ネフローゼ症候群，膀胱炎，妊娠中毒症，心疾患，糖尿病などに応用します。

呉茱萸湯《ごしゅゆとう》（呉茱萸，生姜，人参，大棗）

吐き気を伴う激しい頭痛に多く用います。本方証では，胃腸虚弱で手足が冷えやすい，薄い唾をよく吐く，胃酸が上がる，しゃっくりが多いなどの症状を伴うことがあります。

清心蓮子飲《せんしんれんしいん》（蓮肉，麦門冬，人参，甘草，黄耆，茯苓，車前子，黄芩，地骨皮）

胃腸虚弱で疲れやすく，神経過敏でさまざまな不定愁訴を伴う排尿障害に用います。

五淋散《ごりんさん》（茯苓，当帰，黄芩，甘草，芍薬，山梔子，地黄，沢瀉，木通，滑石，車前子）

小便が出しぶり，たらたらと垂れて切れが悪くなる症状（淋瀝《りんれき》）や，残尿感，尿意頻数，排尿痛，尿混濁，血尿などを伴う尿道炎，膀胱炎，淋病に用います。慢性化して炎症症状が比較的軽度なものに用います。

猪苓湯《ちょれいとう》→ p.162

利水剤 / 清熱剤

26. 猪苓湯

傷寒論，金匱要略（200 年頃）

泌尿器系の炎症性疾患の薬

証のポイントを押さえよう

水毒で腎臓，膀胱系統に炎症のあるものに用いる

気血水論

腎炎，膀胱炎などを改善する処方で，病位は陽病から陰病まで幅広く用いることができます。本方の証では，口渇，小便不利，むくみなど水毒の症状に加え，泌尿器系に熱証（炎症症状）を伴うという特徴があります。泌尿器系の疾患で血尿などの炎症症状が比較的強い場合に用いると効果的です。また，腎結石，膀胱結石に用いられる代表的な処方でもあります。

こんな症状の人に

膀胱炎，腎盂腎炎，尿道炎などの**尿路感染症**や，腎結石，膀胱結石などの**尿路結石**，**腎炎**などで**口渇**，**小便不利**，**むくみ**などの**水毒症状**があり，**血尿**，**残尿感**，**排尿痛**，**淋瀝**《りんれき》（小便が出しぶったり垂れるように出続けて切れが悪い状態）などの**炎症症状**を伴う状態に用います。また，膀胱炎などの際の落ち着かずにもだえるような独特の煩悶感を伴う場合にも有効です。

処方のしくみ

猪苓《ちょれい》 3 ～ 5（1 両），茯苓《ぶくりょう》 3 ～ 5（1 両），滑石《かっせき》 3 ～ 5（1 両），沢瀉《たくしゃ》 3 ～ 5（1 両），阿膠《あきょう》 3 ～ 5（1 両）

本方は五苓散から**白朮**（**蒼朮**）と**桂皮**を除き，**滑石**，**阿膠**を加えた処方で，五苓散に消炎，止血作用が加わり，利尿作用を強化した方剤といえます。**茯苓**，**猪苓**，**沢瀉**，**滑石**で水分代謝を促し利尿を図るとともに，**滑石**，**沢瀉**の清熱作用により，泌尿器系の炎症やそれに伴う煩悶感を鎮めます。また**阿膠**の止血作用と滑石の清熱作用により，泌尿器系の炎症を鎮め，血尿を改善します。

どんな病気に使えるの？

膀胱炎：体の水分バランスが崩れているために，口が渇き，尿の出が悪く，排尿痛や血尿を伴い，残尿感のあるものに多く用います。

尿路結石：排尿痛，血尿を伴うものに用います。本方は尿路の炎症を鎮めるとともに尿量を増やし，結石の排出を促す作用があります。

腎炎：口が渇き，排尿痛，残尿感，時には血尿を伴うものに用います。

前立腺炎：排尿困難で尿の切れが悪いものに用います。

むくみ：尿の出が悪く，口が渇き，体全体や局所がむくむものに用います。

その他：排尿痛を伴う諸疾患，夜尿症，口の渇き，ネフローゼ症候群，不眠，精神不安など。

服薬指導や養生法のポイントじゃ

膀胱炎は比較的短期間に治る疾患ですが，一度発症すると癖になることがあります。再発防止のため，日頃から陰部を清潔に保つ，疲れをためない，下半身を冷やさない，トイレを我慢しないといった事を心がけましょう。

臨床研究ピックアップ

尿路不定愁訴に対し，猪苓湯，八味地黄丸は有用であった（症例集積研究）。

〔布施秀樹　他：尿路不定愁訴に対する猪苓湯および八味地黄丸の効果．泌尿器外科，8（7）：603-609，1995〕

健胃剤（止瀉，止嘔）／清熱剤

27. 半夏瀉心湯

傷寒論，金匱要略（200 年頃）

炎症性の胃腸疾患を治す薬

証のポイントを押さえよう

少陽病に位置し，胃腸疾患に用いる　三陰三陽論

本方は少陽病に位置し，胃腸の炎症を鎮めて心下部（みぞおち付近）のつかえを除くとともに，機能が低下した胃腸を補う作用を持つ，攻めと守りの調和の取れた攻補兼施の方剤です。みぞおちのつかえや食欲不振，嘔吐，急性・慢性の下痢や胃腸炎に多く用い，胃潰瘍，口内炎，逆流性食道炎など炎症を伴う各種胃腸疾患に効果があります。また，過敏性腸症候群のような腸の機能失調にも用います。

こんな症状の人に

みぞおちあたりがはってつかえ，胃の存在を感じて口が苦くなるといった胃腸の炎症に伴う症状のほか，胃腸が冷えて消化機能が低下し，食欲不振や吐き気，嘔吐，腹部膨満，腹鳴，下痢などの症状を起こすものに用います。舌は白苔を呈します。

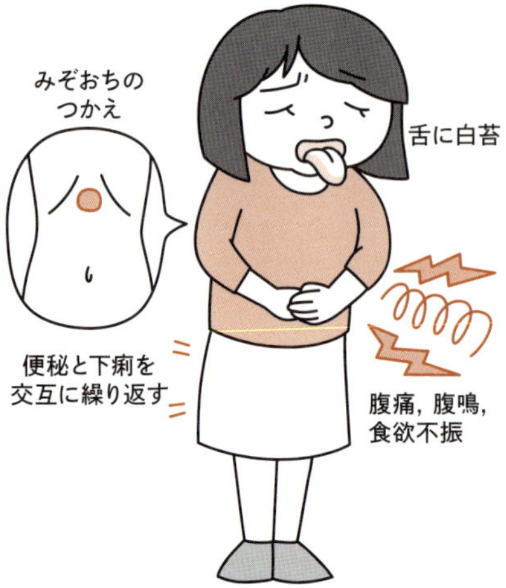

本方の**下痢**は，腹がゴロゴロと鳴る**腹鳴**の症状や**腹痛**を伴い，便は水瀉性ではなく**軟便状**のものに多く用います。また，**みぞおち**あたりがはって**つかえ**，圧痛があり，**食欲不振**で，口は苦く，舌は白苔を呈し，時に**吐き気**や嘔吐を伴うものにも効果的です。その他，腸の働きが悪く，**下痢と便秘を交互に繰り返す**ものにも有効です。その他，胃・十二指腸潰瘍，逆流性食道炎，胃酸過多，口内炎などの消化器系の炎症症状に用います。

処方のしくみ

半夏《はんげ》4～6（半升），黄芩《おうごん》2.5～3（3両），乾姜《かんきょう》2～3（3両），人参《にんじん》2.5～3（3両），甘草《かんぞう》2.5～3（3両），大棗《たいそう》2.5～3（12枚），黄連《おうれん》1（1両）

乾姜人参半夏丸

黄連（清熱）
黄芩（清熱）
→ 胃腸の炎症を鎮める

半夏（去胃内停水）
乾姜（止嘔）（温補）
人参（補脾胃）
→ 胃腸を温め胃内停水を除き吐き気を止める

乾姜（温補）
人参（補脾胃）
甘草（補脾胃）
大棗（補脾胃）
→ 脾胃を補い胃腸の機能を調える

黄連，**黄芩**の清熱作用により胃腸の炎症を鎮め，**乾姜**，**人参**，**甘草**，**大棗**の補脾胃作用により，胃腸を補い，胃腸機能を調えます。また，乾姜人参半夏丸を構成する**半夏**，**乾姜**，**人参**の組み合わせは，胃腸を温めながら胃内停水を除き，止嘔します。このように，本方は胃腸の炎症を鎮めるとともに，胃腸を補い胃腸機能を調え，下痢や吐き気，みぞおちのつかえなどの胃腸症状を改善する処方です。

どんな病気に使えるの？

胃疾患：胃炎，胃酸過多，胃下垂などで，みぞおちのあたりにつかえ感があり，下痢，胃痛，吐き気，げっぷ，食欲不振を伴う場合に用います。逆流性食道炎にも応用します。

腸疾患：いつも腸がゴロゴロ（腹中雷鳴）して下痢しやすいもの，または下痢と便秘を交互に繰り返すものに用います。また，排便後すっきりせず残便感を伴う場合にも効果的です。

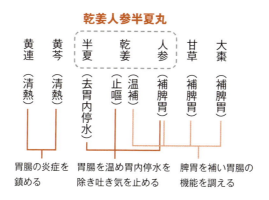

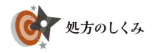

27. 半夏瀉心湯

かぜ： かぜにより下痢，吐き気，胃痛，食欲不振などの胃腸症状を起こすものに用います。多くの場合，白色の舌苔を呈します。

吐き気： つわりや二日酔いなどで，みぞおちがつかえ，吐き気を催すものに用います。

口内炎： 暴飲暴食やストレスなどで胃腸が疲労し，口内炎を起こすものに用います。

その他： 過敏性腸症候群，潰瘍性大腸炎，クローン病，西洋薬の副作用による胃腸障害など。

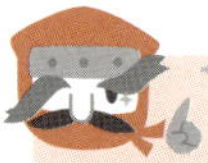

服薬指導や養生法のポイントじゃ

下痢や食欲不振など本方の適応となる人には，冷たいものや脂っこいものなど，胃腸に負担がかかる食事はお勧めできません。胃腸の状態に応じて，温かくて消化がよいものをとるようにしましょう。また，吐き気がある場合は，梅干しの種を除いておろしショウガと混ぜ，たたいたものをなめたり，ショウガ湯で本方を服用すると効果的です。※甘草の副作用→ p.260

臨床研究ピックアップ

半夏瀉心湯は急性胃炎もしくは慢性胃炎の急性増悪期と診断された患者の上腹部症状に対して，有効率は77％だった（症例集積研究）。

〔三好秋馬　他：胃炎（急性胃炎，慢性胃炎の急性増悪）に対するカネボウ半夏瀉心湯エキス細粒の有用性の検討．Prog Med．13（8）：1627-1632，1993〕

古典にかえってみよう

◆傷寒論（太陽病下）

・心下（中略）但満して痛まざる者，これ痞《ひ》と為す。柴胡之に中《あ》たらず。半夏瀉心湯に宜《よろ》し（みぞおちがただ充満しているだけで痛くなければ，それを痞《ひ》という。柴胡剤では効かない。半夏瀉心湯を用いる）

◆金匱要略（嘔吐下痢病）

・嘔して腸鳴して，心下痞するは，半夏瀉心湯之を主る（嘔吐して腸鳴してみぞおちがつかえる場合は，半夏瀉心湯を用いる）

健胃剤（止瀉，止嘔）/ 気剤（補気強壮）

28. 六君子湯

内科摘要（1529 年）

下痢，嘔吐を伴う消化器系全般の虚弱に用いる薬

証のポイントを押さえよう

脾胃の虚証に水毒を伴うものに用いる

臓腑経絡論　気血水論

本方は，脾胃を補い，胃内停水を除く作用があるため，胃腸機能が衰えて食後すぐに下痢するものや，消化不良を起こしやすいものに用います。胃腸機能が衰えると消化吸収が悪くなるため，体に必要なエネルギーが不足し，疲労倦怠して気力が低下します（気虚）。本方は，脾胃を補うことにより，こうした気虚の症状を改善する働きもあります。夏バテなどで体力が落ちて胃腸が弱り，水あたり，食あたりを起こすものにも有効です。近年は，抗がん薬の副作用としての吐き気や下痢などの消化器症状の緩和や，器質的に異常がなく胃もたれや食欲不振を起こす機能性ディスペプシアに対してエビデンスが認められ，医療分野で多く用いられています。

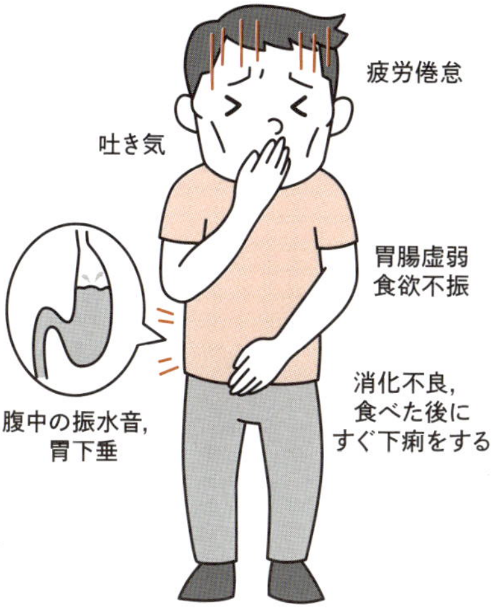

（注）本方は『傷寒論』の処方ではないが，三陰三陽論に照らすと太陰病位と推定できる。

こんな症状の人に

消化器系全体が**虚弱**で，**腹中の振水音**，**吐き気**，**食欲不振**，水瀉性の下痢，消化不良，口中に唾液がたまるなどの**水毒症状**を伴うものに用います。**食後すぐに下痢**するものやストレス性の下痢にも有効です。また，これらの症状に加え，**疲労倦怠感**や気力の低下，食後の眠気などの**気虚の症状**や，めまい，貧血，手足が冷えやすい，腹部の冷感，**胃下垂**などの症状を伴うものに応用します。

28. 六君子湯

処方のしくみ

人参《にんじん》 2 ～ 4（2 銭），白朮《びゃくじゅつ》 3 ～ 4（2 銭）（蒼朮《そうじゅつ》も可），茯苓《ぶくりょう》 3 ～ 4（2 銭），甘草《かんぞう》 1 ～ 1.5（1 銭），半夏《はんげ》 3 ～ 4（分量なし），陳皮《ちんぴ》 2 ～ 4（分量なし），大棗《たいそう》 2（分量なし），生姜《しょうきょう》 0.5 ～ 1（分量なし）

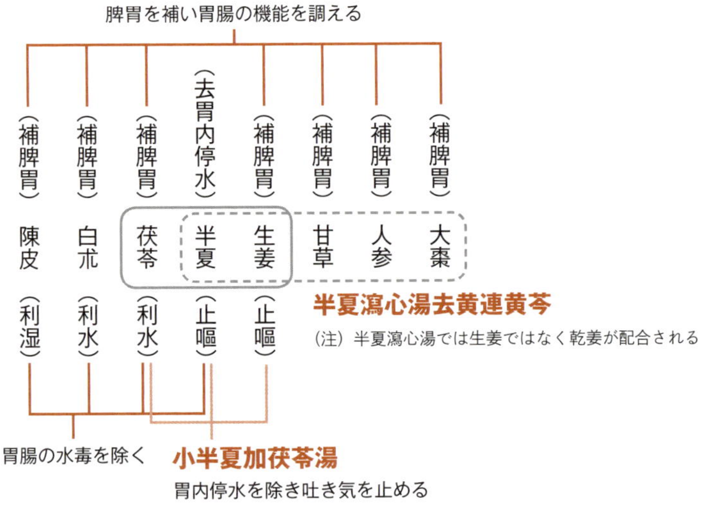

本方は，半夏瀉心湯から清熱薬の**黄連**，**黄芩**を除き，補脾胃作用と利水（利湿）作用を併せ持つ**茯苓**，**白朮**，**陳皮**を加えた処方です。半夏瀉心湯に比べて胃腸系の炎症を鎮める力は弱いですが，胃腸の水毒を除いて胃腸機能を強化する働きに優れた処方です。また**生姜**，**半夏**，**茯苓**は小半夏加茯苓湯で，胃内停水を除き吐き気を止めます。本方は，胃腸に水毒があり下痢や吐き気，食欲不振などの症状があるものに対し，胃腸の水毒を利水に導き，脾胃を補うことでそれらの症状を改善します。

どんな病気に使えるの？

胃下垂，胃アトニー：胃腸虚弱で食欲がなく疲れやすいものや，食べたものが消化されず，いつまでもみぞおちにつかえ感があるものに用います。これらの症状には，上腹部の振水音があり，腹部の冷感を伴う場合が多く見られます。

下痢：食べるとすぐに下痢するものに用います。また，夏バテによる下痢や水あたりにも用います。その他，ストレス性の下痢にも効果的です。

嘔吐：胃下垂タイプで，上腹部の振水音があり，慢性的に吐き気を訴えるものに用います。また，胃腸虚弱タイプのつわりにも用います。

疲労倦怠：胃腸虚弱タイプで疲れやすく，食欲不振で，貧血を起こしやすいものに用います。また，食後に眠くなるものにも用います。

冷え症：胃腸虚弱のタイプで，腹部に冷感があり，夏でも温かい食べ物を好み，手足の冷えを訴えるものに用います。

その他：自家中毒，消化不良，神経性胃炎，めまい，頭痛など。

服薬指導や養生法のポイントじゃ

本方の適応となるような胃腸虚弱の人は，冷たいものの飲食により下痢をしやすいので気をつけましょう。生野菜やスイカ，南国系の果物も腹を冷やします。また夏場の冷房や寝冷えにも気をつけてください。

※甘草の副作用→ p.260

臨床研究ピックアップ

食欲不振，胃部不快感，胃もたれなどの運動不全型の上腹部不定愁訴を主訴とし，胃下垂や体力低下などの虚証条件を満たすもの 296 人に対し，40 倍希釈の低用量六君子湯エキス顆粒をコントロール薬として，六君子湯エキス顆粒の有効性，安全性を評価したところ，運動不全型の上腹部愁訴に対して有効性と安全性が確認された（二重盲検ラ

28. 六君子湯

ンダム化比較試験)。

〔原澤茂　他：運動不全型の上腹部愁訴（dysmotility-like dyspepsia）に対するTJ-43六君子湯の多施設共同市販後臨床試験－二重盲検群間比較法による検討－．医学のあゆみ，187（3）：207-229，1998〕

古典にかえってみよう

◆内科摘要

・脾胃虚弱，飲食少しく思い，或は久しく瘧痢《ぎゃくり》*1を患うを治す。若し内熱を見し，或は飲食化し難く酸を作るは，乃《すなわ》ち虚火に属す。須《すべから》く炮姜*2を加うべし，その功甚だ速し（胃腸虚弱で食欲が低下し，長期にわたり悪寒発熱が交互に現れるような発熱性の下痢が続くものを治す。熱感を覚えるものや，消化が不十分で胃酸が込み上げるものは，炮姜を加えれば即効性がある）

＊1　瘧痢（マラリア様の寒熱が交互に来る症状）で下痢するもの。

＊2　生の生姜をぬれ紙に包んで木灰の中で蒸したもので，乾姜にあたる。

この処方も知っておこう

平胃散《へいいさん》（蒼朮，厚朴，陳皮，大棗，甘草，生姜）

腹にガスがたまりやすく腹部膨満感があり，げっぷや放屁が多いものに用います。これは胃腸が湿邪に侵されたために起こる症状です。食欲不振があり，軟便や泥状便を呈する場合にも効果的です。病位としては少陽病位と推定できます。

茯苓飲《ぶくりょういん》（茯苓，白朮，人参，生姜，陳皮，枳実）

胃内停水が込み上げて吐き気や胸やけを起こすものに用います。胃内停水を除くとともに気滞を解消するので，げっぷや上腹部の膨満感を伴うものにも有効です。つわりにも多用します。

人参湯《にんじんとう》（人参，白朮，乾姜，甘草）

胃腸虚弱で腹部の冷えが強いものに用います。冷たいものの飲食や寒さによって腹痛や下痢を起こしやすく，食欲不振，消化不良，吐き気などがあるものに有効です。また胃腸虚弱で疲れやすいものや，抗がん薬服用時の消化器障害の改善，免疫力向上にも応用します。病位としては太陰病に位置します。なお，本方証で，冷えが全身に及ぶような場合は，附子が配合された附子人参湯（附子理中湯）を用いるとよいでしょう。

健胃剤（止痛）

29. 安中散

和剤局方（1110 年頃），勿誤薬室方函（1876）

胃痛の薬

証のポイントを押さえよう

胃痛であれば少陽病位から太陰病位まで幅広く用いることができる

臓腑経絡論

　処方名が示す通り，中（脾胃）を安んじて，諸症状を改善する処方です。胃腸を温め，鎮痛するだけでなく，胃酸分泌を抑制する作用もあるため，冷えやストレスに起因する胃痛のほか，胃腸系のさまざまな痛みを止め，胸やけを除きます。慢性胃炎，神経性胃炎，消化性潰瘍，逆流性食道炎などに多く用います。なお，本方は太陰病に位置しますが，胃痛，腹痛であれば，少陽病位から太陰病位まで幅広く用いることができます。

（注）本方は，『傷寒論』の処方ではないが，三陰三陽論に照らして病位を推定している。

こんな症状の人に

　胃痛，**腹痛**が第 1 の目標となります。**冷え**や**ストレス**などで起こる**差し込むような痛み**や潰瘍に伴う痛みに有効です。**胃酸過多**や**逆流性食道炎**などで食後に**胸やけ**や呑酸，悪心，嘔吐を起こすものにも用います。また，腹痛が腰に及ぶものにも効果があるので，**月経痛**にも応用します。腹痛でも月経痛でも，**患部に手を当てて温めると痛みが和らぐもの**に効果的です。なお，本方には**止瀉作用はない**ので，下痢の場合は適応ではありません。

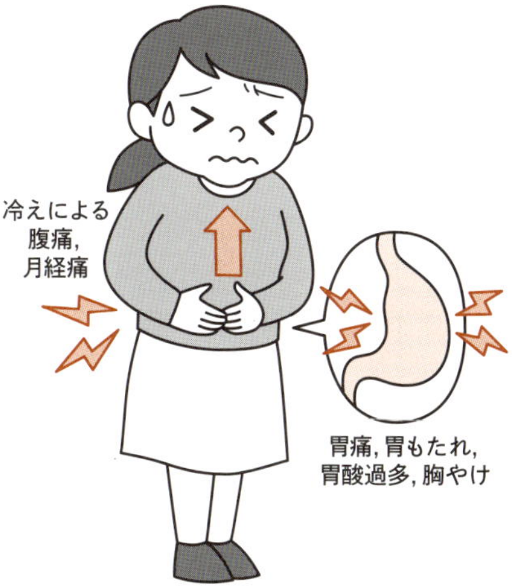

29. 安中散

処方のしくみ

桂皮《けいひ》3～5（5両），延胡索《えんごさく》3～4（5両），牡蛎《ぼれい》3～4（4両），茴香《ういきょう》1.5～2（5両），甘草《かんぞう》1～2（10両），良姜《りょうきょう》0.5～1（5両），縮砂《しゅくしゃ》1～2（配合なし）

（注）『和剤局方』には縮砂の配合はなく，乾姜が配合される。『勿誤薬室方函』において現在の処方構成になった。

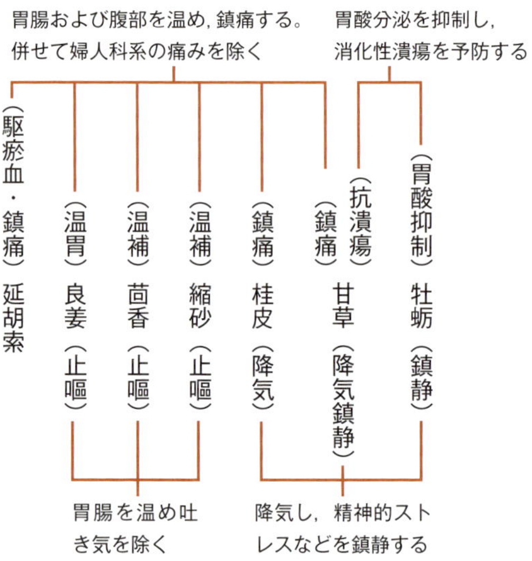

茴香，縮砂，良姜，桂皮，延胡索，甘草が，腹部を中心に体を温め，血行を促し，胃痛，腹痛，月経痛を改善します。また茴香，縮砂，良姜は止嘔にも働きます。牡蛎，甘草は胃酸分泌を抑制し，消化性潰瘍を予防します。さらに桂皮，甘草，牡蛎は上衝した気を降気鎮静するため，ストレス性の症状にも適応します。

このように，本方は胃腸を温めるとともに降気鎮静し，胃酸分泌を抑制することにより，冷えやストレス，胃酸過多に伴う胃痛，腹痛を止め，消化性潰瘍を予防，治療する処方です。

どんな病気に使えるの？

胸やけ，逆流性食道炎：胃酸過多などが原因となって起こる胸やけ，逆流性食道炎に用い，酸っぱい水が上がってくるのを抑え，のどもとからみぞおちにかけての不快感を除き，食欲不振を改善します。

胃痛，腹痛，月経痛：冷えを原因とする痛みを治します。下痢を伴わない胃痛，腹痛で，手のひらを患部に当てて温めると痛みが和らぐものに効果的です。消化器系の痛みに限らず，月経に伴う腹痛にも用います。また，胃がもたれる場合にも用います。

胃炎：症状が冷えによって悪化するものやストレス性のものに用います。

胃，十二指腸潰瘍：食前や食後に痛みが悪化する胃，十二指腸潰瘍の症状を和らげることができます。特に，冷たいものを飲んだり食べたりした時に症状が悪化するものに効果的です。

その他：胃アトニーや胆のう炎，膵炎に伴う痛み。

服薬指導や養生法のポイントじゃ

胃酸過多や逆流性食道炎の方は，食後すぐに横になると胃酸が逆流し症状が悪化します。食後1～2時間は横にならないようにしてください。また，暴飲暴食や早食いにも要注意です。脂肪摂取過多，チョコレートも症状悪化の原因になりますので気をつけましょう。なお，就寝時に胸やけが強い場合は夕食を軽めにし，頭を少し高くするか，横向きであれば左を下にして寝るようにしましょう。※甘草の副作用→ p.260

臨床研究ピックアップ

安中散は，胃痛および上腹部痛などのほか，月経困難症などによる下腹部痛にも有効であった（症例集積研究）。

(木下哲郎：産婦人科における“安中散”の使用経験．産婦人科漢方研究のあゆみ，28：89-91，2011)

29. 安中散

古典にかえってみよう

◆太平恵民和剤局方（一切気門）

・遠年日近の脾疼翻胃《ひとうほんい》にて，口に酸水を吐し，寒邪の気，内に留滞し，停積消えず，胸膈脹満，腹脇を攻刺し，悪心嘔逆，面黄肌痩し，四肢倦怠するを治す。又婦人血気刺痛し，小腹より腰に連なりて攻注重痛するを治す，並に能く之を治す（慢性，急性を問わず胃痛嘔吐し，口から酸っぱい水を吐き，寒邪が胃内に停滞し，食べた物が消化せずに，胸腹部がはって腹や脇が刺すように痛み，悪心嘔吐し，顔色は黄色くやせて，手足の倦怠するものを治す。また，婦人の気血うっ滞に伴う刺痛が，下腹から腰に及び，牽引性の疼痛となるものに用いる）

◆勿誤薬室方函口訣

・此方世上には澼嚢《へきのう》*1 の主薬とすれども，吐水甚き者には効なし。痛み甚者を主とす。反胃《ほんい》*2 に用ゆるにも腹痛を目的とすべし。また婦人の血氣刺痛には，澼嚢より反つて効あり（この処方は世間では，澼嚢の主薬とされているが，ひどく水を吐くものには効果がない。痛みがはなはだしいものに用いる。反胃に用いる場合も腹痛を目標とする。また婦人科の差し込む痛みには，澼嚢よりもかえって効果がある）

＊1　胃拡張や幽門狭窄などを指し，胃の通過障害によって食べて数日後に煩悶して嘔吐する状態のこと
＊2　食べて半日ほどたってから嘔吐する状態のこと

この処方も知っておこう

安中散加茯苓《あんちゅうさんかぶくりょう》（安中散＋茯苓）

安中散に補脾胃・利水・鎮静作用を持つ茯苓を加えた処方です。安中散の証で，へその付近の動悸が顕著で胃下垂傾向のものや，ストレス性の胃痛に多く用います。

鎮咳去痰剤／発表剤（辛温発表）

30. 小青竜湯

傷寒論，金匱要略（200 年頃）

水毒を伴う咳，喘息，鼻炎の薬

証のポイントを押さえよう

太陽病で水毒を伴うものに用いる

三陰三陽論　気血水論

本方の処方名にある青龍とは，四方を護る四神の 1 つで，東方を守護する神のことです。ほかに西方を護る白虎を冠した白虎湯と，北方を護る玄武を冠した玄武湯（別名：真武湯）があります。神の名を冠することから，後漢の当時から薬効の優れた名方との認識があったと思われます。なお，本方に青龍があてられたのは，麻黄の青色と関係しています。本方の証としては，かぜなどの急性熱性病であれば，太陽病で水毒を伴うものに用います。病邪は表《ひょう》にあり，特に鼻やのどに症状が出るものに効果的です。多くは悪寒を伴い，心下部に水毒があるため，水様性の鼻水，痰など症状のすべてが水っぽいという特徴があります。鼻炎，気管支炎，喘息など慢性化している場合も，同様に水っぽい症状を目標とします。

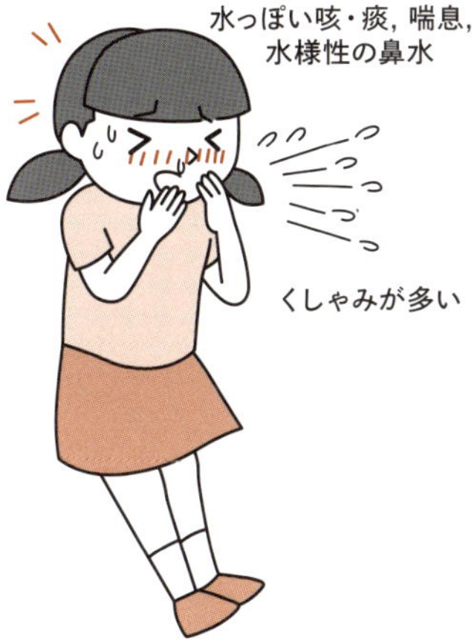
水っぽい咳・痰，喘息，
水様性の鼻水
くしゃみが多い

（注）小児の喘息では頭汗を伴うものに多く用いる

こんな症状の人に

かぜなどの**急性病**で**呼吸器症状を伴うもの**や，**咳**，**喘息**，**アレルギー性鼻炎**などの慢性の呼吸器疾患に用います。**痰**や**鼻水**が**透明で水様**となり，**喘鳴**や**咳**も**湿った音**となります。**くしゃみ**が多いという特徴があります。多くは上腹部の振水音を伴います。なお，小児の喘息では，多くは頭汗を伴います。

その他，アレルギー性結膜炎，涙目，よだれ過多にも応用します。

30. 小青竜湯

処方のしくみ

麻黄《まおう》 2 ～ 3.5（3 両），芍薬《しゃくやく》 2 ～ 3.5（3 両），乾姜《かんきょう》 2 ～ 3.5（3 両），甘草《かんぞう》 2 ～ 3.5（3 両），桂皮《けいひ》 2 ～ 3.5（3 両），細辛《さいしん》 2 ～ 3.5（3 両），五味子《ごみし》 1 ～ 3（半升），半夏《はんげ》 3 ～ 8（半升）

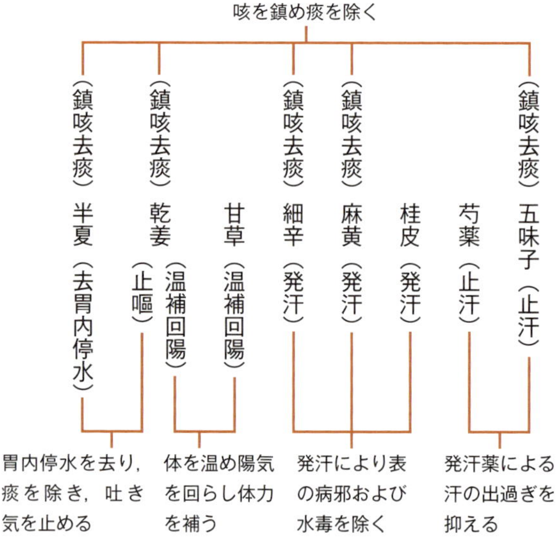

甘草，**乾姜**の温補回陽作用により，冷えた体を温めるとともに，**半夏**，**乾姜**で胃内停水を去って痰を除き，吐き気を鎮めます。また**麻黄**，**細辛**，**五味子**，**乾姜**，**半夏**で咳を鎮めて痰を除き，**麻黄**，**細辛**，**桂皮**の発汗作用により，表の病邪と水毒を除きます。その他，**五味子**，**芍薬**が発汗薬による汗の出過ぎを抑えバランスを取ります。このように本方は，太陽病で水毒を伴うものや，呼吸器系の水毒症状に対し，表の病邪を発汗し，また胃内停水を除くことによって，水様性の鼻水や痰を伴う咳といった呼吸器系の水毒を治す処方です。

どんな病気に使えるの？

喘息：痰はつばのように薄く透明で水っぽく，喘鳴や咳も湿った音を伴うものに用います。

咳，痰：かぜや気管支炎などの呼吸器系疾患で，咳や痰を伴うものに用います。この場合の咳はむせるような湿性の咳で息苦しさを伴い，痰は透明で水っぽくなります。

鼻炎：鼻汁は水っぽく，くしゃみを頻発します。花粉症，アレルギー性鼻炎にもよく用います。

かぜ：かぜの初期に用います。症状としては，くしゃみや水っぽい鼻水が特徴的です。咳を伴う場合は水っぽい痰となります。悪寒や発熱がある場合にも用います。

皮膚疾患：喘息と蕁麻疹が交互に現れるものに用います。

脱毛：頭に汗をかきやすく，円形脱毛症のように精神的な要因によって起こるものに用います。

中耳炎：急性，慢性期ともに用いますが，透明な滲出液を伴うことが特徴です。

眼性疾患：結膜炎，涙嚢炎などに用いますが，いずれの場合も涙が多いことが特徴です。

その他：急性腎炎，唾液過多，小児の虚弱体質改善，むくみなど。

服薬指導や養生法のポイントじゃ

本方証の適応である鼻水，咳，痰が水っぽい状態は水毒です。過度の水分摂取は控え，水分代謝を抑制するもち米は食べないようにしましょう。

注意：胃腸の弱い人が長期服用する際，麻黄の作用により食欲不振や胃痛を起こすことがあります。また人により不眠や心悸亢進などがみられることもあります。※甘草の副作用→ p.260

30. 小青竜湯

臨床研究ピックアップ

小青竜湯の漢方的使用目標は泡沫水様性の痰，水様性鼻汁，くしゃみなどを伴う場合であり，アレルギー性鼻炎の症状と合致する。最終全般改善度，症状別改善度，有用度など小青竜湯投与群はプラセボ群に比べ有意に優れていた（二重盲検ランダム化比較試験）。

〔馬場駿吉　他：小青竜湯の通年性鼻アレルギーに対する効果－二重盲検比較試験－．耳鼻咽喉科臨床，88(3)：389-405，1995〕

古典にかえってみよう

◆傷寒論（太陽病中）

・傷寒，心下に水気有り，咳して微喘し，発熱して渇せず，湯を服し已《おわ》り渇するは，これ寒去り解せんと欲する也，小青竜湯之を主る（傷寒でみぞおちに水毒があるために，咳と軽い喘鳴があり，発熱するが口渇はないものは小青竜湯を用いる。飲み終えて口渇するのは，寒邪が除かれて治ろうとしているからである）

・傷寒表解せず，心下に水気あり，乾嘔し，発熱して欬し，或いは渇し，或いは利し，或いは噎《いつ》し，或いは小便不利し，少腹満し，或いは喘する者，小青竜湯之を主る（傷寒で発表剤を使っても表証が除かれず，心下に水毒が停滞し，そのために吐き気があるが吐けず，発熱して咳があるものに小青竜湯を用いる。そのほか，時に，口渇や，下痢，むせる，小便の出が悪く下腹部が膨満する，呼吸困難があるといった症状を伴う場合にも小青竜湯を用いる）

◆金匱要略（痰飲咳嗽病）

・病溢飲《いついん》の者，まさにその汗を発すべし，大青竜湯之を主る。小青竜湯もまた之を主る（水毒が四肢に停留してむくむものは，発汗させなければならない。大青竜湯を用いるほか，小青竜湯も用いる）

鎮咳去痰剤

31. 麦門冬湯

金匱要略（200 年頃）

乾燥性の咳を鎮める薬

証のポイントを押さえよう

津液不足による呼吸器の炎症に用いる　気血水論

のどや気管など呼吸器粘膜が津液不足を起こすと，粘膜が過敏となり炎症を起こし，咳やのどの痛みといった症状が現れます。本方には，麻杏甘石湯のような強い鎮咳薬，清熱薬の配合はありませんが，呼吸器系や胃部の津液不足を潤すことによって，腹から突き上げてくるような奥深い乾燥性の咳を鎮める方剤です。

こんな症状の人に

津液不足によって咽喉部や気管ならびに胃部の津液が乾燥し，胃気が上逆するために，**腹の底から突き上げるような咳**をするものに用います。顔面が紅潮するほどの強い**連続性の咳**で，時に咳とともに嘔吐することもあります。津液不足のため，**痰は少量**で，**粘性があって切れにくく**，のどの奥にへばりつくような場合と，**無痰で乾燥性の咳**となる場合があります。また，咽喉部の乾燥感が強いために，声が枯れるものにも用います。津液不足のため口内は渇いて舌苔はなく，舌質は赤くつるつるとした鏡面状になることがあります。その他，シェーグレン症候群に伴う唾液分泌機能の低下に用います。

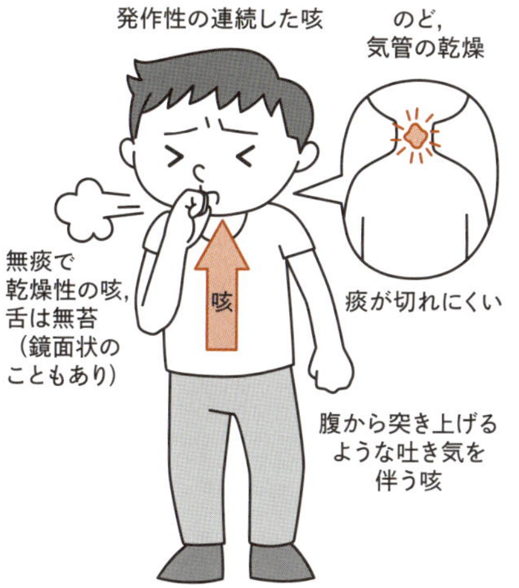

31. 麦門冬湯

処方のしくみ

麦門冬《ばくもんどう》 8 ～ 10（7 升），半夏《はんげ》 5（1 升），粳米《こうべい》 5 ～ 10（3 合），大棗《たいそう》 2 ～ 3（12 枚），人参《にんじん》 2（2 両），甘草《かんぞう》 2（2 両）

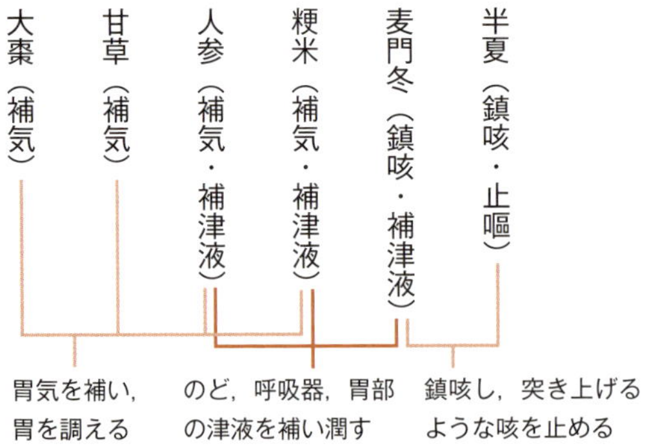

麦門冬，**半夏**の鎮咳作用に加え，**人参**，**粳米**，**麦門冬**で，のど，呼吸器，胃部の津液を潤して粘膜過敏を治め，また**大棗**，**甘草**，**人参**で胃気を調えることにより，胃気上逆を鎮めて腹の底から突き上げてくるような咳を治します。

どんな病気に使えるの？

咳，痰：無痰，もしくはのどの奥にへばりつくような粘性の切れにくい痰で，突き上げるような連続性の咳をするものや，妊娠中の咳に用います。

喘息：のどや気管が乾燥して過敏になり，激しい咳を伴う咳喘息に用います。

声がれ：口中，咽喉部の乾燥感が強く，声がかれるものや，のどがイガイガするものに用います。

糖尿病：初期の糖尿病で，口中が粘り，咽喉から胃部にかけての乾燥感が強いものに用います。

その他：肺炎，気管支炎，百日咳，肺結核，咽喉炎，シェーグレン症候群など。

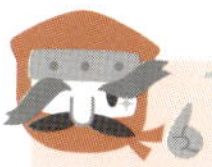

服薬指導や養生法のポイントじゃ

咳や喘息発作は，満腹になるとひどくなりますので，食べ過ぎないように日頃から腹８分を心がけましょう。また，喫煙やトウガラシなどの辛いもの，もち米は，のどや気管の粘膜を刺激します。少なくとも咳や喘息症状がある時は，とらないようにしましょう。なお，喘息発作は進行すると命に関わることがあります。起坐呼吸を要するような場合は，医療機関を受診するように勧めてください。※甘草の副作用→ p.260

臨床研究ピックアップ

かぜ症候群慢性咳嗽に対して，麦門冬湯には，臭化水素酸デキストロメトルファンとほぼ同等の咳嗽抑制効果がみられ，服用２日目での抑制効果はより優れており，その効果発現はより速やかであった（ランダム化比較試験）。

〔藤森勝也　他：かぜ症候群後咳嗽に対する麦門冬湯と臭化水素酸デキストロメトルファンの効果の比較（パイロット試験）．日本東洋医学雑誌，51（4）：725-732，2001〕

古典にかえってみよう

◆金匱要略（肺痿肺癰咳嗽上気）

・大逆上気し，咽喉利せざるに，逆を止め，気を下す者，麦門冬湯之を主る（顔が紅潮するほどに大いに気が上逆し，のどがつまったようになるものは，この上逆を止め，気を下げるために麦門冬湯を用いる）

この処方も知っておこう

麻杏甘石湯《まきょうかんせきとう》（麻黄，杏仁，甘草，石膏）

強い鎮咳去痰作用と清熱作用も併せ持った処方で，連続性の激しく強い咳に用います。本方証は呼吸器系に熱がこもった状態のため，口渇や煩躁感を呈することが多く，咳とともに汗ばむようなものに用いますが，無汗であっても用いることはできます。

筋肉関節鎮痛剤 / 利水剤

32. 麻杏薏甘湯

金匱要略（200 年頃）

筋肉，関節痛の薬

証のポイントを押さえよう

湿邪による痺証に用いる　気血水論

本方は，『金匱要略』の痓湿暍病篇《ししつえつびょう》に収載され，「湿家の病」つまり湿邪に侵されて全身が痛んで発熱する病態を治す代表処方として取り上げられています。本方の証は，筋肉，関節が湿邪に侵され，痛みや倦怠感のある状態であり，湿度の高い環境に長くいたり，発汗後に風に当たって冷えたことが原因となって起こる腰痛，関節の痛みや腫れ，筋肉痛などに効果を発揮します。関節炎，関節リウマチ，ぎっくり腰，坐骨神経痛，筋肉痛などに用い，湿邪を除き，筋肉の緊張を緩め，痛みを治します。

こんな症状の人に

関節や筋肉に痛みとともに重だるさがあり，特に梅雨時や秋の長雨，低気圧など湿邪によって症状が悪化するのが特徴です。本方は利湿・利水作用もあるので関節に腫れや水腫を伴う場合も適応となります。また，下半身が重だるく，夕方になるとほてってむくみやだるさ，痛みが悪化する傾向があるものにも用います。その他，水いぼ，汗疱，掌蹠角化症の改善や，麻黄に食欲抑制作用ならびに新陳代謝賦活作用があるため肥満の改善にも応用します。

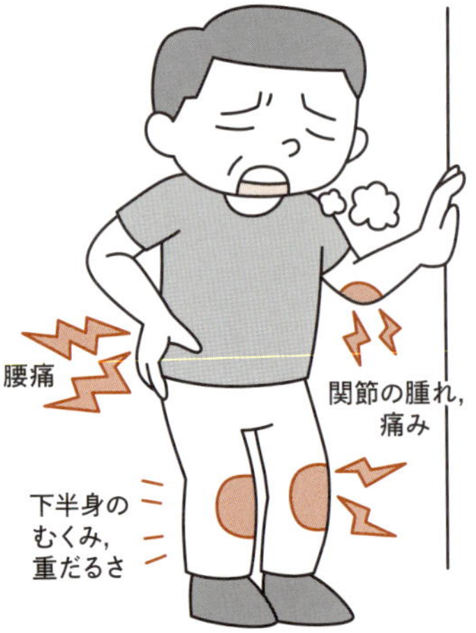
腰痛
関節の腫れ，痛み
下半身のむくみ，重だるさ

処方のしくみ

麻黄《まおう》4（半両），杏仁《きょうにん》3（10 箇），薏苡仁《よくいにん》10（半両），甘草《かんぞう》2（1 両）

薏苡仁（利湿・利水）
麻黄（鎮痛）（利湿・利水）
杏仁
甘草（緊張緩和）（鎮痛）

薏苡仁・麻黄 → 湿と水滞を除き関節痛，関節水腫，四肢の倦怠感を治す

麻黄・甘草 → 筋肉の緊張をほどき痛みを緩和させる

麻黄，**薏苡仁**の利湿・利水作用により，湿を除き，関節痛，関節水腫，手足の倦怠感を治し，**麻黄**，**甘草**で筋肉の緊張を緩め，痛みを緩和させます。本方は，湿邪が原因として起こる筋肉や関節の痛み，水腫，だるさに対し，湿を除くとともに筋肉の緊張を緩めて痛みを除き，むくみや水腫など筋肉，関節の諸症状を改善する処方です。

なお，本方の**杏仁**の作用は，一説には利湿や鎮痛の補助として働くともいわれますが，傷寒論，金匱要略の著者である張仲景が麻黄湯の変方として創案した処方であり，麻黄湯からの処方の変化を論じるため**杏仁**を残したと考えられます。本方中の**杏仁**の作用については定かではありません。

なお，**杏仁**と**麻黄**には鎮咳去痰作用があるため，筋肉・関節痛があって咳を伴う場合に応用することもあります。

どんな病気に使えるの？

リウマチ，関節炎：患部の炎症の有無にかかわらず用います。関節に水腫のある場合には特に効果的です。

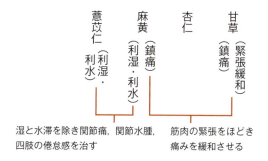

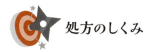

32. 麻杏薏甘湯

神経痛：坐骨神経痛，肋間神経痛など，湿気や低気圧の接近によって悪化するものに用います。

腰痛：ぎっくり腰などの急性の腰痛に用いるほか，慢性の腰痛にも使用します。腰痛時にはこの薬を温服し，タオルや腹巻などで患部を覆い，足湯などで患部から発汗させるとなお効果的です。

肥満：水分代謝，脂肪代謝を促すので，水太りにも脂肪太りにも用います。食欲が旺盛なものも，この薬を服用することで食欲を抑制することができます。その場合は，食前 30 分の服用がより効果的です。

いぼ，掌蹠角化症：子供の多発性のいぼや水いぼによく効きますが，大人にも用います。その場合，さらに薏苡仁を煎じたもの（または錠剤など）を併用するとより効果的です。また手のひらや足の裏の皮がポロポロむける掌蹠角化症や，同じく小さな水疱ができた後に皮がむける汗疱にも用います。

むくみ：手足が重だるく，夕方になると足がむくむものに用います。この際，アズキの煮汁を併用するとより効果的です。

その他：ばね指，咳などの疾患や，美肌にも用います。

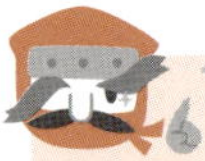

服薬指導や養生法のポイントじゃ

本方をダイエットの目的として服用する際は，食事の 30 分くらい前に服用すると，食欲を抑えられるので効果的です。また，むくみの場合は，アズキの煮汁を併用すると利尿効果が高まります。

注意：胃腸の弱い人が長期服用する際，麻黄の作用により食欲不振や胃痛を起こすことがあります。また，人により不眠や心悸亢進などがみられることもあります。※甘草の副作用→ p.260

臨床研究ピックアップ

コラーゲン誘発性関節炎（CIA）マウスと pX トランスジェニックマウスに対する漢

方薬 8 種の作用について検討し，大防風湯，甘草附子湯，麻杏薏甘湯が CIA マウスにおける関節炎の重症度を有意に低下させた。発症も遅延させたが，有意なのは麻杏薏甘湯のみであった。さらに，これらの 3 処方は pX トランスジェニックマウスの関節症を抑制した（動物実験による薬効比較）。

〔Ono Y et al.：Evaluation of Kampo medicines used to treat rheumatoid arthritis in collagen-induced arthritic and pX transgenic mice. Mod Rheumatol 13（1）：50-56, 2003〕

古典にかえってみよう

◆金匱要略（痓湿暍病）

・病者一身盡《ことごと》く疼き，発熱し，日晡《にっぽしょ》所劇しき者は風湿と名づく。この病，汗出でて風に当るにより傷られ，或は久しく冷を取るにより傷られ致す所なり。麻黄杏仁薏苡甘草湯を与うべし（体中が疼いて発熱し，夕方頃になって痛みが激しくなるものは風湿の病である。これは汗をかいたまま風に当たったり，あるいは長時間にわたり体を冷やしたために起こる病である。麻杏薏甘湯を与えなさい）

この処方も知っておこう

越婢加朮湯《えっぴかじゅつとう》（麻黄，石膏，生姜，大棗，甘草，白朮）

麻杏薏甘湯と同様に湿邪を原因とする筋肉，関節の痛みや浮腫を改善しますが，さらに患部の炎症が強く，熱を持ったり，腫れて水がたまるものに用います。その他，アトピー性皮膚炎などの皮膚病で，発赤やかゆみなどの炎症症状が強く，ジュクジュクして分泌物が多いものや水疱を伴うものに用います。

疎経活血湯《そけいかっけつとう》（当帰，芍薬，川芎，地黄，蒼朮，茯苓，桃仁，牛膝，威霊仙，防已，羌活，防風，竜胆，生姜，陳皮，白芷，甘草）

下腿のうっ血や筋肉の引きつれなどの瘀血，血虚の症状を伴う足腰の痛み，しびれ，麻痺に用います。月経不順を伴うものや，末梢循環障害に伴い夜間や明け方に痛みが増す傾向にあるものに有効です。

五積散《ごしゃくさん》（茯苓，蒼朮，陳皮，半夏，当帰，芍薬，川芎，厚朴，白芷，枳殻，桔梗，乾姜，生姜，桂皮，麻黄，大棗，甘草，香附子）

慢性化した腰痛，関節痛で，重だるくじわじわと痛むものや，腰が不安定で疲れやすいものに用います。胃痛や腹痛を伴う胃腸虚弱タイプの腰痛や，月経痛など婦人科の不調が原因で起こる腰痛にも効果的です。

筋肉関節鎮痛剤 / 温補剤

33. 桂枝加朮附湯

方機（1811 年）

冷えと湿気を原因とする筋肉，関節痛の薬

証のポイントを押さえよう

寒邪（冷え）や湿邪による痺証に用いる　気血水論

痺証とは，関節や筋肉が風・湿・寒の邪に侵されることによって起こるだるさ，痛み，しびれ，麻痺などの病変で，本方はそのうち湿・寒の邪に侵されたものに用います。患部および全身を温め，湿邪を除くことにより筋肉，関節の痛み，神経痛，しびれ，麻痺などを解消します。

こんな症状の人に

冷えと**湿邪**により，血流が悪くなり，手足の**筋肉**や**関節**に**痛み**や**しびれ**，**重だるさ**があるものに用います。**患部が冷たい**，寒がりで**冷え症**，**寒冷や湿度の高い環境下で痛みが悪化**するといった特徴を目標に，関節痛，神経痛，筋肉痛，運動障害に広く用います。また，本方には麻黄の配合がないので，麻黄で胃痛や胃もたれを起こす人にも使用できます。

処方のしくみ

桂皮《けいひ》 3 ～ 4（6 分），芍薬《しゃくやく》 3 ～ 4（6 分），大棗《たいそう》 3 ～ 4（6 分），生姜《しょうきょう》 1 ～ 1.5（6 分），甘草《かんぞう》 2（4 分），蒼朮《そうじゅつ》 3 ～ 4（朮 6 分）（白朮《びゃくじゅつ》も可），加工ブシ 0.5 ～ 1（附子 4 分）

（注）『方機』では，加工ブシではなく附子と記載され，また蒼朮ではなく朮と記載されている。

桂枝湯に**蒼朮**と**附子**を加えた処方です。**附子**，**桂皮**，**生姜**で体を温め血行をよくして冷えを除き，**蒼朮**，**附子**，**桂皮**で湿邪を除くとともに筋肉，関節の痛みを止めます。また**芍薬**，**甘草**で筋肉の緊張を緩めて痛みを緩和し，**生姜**，**大棗**，**甘草**で胃腸を補い体力をつけます。

どんな病気に使えるの？

神経痛：冷えと湿気が原因となるもので，しびれるような痛みのあるものに用います。肋間神経痛，上腕神経痛，坐骨神経痛などに効果があります。鎮痛薬で胃もたれを起こす人にも心配なく用いることができます。

関節痛：四肢や関節のこわばりがあり屈伸困難で，尿の出が悪く，手足が冷えるといった症状のある関節痛に用います。冷えや湿気によって症状が悪化する場合に効果的です。腰痛にも有効です。

筋肉痛：むくんで手足が重だるく，冷えて筋肉が痛むものに用います。

冷え性：皮膚，筋肉，関節部の水分代謝が悪く，尿が出にくく，冷えのあるものに用います。

その他：顔面神経麻庫，半身不随など。

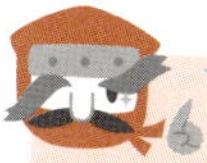

服薬指導や養生法のポイントじゃ

首，肩，腕など上半身の痛みには，就寝時や外出時に首にタオルやマフラーを巻いて首を冷やさないように，膝痛，腰痛など下半身の痛みは，足腰を冷やさないように気をつけましょう。なお，患部の炎症が強く，腫れて熱を持つ場合は，本方の適応ではありません。越婢加朮湯などを用います。

※甘草の副作用→ p.260

臨床研究ピックアップ

サルコイドーシス患者に対し，桂枝加朮附湯が，サルコイドーシスの診断･活動性マーカーである血清 ACE 値，リゾチームをステロイドの投与の有無にかかわらず低下させた（ランダム化比較試験)。

(稲垣護　他：肺サルコイドーシスに対するツムラ桂枝加朮附湯の使用経験．和漢医薬学会誌，7：316-317，1990)

筋肉関節鎮痛剤

34. 芍薬甘草湯

傷寒論（200 年頃）

筋肉の緊張によって起こる，さまざまな痛みの緩和に用いる薬

証のポイントを押さえよう

筋緊張による痛みであれば「三陰三陽」を問わず用いることができる

三陰三陽論

本方は，筋肉の緊張を緩めることにより，筋肉，関節痛を緩和する方剤です。『傷寒論』では太陽病に収載される処方ですが，足の引きつれを治すことに主眼が置かれており，「三陰三陽」の病位を問わず使用可能です。こむら返りや足の引きつれに多く用います。

こんな症状の人に

筋肉疲労などによる筋肉の緊張や縮みが原因で起こる**筋肉**，**関節痛**を本方の目標にします。**こむら返り**や**足の引きつれ**に著効を示しますが，筋肉の緊張に由来する痛みであれば**腰痛**や**腹痛**，**月経痛**でも効果を発揮します。また，急迫症状を緩和するので，**尿路結石**や**胆石**の**疼痛発作**にも用いることができます。なお，本方証で冷えが顕著なものには，大熱薬である附子を加えた芍薬甘草附子湯として用いるとより効果的です。なお，両処方とも筋肉の緊張を緩める作用が主であるため，湿邪が強く影響する場合や，腫れや浮腫のある場合には適応ではありません。

処方のしくみ

芍薬《しゃくやく》 3 ～ 8（4 両），甘草《かんぞう》 3 ～ 8（4 両）

芍薬の筋弛緩作用と**甘草**の急迫緩和作用が相乗的に働き，止痛，止痙作用を発揮します。

どんな病気に使えるの？

筋肉痛，関節痛，腰痛：筋肉疲労などによる筋緊張性の痛みを和らげます。

腹痛：腹部の緊張を緩め，ストレス性，緊張性の腹痛，生理に伴う腹痛，腰痛を治します。

けいれん発作：全身およびこむら返りなどの筋肉局所のけいれんに用います。

その他：てんかん，三叉神経痛，胃けいれん，胆石・尿路結石の疼痛など

服薬指導や養生法のポイントじゃ

即効性があり，頓用としての使用がほとんどです。

注意：甘草の分量が多いため，長く服用する際は副作用の発現に注意します。頓服の場合はほとんど問題になることはありません。※甘草の副作用→ p.260

臨床研究ピックアップ

筋痙攣（肝硬変に伴うもの）に対する芍薬甘草湯投与により，プラセボと比較し有意に高い改善率が認められた（二重盲検ランダム化比較試験）。

〔熊田卓　他：TJ-68 ツムラ芍薬甘草湯の筋痙攣（肝硬変に伴うもの）に対するプラセボ対照二重盲検群間比較試験．臨床医薬，15（3）：499-523，1999〕

この処方も知っておこう

芍薬甘草附子湯《しゃくやくかんぞうぶしとう》（芍薬，甘草，附子）

芍薬甘草湯に温補鎮痛作用のある附子を加えた処方です。芍薬甘草湯証で冷えが顕著な場合に用います。

筋肉関節鎮痛剤 / 利水剤

35. 防已黄耆湯

金匱要略（200 年頃）

水分代謝不良によるむくみ，多汗，筋肉，関節痛，皮膚疾患の薬

証のポイントを押さえよう

表の水毒に用いる　気血水論

本方の証は表の水毒であり，皮下や関節部の水分代謝が悪いために，関節水腫や関節痛，むくみ，体や足が重だるいなどの症状を呈するもの，体表が虚しているために肌の緊張が弱く，触れると冷たくじっとりと湿っているものに用います。汗が多いという特徴があります。

こんな症状の人に

冷たくじっとりと**湿った自汗が**あり，疲れやすく，**体や足が重だるい**もの，**関節痛**や**関節に水がたまる**もの，尿量が少なく特に**下半身がむくむ**ものに用います。**変形性膝関節症**や**関節リウマチ**にも用います。なお，ぽっちゃりとした水太りのタイプは，皮下の水毒の１つの目安になりますが，やせていても上記の症状があれば本方の適応となります。

その他，本方は**多汗**に用いますが，主に**下半身**における**冷汗**を目標とします。頭汗を伴う場合もありますが，表虚に起因する汗であり，熱汗とはなりません。よって瘀血証の場合の血気の上衝に伴う熱汗は適応ではありません。

処方のしくみ

防已《ぼうい》 4 ～ 5（1 両），黄耆《おうぎ》 5（1 両 1 分），白朮《びゃくじゅつ》 3（7 銭半）（蒼朮《そうじゅつ》も可），生姜《しょうきょう》 1 ～ 1.5（4 片），大棗《たいそう》 3 ～ 4（1 枚），甘草《かんぞう》 1.5 ～ 2（半両）

- 大棗（補脾胃）
- 甘草（補脾胃）
- 生姜（補脾胃）
- 白朮（補脾胃）（補気・利湿）
- 黄耆（補気・利湿）
- 防已（利湿・鎮痛）

白朮（補脾胃）・生姜・甘草・大棗：脾胃を補い体力をつけ，表の気を充実させる

防已・黄耆・白朮（補気・利湿）：表の気を補い，体表の湿を除き自汗，水腫，痛みを治す

黄耆，**白朮**の補気利湿作用と**防已**の利湿鎮痛作用により，表の気を補い，体表の湿を除いて自汗や多汗，関節の水腫や痛み，むくみを解消します。また**白朮**，**生姜**，**甘草**，**大棗**の補脾胃作用により，消化器系の働きを高めて体力を補い，表の気を充実させます。このように本方は，疲労倦怠，関節痛，むくみ，多汗などの表の水毒と表の虚証に伴う症状に対し，表の気を補い，体表の湿を除いて止汗し，筋肉，関節の痛みや水腫，むくみ，疲労倦怠を解消する処方です。

どんな病気に使えるの？

多汗症：下半身から冷たい汗をかくものや，寝汗をかくものに用います。

肥満症：水太りの体質で，色白で筋肉に力がなく，肌が湿っているタイプに用います。

腎疾患：慢性腎炎，ネフローゼ症候群などで，発熱がなく，むくみ気味で軽い口渇があり，尿量の少ないものに用います。

皮膚疾患：患部がじっとりと湿った蕁麻疹，湿疹などに用います。

むくみ：特に下半身がむくみ，尿量が少なく，皮膚に弾力のないものに用います。

関節炎：膝などの変形性の関節炎に多く用います。リウマチ性の関節炎や膝の関節に水がたまっている場合にも用います。

その他：陰嚢水腫，わきが，中耳炎，腰痛，筋肉痛，坐骨神経痛，化膿を伴う疾

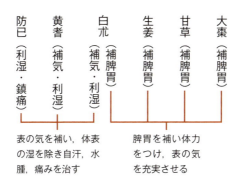

35. 防已黄耆湯

患，疲労倦怠感，冷え症，月経不順など。

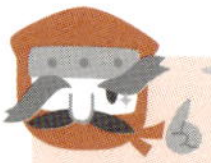

服薬指導や養生法のポイントじゃ

変形性膝関節症などの膝の痛みには，膝への負担を軽くするため，体重を落とすことが効果的です。特に肥満傾向にある場合には，腹 8 分を心がけ，寝る前 2 時間は食べないようにしましょう。また，膝回りの血行不良や，内ももを中心とした大腿部の筋力低下が膝痛の一因となります。膝が冷えないように気をつけ，膝回りの筋肉をマッサージするのもよい方法です。また，内ももを鍛えるためには，仰向けで，両膝の間に 2 つ折りにした座布団を入れ，足全体で内側に向けて座布団を挟むように力を入れるとよいでしょう。

※甘草の副作用→ p.260

臨床研究ピックアップ

変形性膝関節症に防已黄耆湯を投与したところ，膝痛に対して 4 週間後に 45 例（32.8％），6 カ月後に 59 例（43.1％）有効であった（症例集積研究）。

（大谷俊郎　他：変形性膝関節症に対する防已黄耆湯の臨床効果．東京膝関節学会会誌，18：31-33，1998）

古典にかえってみよう

◆金匱要略（水気病篇）

・風水，脉浮は表に在りとなし，其の人或《あるい》は頭汗出で，表に他病なく，病者は但《ただ》下重く，腰より以上は和をなし，腰以下は当《まさ》に腫れ陰に及び，屈伸以《も》って難きを治す（風邪により浮腫や尿不利を呈する水毒の病で，脉浮となり病邪が表にあるもの，あるいは頭から汗が出るほかは表証がなく，ただ下半身が重だるく，腰より下に浮腫があって陰部まで腫れ，屈伸ができないような状態を治す）

◆金匱要略（痓湿暍病篇）

・風湿脉浮，身重く汗出で悪風する者，防已黄耆湯之を主る（風湿の病で脉浮となり，体が重く，風が当たると寒気がするものは防已黄耆湯を用いる）

其の四 まとめ

いよいよ各論の漢方処方に入りました。まずは，効能分類の全体像をざっくりつかんでから個々の処方を勉強すると理解が深まります。

本書では，発表剤，清熱剤，瀉下剤，温補剤，気剤（行気剤，鎮静剤，補気強壮剤），血剤（補血剤，駆瘀血剤），利水剤，健胃剤（止瀉・止嘔剤，止痛剤，去湿剤），鎮咳去痰剤，筋肉関節鎮痛剤の 10 種に分類しました。

こうした効能を持った漢方処方を運用するにあたっては，病態の本質を知るために，病邪の種類（風邪，寒邪，湿邪など），病邪の侵襲部位（表裏）と生体側の反応（虚実），冷えと熱症状の状態（寒熱），気血水の滞りや過不足の状態を見極め，其の参で学んだものさしに当てはめて患者の証に合った処方を選びましょう。より効果的な漢方が提供できるはずです。

処方解説の「証のポイントを押さえよう」では，その処方に関係するものさしの種類と証の要点をまとめ，「こんな症状の人に」で，より具体的な症状についてイラストを交えながら解説しました。処方の証を捉えるうえで押さえておきたい情報です。「処方のしくみ」では，漢方処方を立体的に理解するため，構成生薬が処方の中で，ほかと協力しながらどのような役割を担っているのかを詳述しています。処方の使い方が概ね理解できた段階で，この「処方の効能と構成生薬との関係」を学べば格段に応用範囲が広がるでしょう。「どんな病気に使えるの？」では，処方の適応症について一般的なものから応用まで使用法の要点を記載しました。「服薬指導や養生法のポイントじゃ」では，服薬指導に役立つ情報をまとめ，処方の効果を最大限に発揮させるための養生法（食事療法，服装，入浴や睡眠など）や，処方を用いる際の注意点，副作用などを記載しました。「臨床研究ピックアップ」では，エビデンスの中から興味深いものを選定したので，処方提案の裏づけとして役立つものもあるでしょう。「古典にかえってみよう」では，処方の原典に収載された条文を載せたので，処方効能と照らし合わせて学ぶと意外な発見があるかもしれません。「この処方も知っておこう」には，類方を収載したので，使い方を比較しながら学びましょう。

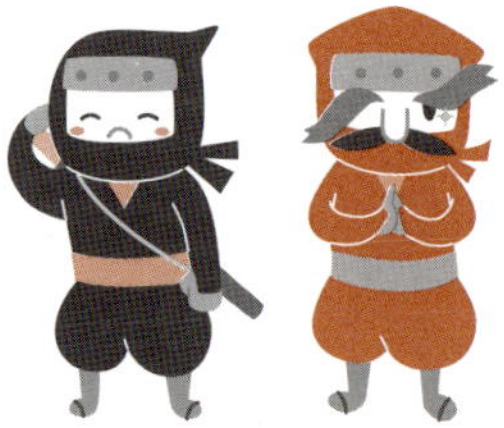

其の伍

症状別の治療法

1. かぜ の巻

病の捉え方

漢方では，かぜの原因は，頭，首，肩，鼻，のどのあたりから風邪《ふうじゃ》が入るためと考えます。ひき始めはくしゃみや鼻水，寒気，発熱，頭痛などの症状が現れますが，汗をかいているか，いないかで対処が異なります。汗が出ていない場合は，実証ですので体を温めて発汗させます。自然に汗が出ている場合は，虚証となりますので発汗を軽めにし，体を温めながら，気の巡りをよくします。

かぜが長引いて，微熱が続いたり，食欲不振となった場合は，少陽病に移行しています。胸部や胃腸の炎症を鎮めるのがポイントです。

漢方薬

葛根湯《かっこんとう》：ひき始めのかぜで頭痛，発熱，肩こり，寒気があり，汗が出ていない場合に

桂枝湯《けいしとう》：頭痛，発熱，寒気がある初期のかぜで，体力がなく，汗が出る場合に

小青竜湯《しょうせいりゅうとう》：かぜの初期で，くしゃみ，鼻水が多い場合に。痰や鼻水すべてが水っぽいのが特徴

麻黄附子細辛湯《まおうぶしさいしんとう》：熱がほとんど出ず，強い寒気があるかぜに。痰や鼻水すべてが水っぽく冷たいのが特徴

小柴胡湯《しょうさいことう》：かぜが長引いて食欲がなく，痰や鼻水が粘っこい場合に

柴胡桂枝乾姜湯《さいこけいしかんきょうとう》：背部悪寒が強いかぜに，かぜが慢性化して，体力が落ち微熱や口渇を伴うものや背中が冷えやすいもののかぜ予防によい

養生法＆食事療法のアドバイス

養生法：かぜは首元から入ることが多いので，マフラーやタオルを首に巻き，寒気がある時はカイロを用いるなどして体を冷やさないようにし，予防しましょう。マスクで口の中やのどの保湿を行うことも重要です。ひいてしまった場合は，安静と睡眠を心がけ，温かい消化のよいものを食べるようにしましょう。

食事療法：かぜの時の食事の基本は，温かく，消化のよいものをとるようにし，体を冷やすものや脂っこいものは避けましょう。

寒気や頭痛，肩こりを伴うかぜの場合は，温かい汁物などをとり，少し汗をかくとよいでしょう。発汗作用のある長ネギとショウガを組み合わせたスープや，クズ湯がお勧めです。これらは，頭痛，咳，鼻づまりにも効果があります。熱めのシナモンティーにショウガを少し入れて飲むのもよい方法です。

咳が出始めたら，上記の長ネギとショウガのスープにシソの実を入れるとよいでしょう。シソの実は咳によく効きます。

かぜが胃腸にきて，吐き気のある場合や食欲のない場合には，等量の梅肉とショウガのみじん切りに熱湯を加えて飲みます。ぬるま湯だと吐き気が強くなることがありますので注意してください。

ツボ療法のアドバイス

かぜのひき始めで首や肩のこり，頭痛が起こる場合には，天柱《てんちゅう》，風池《ふうち》，肩井《けんせい》のあたりを皮膚が温まるくらい乾布摩擦をします。家庭用の簡易灸もよいでしょう。灸は肌がほんのり赤くなる程度にします。肩井は熱さを感じにくいので熱さを感じるまですえます。鼻からのどにかけての症状がある場合は，合谷《ごうこく》に灸をすえます。

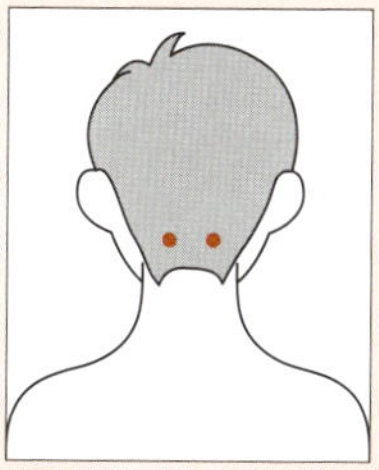

天柱

後頭部中央の髪の生え際の両脇にある太い筋肉のすぐ外側

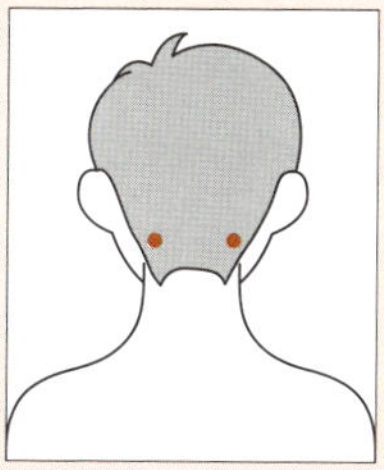

風池

耳の後ろにある突起状の骨と後頭部中央の太い筋肉との間，髪の生え際

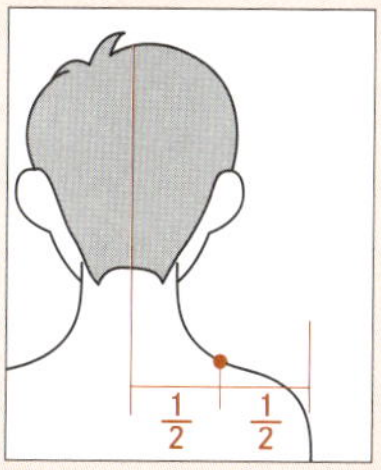

肩井

肩の中央の一番盛り上がったところ

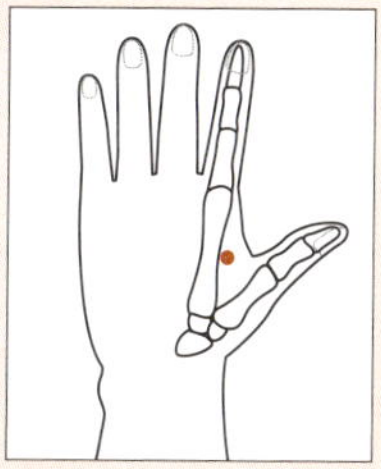

合谷

手の甲側，親指と人差し指の中手骨が交わる部分から 1cm くらい指先寄りの人差し指の骨際

2. のどかぜ，のどの痛み の巻

病の捉え方

のどのかぜは，葛根湯を用いるような寒気を伴うかぜとは区別して考えます。東洋医学では，「温病」と呼ばれ，寒気はありませんが，発熱，のどの腫れや痛み，口中の渇きなどの症状が起きます。このようなかぜの場合は，汗をかかせ過ぎると津液が不足して，かえってのどの炎症を助長することがありますので，まずのどを潤して炎症を抑えることで治療します。また咽痛から咳となった場合は，呼吸器の炎症の程度や津液不足の程度によって治療法を選びます。

漢方薬

銀翹散《ぎんぎょうさん》：のどの痛みから始まり，発熱，口渇があり，寒気のないかぜの初期に

駆風解毒湯《くふうげどくとう》：銀翹散よりものどの炎症や痛みの強いものに

麻杏甘石湯《まきょうかんせきとう》：連続した激しい咳があり，咳をすると気管から胸部に痛みを伴う場合に，夜に布団に入ってから，咳のひどくなるものにもよい

麦門冬湯《ばくもんどうとう》：口やのどの渇きが強く，粘性の痰が切れにくい咳によい。深いところから連続した咳が突き上げるように出る。舌が赤く表面に舌苔がなくつるつるしていることが多い

小柴胡湯桔梗石膏《しょうさいことうききょうせっこう》：のどが痛み，扁桃腺が腫れて熱を出しやすいものに

養生法&食事療法のアドバイス

マスクをして口中やのどの保湿を行い，タオルを首に巻き，のどを冷やすのを防ぎます。のどの炎症には少し温めたダイコンおろしやナシのすりおろしジュースが効果的です。ゆっくりのどを潤すように食しましょう。あくの強い山菜類や刺激の強い香辛料，エビ・カニなどは避けましょう。咳の場合はこれに加え，かんきつ類など酸味のものを避けます。のどの筋肉を刺激して，咳を助長するからです。

3. 咳，喘息 の巻

病の捉え方

かぜが長引くと咳が出やすいものですが，気管支が弱い場合やアレルギー反応で咳が出る場合もあります。かぜの場合の咳には，呼吸器の水滞の改善や，のどや気管，肺の炎症を鎮める漢方薬が，アレルギーによる咳は，食物に気をつけ，咽喉の粘膜の充血を取る漢方薬が効果的です。緊張すると咳が出るようなタイプにも漢方薬はお勧め。慢性の人は，薬の服用と合わせて，体質改善を図ることも大切です。

漢方薬

小青竜湯《しょうせいりゅうとう》：かぜの初期でくしゃみ，鼻水，水っぽい痰などが伴う咳に。喘息では，痰が水っぽく，寒さで悪化するタイプに用いる

麻杏甘石湯《まきょうかんせきとう》：のどや気管の炎症が強く，連続性の激しい咳があり，顔が赤くなるようなものに，喘息では，発作時に汗をかくようなものによい

半夏厚朴湯《はんげこうぼくとう》：緊張するとのどがつかえたよう（梅核気）になり，咳払いするものに。ストレスで発作を起こしやすいものによい

柴朴湯《さいぼくとう》：慢性化した咳や喘息に。喘息の場合は，寛解期の体質改善に多く用いる

麦門冬湯《ばくもんどうとう》：口中やのどの乾燥が強く，コンコンという乾いた咳が長く続く場合に。痰は濃くのどの奥にへばりつくような感じとなる

麻黄附子細辛湯《まおうぶしさいしんとう》：背中にぞくぞくする悪寒があり，冷えると悪化する咳・喘息に用いる。痰は水っぽく冷たいのが特徴

養生法&食事療法のアドバイス

咳の予防にはかぜと同じく体を冷やさないようにして，マスクなどで口の中の乾燥を防ぐことが大切です。衣服やマフラーでの保温や肩甲間部の乾布摩擦が有効です。緊張して咳が出る場合は，足を温めてのぼせを解消しましょう。胃に食物が多くあると発作を起こしやすくなるので，食べ過ぎにも注意しましょう。

4. 鼻炎，花粉症，副鼻腔炎 の巻

病の捉え方

鼻炎は，「かぜの初期症状」，「アレルギー性（花粉症など）」などの場合がありますが，炎症が長引き，副鼻腔の粘膜にまで炎症が及ぶと，副鼻腔炎を起こします。

鼻炎が悪化しやすいのは，春先と秋口ですが，2つの時期では違いがあります。春は肝の機能が高ぶりやすく，のぼせが強くなり，鼻粘膜や目が充血して鼻炎が起こります。これは瘀血が皮膚や粘膜に現れている状態です。秋口の場合は，朝夕の冷えで皮膚呼吸が抑制され，その負担が鼻にかかって鼻炎を起こします。治療のポイントは，春先は血の滞りを解消させ，秋口は体を温め，呼吸器系や胃腸系の水分代謝をよくするようにします。

漢方薬

小青竜湯《しょうせいりゅうとう》：くしゃみや鼻水，涙などが多く，すべてが水っぽいことが特徴である。涙目がひどい場合の改善にもよい

麻黄附子細辛湯《まおうぶしさいしんとう》：背中に強い寒気があり，鼻水が冷たく水っぽいものに用いる

葛根湯合十味敗毒湯《かっこんとうごうじゅうみはいどくとう》：目や鼻などの粘膜が充血して起こる症状によい。涙目，目の充血，鼻炎（連続するくしゃみや透明の鼻汁，鼻づまり）などがあり，鼻腔内のかゆみの強いものに用いる。アレルギー性鼻炎にもよい

黄連解毒湯《おうれんげどくとう》（目）：のぼせが強く，目の充血がはなはだしく，強い目のかゆみを伴うものに

葛根湯加川芎辛夷《かっこんとうかせんきゅうしんい》：鼻づまりの症状が強く，首や肩のこり，頭痛や頭重感を伴い，濃い鼻汁が出るものに。副鼻腔炎によい

辛夷清肺湯《しんいせいはいとう》：鼻部に強い炎症があり，鼻づまりに痛みを伴うようなものに。濃い膿性の鼻汁が出るのが特徴。副鼻腔炎によい。葛根湯加川芎辛夷よりも患部に強い炎症がある場合に用いる

養生法&食事療法のアドバイス

養生法：かぜと同じく体を冷やさないように衣服やマフラーで保温することが大切です。鼻づまりには鼻の側面を摩擦するとよいでしょう。花粉症は外出時にマスクを用いたり，玄関先で衣服をはらうなどして花粉を室内に入れないようにしましょう。また外から帰ったら，目を洗ったり鼻うがいをするのも有効です。

食事療法：原因を問わず，鼻炎には，体を温めて発汗を促す長ネギ，ショウガ，クズ，シナモンなどがよい食材です。

アレルギー性鼻炎や花粉症，副鼻腔炎は，チョコレートなどの甘いものやトウガラシなどの香辛料をとると，瘀血が助長されて粘膜がうっ血し，腫れて症状が悪化しやすくなるので避けましょう。もち米，タケノコや山菜，エビやカニなどの甲殻類，魚卵類，ナッツ類，アルコール類，乳製品も避けたい食品です。

ツボ療法のアドバイス

天柱《てんちゅう》は鼻づまりに効果があります。風池《ふうち》は鼻の粘膜の炎症を抑えます。上星《じょうせい》は鼻粘膜の炎症を緩和し，花粉症にも用います。足三里《あしさんり》は鼻に通じる胃経の要穴で鼻の代謝を良くします。灸は経絡を通じ，鼻まで灸の響きが通ることを目安とします。

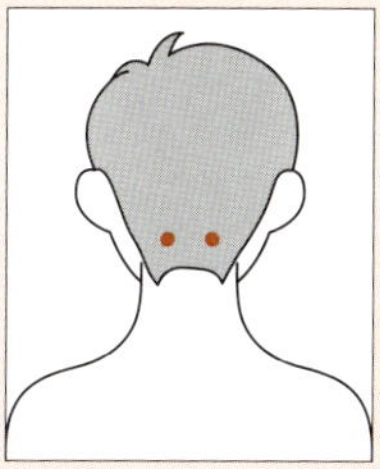

天柱
後頭部中央の髪の生え際の両脇にある太い筋肉のすぐ外側

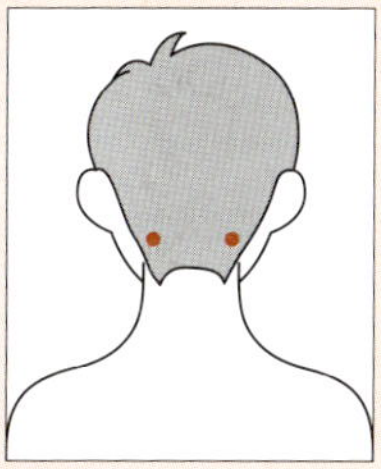

風池
耳の後ろにある突起状の骨と後頭部中央の太い筋肉との間，髪の生え際

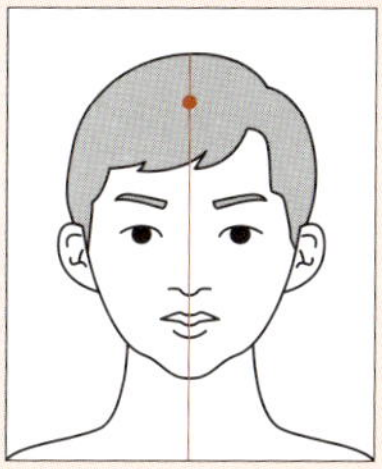

上星
額中央の髪の生え際から親指幅1本分真上にいったところ

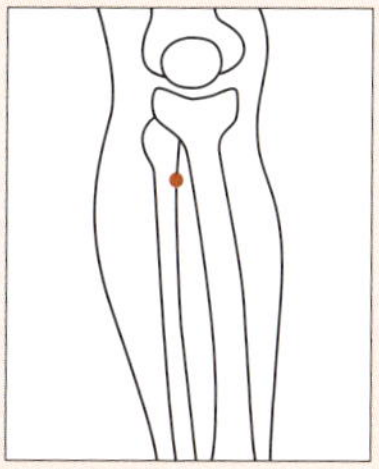

足三里
ひざの真下にある突起した骨から外側に指幅2本分のところ

5. 胃痛，胃もたれ，食欲不振，腹痛の巻

病の捉え方

漢方では，胃腸障害は「胃腸虚弱の場合」，「冷えが原因の場合」，「ストレスが原因の場合」，「暴飲暴食による場合」などに分けて考えます。胃腸が弱い場合は，胃腸の機能を活発にし，繊維質の多い食品を避け，消化を促す漢方薬を用います。冷えが原因の場合は胃腸を温めて消化を促進し，暴飲暴食などの場合は，消化機能を助け，胃の働きをよくするようにします。ストレスが原因の場合は，ストレスを取り除き，気の流れを改善し，精神の緊張を緩和する漢方薬を用います。

漢方薬

安中散《あんちゅうさん》：下痢がなく，胃痛や腹痛のあるものによい。胸やけ，胃酸過多，胃もたれ，ストレス性胃炎に効果がある。舌は淡白苔となる

黄連解毒湯《おうれんげどくとう》：胃腸の炎症がはなはだしく，胃もたれや不快感，胃痛を起こすものによい。舌は黄苔となる。胃炎，胃潰瘍，暴飲暴食などに繁用され，二日酔い，口内炎にも著効がある

半夏瀉心湯《はんげしゃしんとう》：胃腸に炎症があり，みぞおちあたりがつかえ，食欲不振，吐き気，下痢，腹痛などを起こすものによい。舌は白苔となる

人参湯《にんじんとう》：胃腸虚弱で食欲がなく，冷えて，胃痛，腹痛，下痢を起こすものによい。舌は無苔となる。貧血や体力低下を改善し，抗がん薬治療時の消化器系や免疫系のサポートにも用いる

平胃散《へいいさん》：胃腸にガスがたまりやすく，腹部膨満感があり，ゲップや放屁が多いものに。便は軟便で残便感を伴う。舌は湿った白苔がある。水分のとり過ぎ，冷えや湿気の強い環境で悪化するものによい

大建中湯《だいけんちゅうとう》：腹部が冷え，胃腸機能が低下し，腹痛や嘔吐を起こすものに。舌は無苔となる。医療分野では手術後のイレウス予防に多く用いられる

茯苓飲《ぶくりょういん》：食欲がなく，吐き気が強く，食べても吐いてしまうものに。つわりにも著効がある

養生法&食事療法のアドバイス

養生法：暴飲暴食や冷たいもの，生ものの飲食を避け，胃腸の負担を軽減し，胃腸障害を予防しましょう。冷えは胃腸の働きを低下させ胃腸障害を悪化させます。胃腸を温めるコンニャク湿布[*1]も効果的です。

食事療法：胃腸を丈夫にする食材はヤマイモ，ニンジン，ダイコン，ウメなどです。ダイコンは消化吸収を助けますが，冷えがある場合は煮て食べます。ニンジンは胃腸を丈夫にし，消化不良を改善します。ショウガやニラは胃腸が冷えて痛む場合に，ウメは整腸作用があり，食欲増進に効果的。キャベツとジャガイモの搾り汁は，胃酸の分泌を抑え，胃粘膜を丈夫にします。

暴飲暴食による胃腸障害の場合は，食事を 1，2 回抜くか，消化のよいものにし，アルコール，香辛料は控えましょう。なお，繊維質の多い野菜やヨーグルト，ビフィズス菌飲料はよいと思われがちですが，下痢を起こしやすい人やガスがたまりやすい人には不向きです。

＊1　コンニャクを 10 分ほど煮，トングなどで取り上げてタオルで二重に包み，みぞおちや腹に湿布します。コンニャクは熱くなるので，直接触らないようにし，やけどに注意しましょう。

ツボ療法のアドバイス

足三里《あしさんり》，中脘《ちゅうかん》，脾兪《ひゆ》，胃兪《いゆ》を指圧か灸で刺激します。足三里の場合は足首に刺激が伝わるまで行いましょう。冷えが強い場合は指圧よりも灸のほうが効果的です。熱感がしみ通るのを心地よく感じるまで行います。ただし，足三里は胃酸過多の場合は不適です。

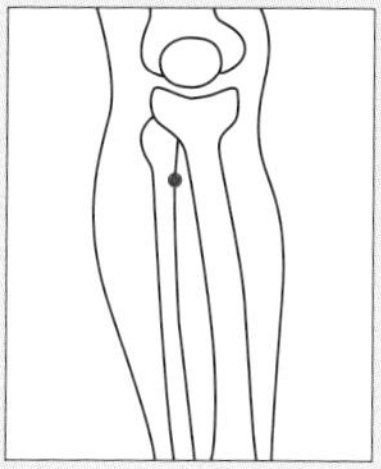

足三里
ひざの真下にある突起した骨から外側に指 2 本分のところ

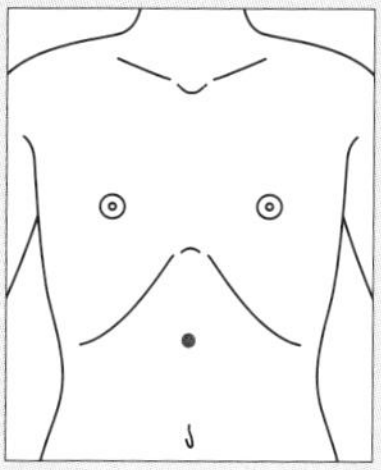

中脘
へそとみぞおちの中間よりやや上

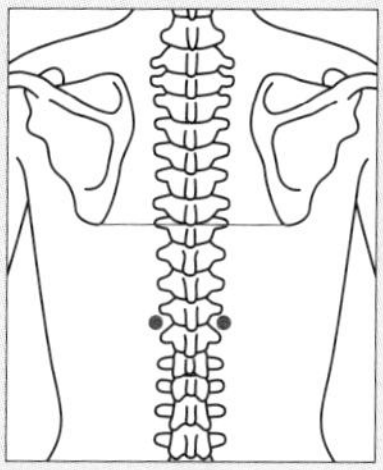

脾兪
肩甲骨下辺を結んだ線上にある背骨から 4 つ下の背骨の両側

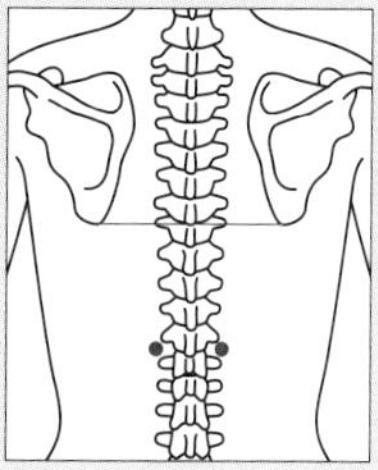

胃兪
肩甲骨下辺を結んだ線上にある背骨から 5 つ下の背骨の両側

6. 下痢 の巻

病の捉え方

腹部の冷えや，冷たいもののとり過ぎなど，冷えが原因の場合は，胃腸や下腹部を温める治療をします。胃腸の水分代謝が悪く，水様便が続く場合は，水分代謝を改善します。脂っこいものの食べ過ぎや暴飲暴食の場合は，胃腸の炎症を除きます。ガスがたまるなどの場合は，胃の湿邪を除きます。ストレスによる場合は，神経の高ぶりを抑え，胃腸虚弱を改善します。下痢と便秘を周期的に繰り返す過敏性腸症候群は，現代医療では治りにくい性質がありますが，漢方では，腸の働きを調えて改善します。

漢方薬

黄連解毒湯《おうれんげどくとう》：脂物の食べ過ぎや胃腸の炎症がはなはだしい下痢に用いる。便臭が強く，排便時に熱感を伴う場合によい。舌は黄苔となる

半夏瀉心湯《はんげしゃしんとう》：下痢は水瀉性ではなくしぶり腹（一度にすっきり出ず何度もトイレに行く状態）で，みぞおちあたりがはり，腹鳴し，吐き気や腹痛を伴う。下痢と便秘を繰り返すものや過敏性腸症候群にもよい。舌は白苔となる

五苓散《ごれいさん》：冷えはないのに水のような便が出る場合に。特に乳幼児の水瀉性の下痢に有効。舌は無苔となる

六君子湯《りっくんしとう》：胃腸虚弱で，胃腸の水分代謝が悪く下痢するものに。食後すぐ下痢するものやストレスにより下痢するものにもよい。舌は淡白苔となる

人参湯《にんじんとう》：冷えにより胃腸機能が低下し，下痢するものに。疲れやすく，貧血などを伴う場合によい。舌は無苔となる

養生法&食事療法のアドバイス

腹部を冷やさないように，冷たいものや，生野菜，水分のとり過ぎに注意。また，アルコール，牛乳，乳製品，繊維質のとり過ぎは下痢が起こりやすくなります。下痢の改善によい食材は，梅干し，ヤマイモ，長ネギ，ショウガ，シソなどです。

7. 便秘 の巻

病の捉え方

便通は原則的には毎日あるものですが，それが 2，3 日に 1 度で不快感があったり，出にくくなる状態を便秘といいます。

便が硬くて出にくい人と，ウサギの糞のようなコロコロした便が出る人は，実証または津液不足ですので，大腸の熱を冷まし，腸の粘膜を潤す治療をします。一方，排便に時間がかかり，下剤を用いても腹痛だけで効果がない人は，腸の動きが悪い虚証です。また，軟便だがすっきり出ない人も虚証で，どちらも腸の動きを改善して治します。

漢方薬

麻子仁丸《ましにんがん》：水分が少なくコロコロした便が出る場合に。腸を潤して便の硬さを調える

大黄甘草湯《だいおうかんぞうとう》：便が硬くて，出にくい便秘によい。幅広く用いることができる

三黄瀉心湯《さんおうしゃしんとう》：胃腸に強い炎症があり，便が黒くて臭く，のぼせの強い場合に。タール状の宿便を排出するものにもよい。皮膚がどす黒い場合が多い

桃核承気湯《とうかくじょうきとう》：主に婦人科系統の働きが悪く，瘀血の強い便秘に。月経時に便秘が悪化するものによい。瘀血体質の男性にも用いる

防風通聖散《ぼうふうつうしょうさん》：全体的に新陳代謝が悪い便秘に。のぼせ症状があったり，肥満していることが多い。腹部がせり出したような太鼓腹となるのが特徴

小建中湯《しょうけんちゅうとう》：腸の動きの悪い便秘に。特に，下剤を用いると腹痛を起こすだけで効果のないものに用いる。小児・高齢者など体力の弱いもの，睡眠不足や疲労傾向のあるものによい

半夏瀉心湯《はんげしゃしんとう》：便が軟らかくて残便感がある場合に。便秘と下痢を繰り返すものにもよい

(注) 漢方薬の服用量は，便秘の程度によって違うため，その人に合った量を見つけなければなりません。まず，規定量を服用してもらい，効果がなければ増量を提案します。

養生法&食事療法のアドバイス

養生法：便秘解消のためには，まずは適切に水分をとるようにしましょう。ウォーキングなどの運動習慣を持つこともポイント。歩く動作がお腹を刺激して便通を促してくれます。「の」の字にお腹をもんでマッサージするのもお勧めです。忙しいなどの理由で，排便の我慢を繰り返していると，腸や肛門の働きが悪くなり，便秘が悪化することもあります。なるべく我慢しないで，ゆっくりトイレに入る時間を持つことが大切です。

食事療法：便秘には繊維質を多く含む玄米，ゴボウ，ニンジン，サツマイモ，ヒジキ，コンニャクなどや，ビフィズス菌やヨーグルトがよいといわれています。実際，便が硬いタイプの便秘には効果がありますが，そうしたものをとると腸内のガスが発生しやすくなるので，軟便でガスが多く，お腹がはりやすいタイプの人は，逆に控えるようにしましょう。

アロエのジュースやハブ茶を飲むのもよい方法です。便が硬い人は，朝起きてすぐに，冷たい水か牛乳を飲むのも効果的です。

ツボ療法のアドバイス

内臓の働きを調える大横《だいおう》，大腸の動きを活性化する合谷《ごうこく》，緊張を和らげる神門《しんもん》，自律神経を調える百会《ひゃくえ》に灸をします。腹部がゴロゴロ動くようになるまですえます。便秘がひどく，すぐに動かない場合は毎日１回熱さを感じるまですえます。百会に灸をする場合は，気を降ろすために百会→神門の順に行い，必ず神門にもすえます。

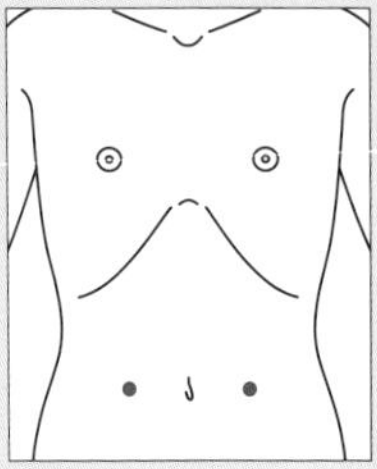

大横
へその両側に指幅５本分いったところ

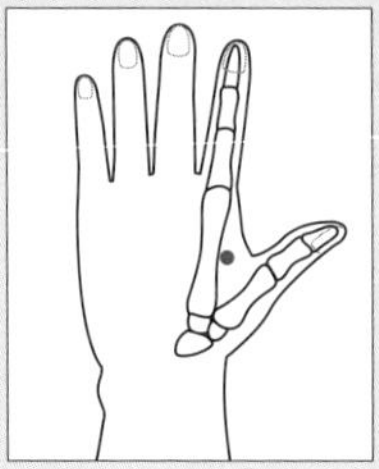

合谷
手の甲側，親指と人差し指の中手骨が交わる部分から1cmくらい指先寄りの人差し指の骨際

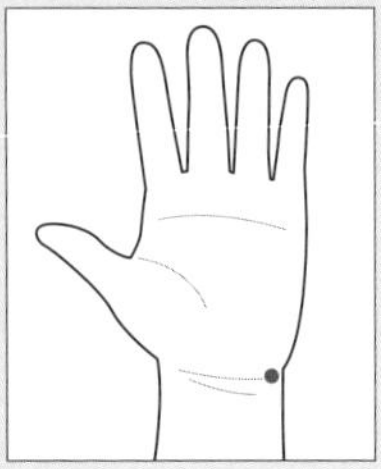

神門
手首内側のしわの小指側の端，筋の内側の押すとややくぼむところ

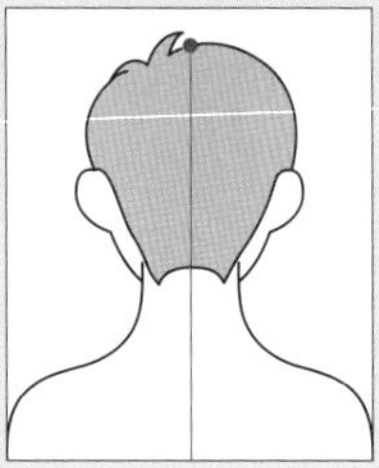

百会
頭頂部の中央

8. 膀胱炎 の巻

病の捉え方

排尿回数が増え，排尿時の痛みや残尿感がある膀胱炎は，大腸菌などの細菌が尿道から感染して炎症が起きる病気です。漢方では「膀胱に湿邪と熱邪が入った場合」と「下腹部の冷えによる場合」とで考えます。前者は，急性の場合と慢性の場合がありますが，いずれも膀胱の湿邪や熱邪を取り除くために炎症を抑え，利尿を促すことで改善します。後者は，冷えると再発するなど慢性化することが多いパターンです。膀胱や腹部を温めながら，利尿を促します。

漢方薬

猪苓湯《ちょれいとう》：口渇，残尿感，排尿痛，血尿がある場合に。排尿後，すぐに尿意を感じ，何度もトイレに行くものによい

五苓散《ごれいさん》：口渇，残尿感はあるが，排尿痛，血尿はない場合に。元来，むくみなどがあるものによい

五淋散《ごりんさん》：月経不順，尿のにごり，排尿痛，残尿感がある場合に。慢性化し，過労やストレスによって繰り返す膀胱炎によい

苓姜朮甘湯《りょうきょうじゅつかんとう》：下半身が冷えて夜間排尿が３～５回あり，膀胱炎を繰り返すものに

八味地黄丸《はちみじおうがん》：高齢で，冷えて夜間排尿が多く，特に尿漏れを起こすものによい

当帰芍薬散《とうきしゃくやくさん》：月経痛，月経不順があり，月経時に膀胱炎を起こすものに。また，男女を問わず，冷えが強く，疲労感や，むくみ・頻尿のあるものによい

養生法&食事療法のアドバイス

冷えは腎に悪影響を及ぼすので，素足は避け，腰～下半身全体を冷やさないよう心がけます。急性膀胱炎の人は，尿の出をよくし，炎症を抑えるアズキ，オオムギ，スイカなどをとりましょう。再発しやすい人は，こまめに水分をとり，トイレを我慢しない，患部を清潔に保つといったことを心がけて予防しましょう。

9. むくみ の巻

病の捉え方

漢方では，むくみを「水腫」，「浮腫」といい，「水」の流れが悪くなることによって起こると考えます。風・寒・湿などの外邪が原因の場合と，五臓のうちの「心」，「腎」が弱って起こる場合，月経時のホルモンバランスの乱れで起こる場合に分けて考えます。

外邪などによって起こるむくみは，発汗を促したり，利尿を促進してむくみをとる治療を行います。夕方に足がむくみやすい場合は，心臓に原因がある場合があります。朝，顔がむくみやすい場合や，冷えが強く夜間の排尿回数が多い場合は腎が弱っていると考え，心と腎をそれぞれ強化する治療を行います。月経時にむくむ場合は，婦人科系の機能を調えながら治療します。

漢方薬

麻黄湯《まおうとう》：風邪，寒邪に侵され，寒気や発熱とともに，顔や全身にむくみがある場合に。発汗を促してむくみを取り去る

防已黄耆湯《ぼういおうぎとう》：湿邪でむくみのある場合に。色白，皮膚に弾力がない，下半身に冷たい汗をかき，皮膚に触れるとじっとりと冷たいなどの特徴がある
また，体が重だるく，下半身の筋肉や関節の痛みを訴えるものにも効果がある

五苓散《ごれいさん》：尿の出が悪く，口が渇いてむくみのある場合に。利尿し，水分代謝を調える

八味地黄丸《はちみじおうがん》：冷えが強く，頻尿や夜間排尿を伴うものに。主に下半身がむくみやすく，足腰を中心に倦怠感を伴うことが多い

真武湯《しんぶとう》：体が冷え，夜間何度もトイレに起きるが尿の出が悪く，むくみやすいものに。動悸や激しいめまいを伴うものによい

麻杏薏甘湯《まきょうよくかんとう》：下半身がむくむものに優れた効果がある。手足が重だるく，腰痛・膝痛を伴うものや，水太りの肥満体質のものによい

当帰芍薬散《とうきしゃくやくさん》：冷え症で，月経時にむくむものに。腹痛や貧血，めまいなどを伴うものによい

養生法&食事療法のアドバイス

養生法：夜遅くは水分をとらないようにし，足の血行をよくするようにしましょう。具体的には，靴下をはくなどして足元を冷やさないようにすることや，足の乾布摩擦がお勧めです。お風呂では，お湯と水のシャワーを交互に当てると，血行を良くすることができます。寝る時は，足の下に枕などを当てて少し高くするとよいでしょう。

食事療法：むくみの予防には，まず塩分と水分摂取を控えめにするように心がけましょう。味つけなどは，薄味を心がけ，そのうえで，水分代謝に効果のある食べものをとります。

お勧めは，アズキ，ハトムギ，スイカ，トウガン，クロマメ，ソラマメなどです。特にむくみやすい人は，アズキをとろ火で煮た煮汁を毎日お茶代わりに飲むと大変よく効きます。ただしアズキは，最初の煮汁を捨てたり，砂糖やもちを入れた汁粉にしてしまっては薬効はありません。

なお，もち米やギンナンは尿の出を抑える働きがあるので控えましょう。

ツボ療法のアドバイス

上半身のむくみには合谷《ごうこく》，湧泉《ゆうせん》に灸をして水分代謝を改善します。下半身のむくみには，足三里《あしさんり》，三陰交《さんいんこう》，湧泉に灸をすえ，足を下から上にマッサージすると効果があります。灸はそれぞれ熱さを感じるまですえます。

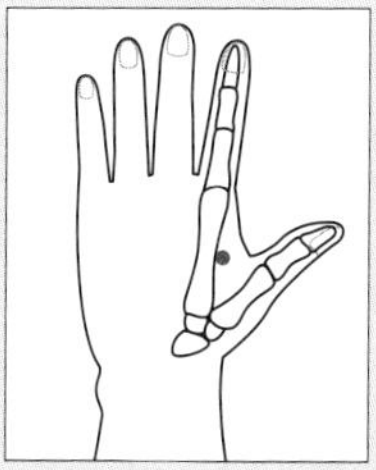

合谷
手の甲側，親指と人差し指の中手骨が交わる部分から1cm指先よりの人差し指の骨際

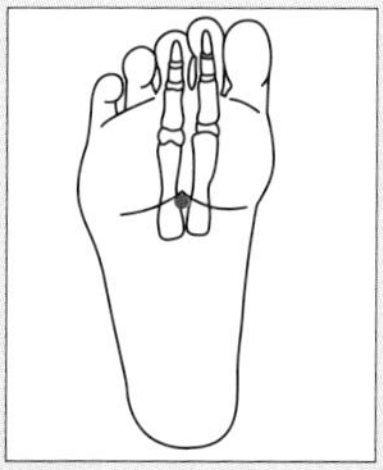

湧泉
足の裏の第2趾と第3趾の間を少し下ったくぼんだところ

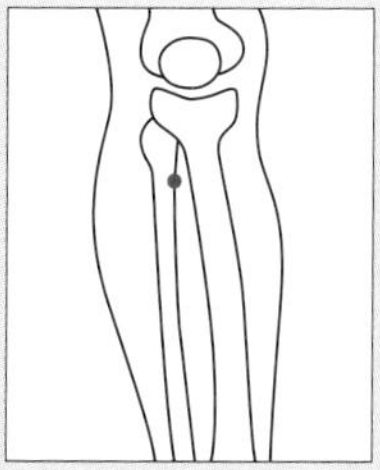

足三里
ひざ下にある突起した骨から外側に指幅2本分のところ

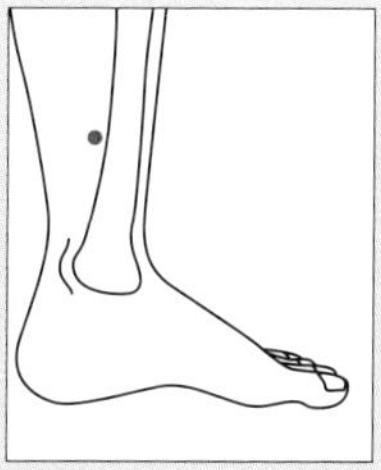

三陰交
内くるぶしから指4本分上がったところ

10. 頭痛，肩こり の巻

病の捉え方

漢方では，頭痛・肩こりの原因を，「瘀血による血行不良の場合」，「ストレスなどによるの気の滞り（気滞）の場合」，「風湿の邪やかぜ，冷えの場合」，「胃の水滞と冷えの場合」に分けて考えます。

瘀血の場合は，漢方薬などで瘀血を除き，下半身を冷やさないようにし，首や肩，頭への血行を良くする治療をします。また，このタイプの女性では月経の時に症状が強くなる傾向があります。気滞の場合は，イライラや緊張により頭痛，肩こりを起こすため，気の流れを改善する治療をします。風湿の邪やかぜ，冷えが原因する場合は，体を温め，首や肩から発汗することによって風湿を除きます。胃に冷えと水滞のある場合は吐き気を伴うことが多く，胃を温めて水滞を除くことで治療をします。

頭痛は重大な疾患の可能性もあるため，重篤な場合は，必ず専門医を受診しましょう。

漢方薬

葛根湯《かっこんとう》：首や肩をほぐし頭部の血行を促して頭痛，肩こりを治療する。かぜの初期や寝違えなどによい。いずれも無汗が特徴

葛根湯加川芎辛夷《かっこんとうかせんきゅうしんい》：慢性鼻炎や蓄膿症がある場合の頭痛，肩こりに

桂枝茯苓丸《けいしぶくりょうがん》／桃核承気湯《とうかくじょうきとう》：瘀血が原因で，冷えのぼせ，イライラなどがある場合の頭痛，肩こりに。特に女性の場合は月経の不調があり，月経時に頭痛を起こしたり，肩こりがひどくなるものに効果がある。便秘があり，のぼせ症状の強い場合は桃核承気湯を用いる

加味逍遥散《かみしょうようさん》：イライラ，動悸，精神不安，めまい，不眠を伴う頭痛，肩こりに

当帰芍薬散《とうきしゃくやくさん》：冷え性で，貧血，倦怠感のある場合に。女性の場合は，冷え症で，月経時に頭痛が起きるものに効果がある

大柴胡湯《だいさいことう》：血圧が高めで便秘があり，首～肩～背中までこっている場合に

呉茱萸湯《ごしゅゆとう》：体，特に胃が冷えて起こる激しい頭痛で，吐き気を伴うものによい

養生法&食事療法のアドバイス

養生法：首を冷やすと首・肩こりがひどくなるため，布を首に巻くなどして，体温を逃がさないようにします。漢方薬やツボ刺激，ストレッチなどで，首や肩の緊張をほぐし，頭部や上半身の血行をよくしましょう。また，ぬるめのお風呂でゆっくり温まり，血行を促します。冷えによいヨモギやドクダミ，干葉（ダイコンの茎や葉を干したもの）などを浴剤として入れるとより効果的です。

食事療法：頭痛・肩こりには，原因を問わず，発汗作用があり，首や肩の緊張をほぐしてくれるクズ粉がお勧めです。お湯を注いでクズ湯にすれば手軽に飲めます。ショウガやシナモンを加えると一層効果的です。またその際は，発汗を促すため首や肩にタオルを巻きましょう。気滞が原因の場合は，心を落ち着かせる作用のあるシソやユリ根入りの粥を食べたり，クズ湯にシソを入れたりします。イライラや緊張が強い場合は，ラベンダーやミントのお茶がお勧め。瘀血が原因の場合は，ベニバナやサフランを。また，セロリ，トマト，セリなどのぼせを取る食べ物もとりましょう。胃腸の冷えと水滞には，ショウガ，ハッカク，クローブなどがお勧めです。

ツボ療法のアドバイス

頭痛：百会《ひゃくえ》（p.206）・肩井《けんせい》を灸または指圧で刺激します。百会→肩井の順に必ず両方行います。風池《ふうち》への指圧もお勧めです。

肩こり：風池，肩井，大椎《だいつい》，厥陰兪《けっちんゆ》にそれぞれ熱さを感じるまで灸をします。

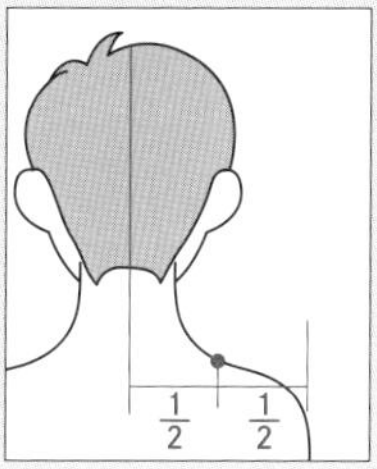

肩井
肩の中央の一番盛り上がったところ

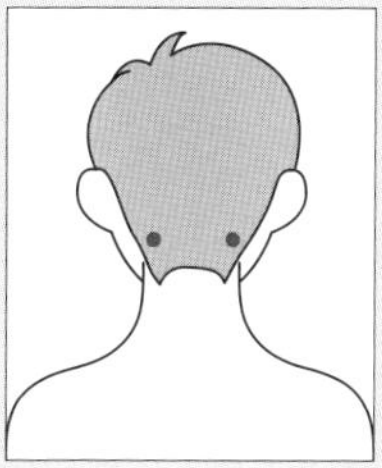

風池
耳の後ろにある突起状の骨と後頭部中央の太い筋肉との間，髪の生え際

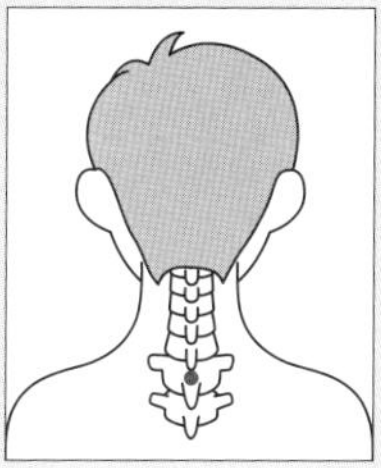

大椎
下を向くともっとも突き出る首の骨のすぐ下のくぼみ

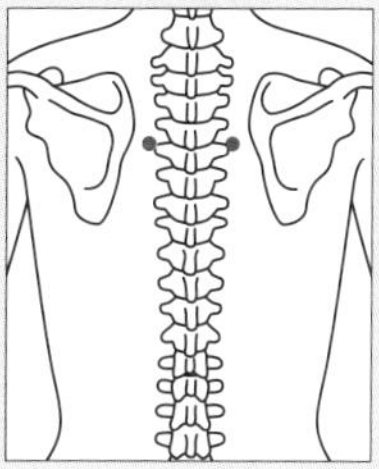

厥陰兪
下を向くともっとも突き出る首の骨から４つ下の背骨の両側

11. 筋肉・関節痛，神経痛，リウマチ の巻

病の捉え方

漢方では，痛みやしびれの疾患は，痺証といい，風邪・湿邪・寒邪の三邪によるものと考えます。

風邪によるものは，かぜの時の関節痛や，風に当たって起こる三叉神経痛などがあります。この場合は，患部から汗をかかせて筋緊張を緩和し，痛みを和らげます。湿邪による場合は，梅雨時など低気圧の影響で悪化し，だるさ，むくみ，腫れなどを伴います。この場合は，患部の湿気を取り除くことで痛みを除きます。寒邪による痛みは，冬の寒さや冷房による冷えなどで悪化します。温補薬によって体内を温め，気血の流れを改善し，痛みを除きます。

また，これら三邪はいくつかが複合して現れる場合もあります。

漢方薬

麻杏薏甘湯《まきょうよくかんとう》：湿気や低気圧により悪化するもので，だるさを伴う関節痛，関節の腫れ，水腫，筋肉痛などに用いる。下半身にむくみがあり，重だるいような場合にもよい

越婢加朮湯《えっぴかじゅつとう》：湿邪を原因とし患部に炎症を伴うもの，消炎作用があるので，関節が熱をもって腫れ，水がたまるものによい

防已黄耆湯《ぼういおうぎとう》：体表や筋肉が湿邪に侵され，疲労感や下半身のむくみを伴うことが多い筋肉・関節痛に。体表は湿り気を帯び，主に下半身に冷たい汗をかくのが特徴である

桂枝加朮附湯《けいしかじゅつぶとう》：冷えと湿邪を原因とするものに。血流が悪く，手足の筋肉・関節に痛みやしびれのあるものによい。患部が赤く腫れて炎症の強い場合は適応しない

芍薬甘草湯《しゃくやくかんぞうとう》：筋肉疲労などによる筋肉・関節痛に。筋肉の緊張やれん縮を緩和し，痛みを止める。ただし，腫れや水腫のあるものには適応しない

葛根湯《かっこんとう》：主に肩背より上部の頭痛，首痛，肩こり，肩背痛などの症状に。三叉神経痛にも有効。無汗で筋肉の緊張の強いものによい

養生法&食事療法のアドバイス

養生法:患部は，衣服などで覆い，普段から体を冷やさないよう注意しましょう。風邪，湿邪が原因の場合は，足湯などをして，患部からじっとり発汗させます。ただし，腫れや炎症がある場合は，入浴などで患部を直接温めてはいけません。

食事療法：風邪が原因の場合は，長ネギ（白い部分），ショウガなどのスープを飲み，体を温め発汗させると効果的です。湿邪が原因の場合は，アズキ，ハトムギなど，利尿作用のあるものを煮出して飲むようにします。ハトムギは消炎作用と利湿作用があり，関節の腫れや痛みに効きます。寒邪が原因の場合は，体を温めるものを積極的にとるようにし，ジュースや生野菜などは避けます。ニンニクなどもお勧めです。

また，クロマメには鎮痛作用，利尿作用があり，関節痛のある場合によい食べ物です。クロマメ酒が特に効果的です。なお，炎症を助長する，もち米，ギンナン，トウガラシ類，大量のアルコールなどは避けましょう。

ツボ療法のアドバイス

膝関節の痛みには，リウマチを含め痛みのある部位に灸をすえるとよいでしょう。膝関節の場合は，膝眼《しつがん》，曲泉《きょくせん》，陽陵泉《ようりょうせん》，陰陵泉《いんりょうせん》に，1日1回熱さを感じる程度にすえるとよく効きます。ただし，炎症のある時は灸は避けます。

神経痛では，三叉神経痛の場合は百会《ひゃくえ》（p.206），風池《ふうち》（p.197），肩井《けんせい》（同），坐骨神経痛は小腸兪《しょうちょうゆ》（p.217）に熱さを感じるまで灸をします。小腸兪はリウマチにも効果があります。

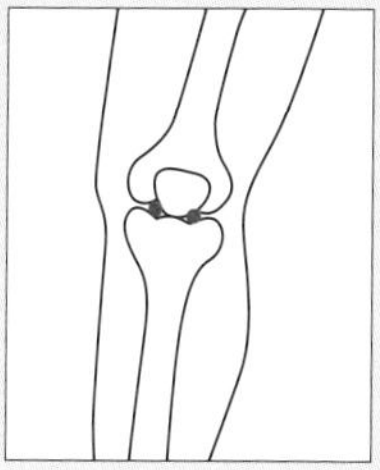

膝眼
膝を直角に曲げた時にできる皿の下の両側のへこみ

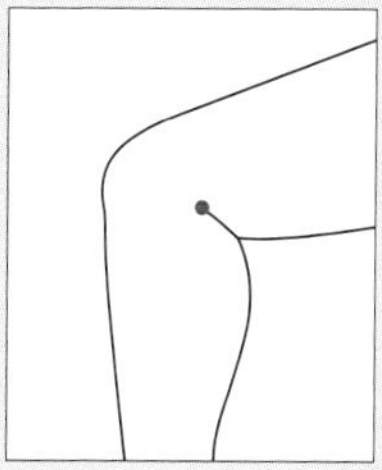

曲泉
膝を曲げた時にできるしわの膝の内側端

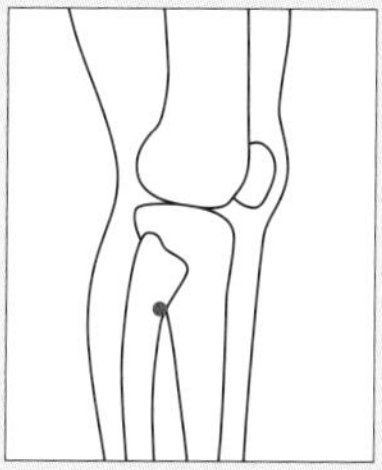

陽陵泉
膝の外側の下にある大きな骨のすぐ下

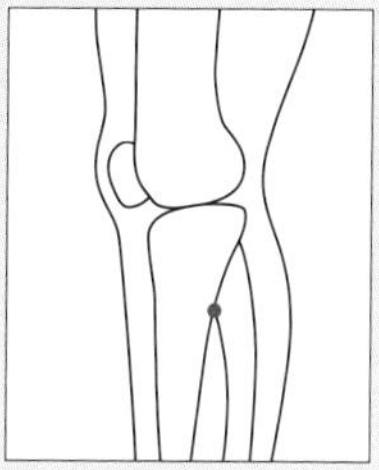

陰陵泉
内くるぶしからすねの骨の内側をたどっていくとぶつかる膝の下のでっぱりの下側

12. 腰痛 の巻

病の捉え方

腰痛の原因は，関節痛と同じく風・寒・湿の三邪によると考えます。「風邪」の場合は発汗,「寒邪」の場合は温補,「湿邪」の場合は除湿することで治療しますが（p.212参照）, いずれの場合も急性期は発汗をメインに筋肉の緊張を緩和します。慢性期では，血流の改善や体表の除湿など原因に合わせて治療を行います。また，高齢者で腰痛を起こしやすい人は「腎気の不足」と考えて腎を補い，足腰の強化を図ります。

漢方薬

麻黄湯《まおうとう》：風邪による腰痛や腰痛の急性期に。発汗して腰の筋肉の緊張を解く

桂枝加朮附湯《けいしかじゅつぶとう》：慢性化し，冷えると悪化する腰痛に。腰から足にかけて痛む坐骨神経痛にも効果的。体を中からを温め，しびれや痛みを取り除く

麻杏薏甘湯《まきょうよくかんとう》：重だるさが強く，湿度が高いと悪化する慢性化した腰痛に。湿邪を除き，筋肉の動きをよくする。夕方足がむくむものにもよい

八味丸《はちみがん》：高齢で夜間排尿が多く，足腰が弱っている場合に。腎気を補い，足腰を強化する

五積散《ごしゃくさん》：慢性化して，重だるくじわじわと痛むものや，腰が不安定で疲れやすいものに用いる。胃痛や腹痛，月経痛などを伴うタイプの腰痛にも効果がある

疎経活血湯《そけいかっけつとう》：足腰の痛み，しびれ，麻痺などに用いる。下腿のうっ血や，筋肉のひきつれのあるもの，夜間や明け方に痛みやしびれが増すものによい。脳血管障害の後遺症にも用いる

養生法&食事療法のアドバイス

急性期は，風呂や温湿布で温めてはいけません。安静にして患部をタオルで巻き，漢方薬や温かいスープを飲んで発汗を促します。慢性期には，温泉や薬湯が血行促進に効果的です。慢性の軽い痛みや足にしびれが残る場合は，足指を開くグッズを1日3時間くらい使う，股関節周りのストレッチ，四股《しこ》を踏むなどが効果的です。

13. 更年期障害 の巻

病の捉え方

漢方には「血の道症」という言葉がありますが，これは瘀血が原因となって起こる女性特有の不定愁訴を指し，更年期障害もこれにあたります。症状はほてり，冷えのぼせ，ホットフラッシュ，吹き出もの，疲労感，頭痛，動悸，肩こりなどさまざまですが，瘀血の影響で気の巡りが悪くなると，イライラや不安などの精神症状を伴うことが多くなります。また，更年期以外にも，思春期，妊娠時，産後など婦人科系の働きの影響の大きい時期にこうした症状がみられることがあります。

漢方薬

桂枝茯苓丸《けいしぶくりょうがん》／桃核承気湯《とうかくじょうきとう》：更年期障害の中でも瘀血が原因して起こる冷えのぼせやホットフラッシュに効果がある。頭痛，イライラ，肩こり，手足の冷えなどを伴うものによい。便秘や強いのぼせを伴う場合は桃核承気湯を用いる

加味逍遙散《かみしょうようさん》：更年期の精神不安に多く用いる。イライラ，めまい，心臓部の動悸，手足のほてり，赤ら顔，不眠，頭重，疲れやすいなどの症状があるものに

半夏厚朴湯《はんげこうぼくとう》：精神不安が強く，梅核気というのどのつまり感や空咳などがあるものに

桂枝加竜骨牡蛎湯《けいしかりゅうこつぼれいとう》：神経疲労しやすく，不眠，イライラ，不安感があるものに

抑肝散《よくかんさん》：イライラして怒りやすく，ときに精神不安や不眠を伴うものに

甘麦大棗湯《かんばくたいそうとう》：感情の起伏が激しく，ヒステリーを起こしやすいものに。臍部付近の動悸を伴うのが特徴

養生法&食事療法のアドバイス

夜ふかしや睡眠不足，深酒，喫煙を控えて，規則正しい生活を送りましょう。下半身を冷やさないようにすると，のぼせや顔の汗を減らせます。不安やイライラ感には1人で悩むより，友人や先輩，家族に話すことが大切です。瘀血を助長する食物は避けます(p.217 参照)。また，瘀血を除くにはサフランやベニバナが効果的です。

14. 月経痛，月経不順 の巻

病の捉え方

漢方では，婦人科系の疾患を主に「瘀血」によると考えます。瘀血とは体内に蓄積された非生理的血液で，これが蓄積すると，血液全体の活性が失われ，うっ血性の炎症性病変が悪化しやすくなります。この瘀血が月経不順や月経痛の大きな原因で，冷えのぼせ，頭痛，肩こり，吹き出ものなどの症状が伴います。この場合は瘀血を除く漢方薬を用います。また，もう１つの原因として，子宮の働きが十分でない場合や，体質的に血液成分が薄く貧血症状を呈する場合があります。この場合は「血虚」といい，血を補う必要があります。その他便秘，冷えなどの状態を考慮します。

漢方薬

桂枝茯苓丸《けいしぶくりょうがん》：月経時に瘀血塊（レバー状の血の塊）を排出し，月経不順や月経痛のあるものに。冷えのぼせ，頭痛，肩こり，吹き出もの，イライラなどの症状を伴うことが多い

桃核承気湯《とうかくじょうきとう》：桂枝茯苓丸とほぼ同様の症状を伴うが，便秘があり，のぼせがはなはだしく，化膿性の根の深い吹き出ものがみられるものに

当帰芍薬散《とうきしゃくやくさん》：子宮の働きが弱く，月経痛，月経不順があり，全身の冷えや貧血，むくみなどを伴うものに

芎帰膠艾湯《きゅうききょうがいとう》：経血がなかなか止まりにくい場合や不正出血を起こすものに

温清飲《うんせいいん》：子宮内膜症がある場合に効果的。強い月経痛を起こす場合にもよい

十全大補湯《じゅうぜんたいほとう》：貧血があり，疲れやすく，体力不足で，月経不順や無月経の場合に

養生法&食事療法のアドバイス

養生法：下半身の冷えは婦人科系疾患を悪化させるので，食物，服装，入浴などで温めるように心がけましょう。気分も浮き沈みしやすいのですが，自分では気がつかないことも多くあります。まず睡眠や休息を十分とるように心がけましょう。

食事療法：瘀血を助長する食物は避けましょう。瘀血を除くにはサフラン，ベニバナが効果的です。サフランには通経作用があり，月経不順や月経痛に効きます。ベニバナは血液循環を改善する効果があり，冷え症や貧血にも効きます。そのほか，キクラゲやヨモギなども月経痛や月経不順に効果的です。キクラゲは血液浄化作用，ヨモギは止血作用と通経作用があります。ヨモギは煮汁を服用します。便秘のある場合は瘀血が助長されるので通便作用のあるプルーンやゴマなどを常食したり，ドクダミ茶やハブ茶などを飲用するとよいでしょう。貧血のある場合には補血効果のあるスッポンのスープやレバーをとります。冷えのある場合は温かいものが基本となりますが，充血を助長するトウガラシなどは用いないようにします。

＜瘀血を助長する食物＞

甘味類（チョコレート，ケーキ，ハチミツなど），香辛料（トウガラシ，カレーなど），山菜類（タケノコ，タラノメなど），魚卵類（イクラ，タラコなど），魚介類（カニ，エビ，ホタテ貝，赤貝など），乳脂肪類（チーズ，生クリームなど），もち米類，ナッツ類，アルコール類

ツボ療法のアドバイス

月経痛，月経不順には，灸が効果的です。1日1回熱さを感じる程度すえるとよいでしょう。

中封《ちゅうほう》は，生殖器の痛みをとる働きのあるツボです。月経不順に効くのが三陰交《さんいんこう》，血海《けっかい》，小腸兪《しょうちょうゆ》です。三陰交は婦人科疾患全般に効果のある特効穴で，小腸兪は婦人科系の働きを調え，月経痛にも効果があります。

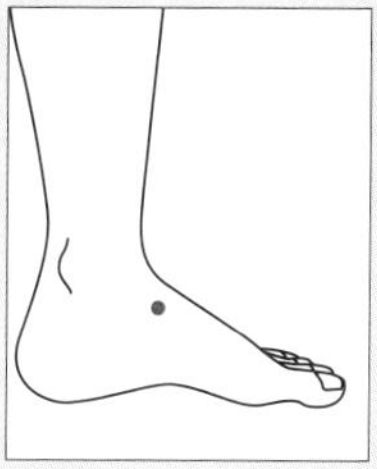

中封
内くるぶしの前側の際のくぼんだところ

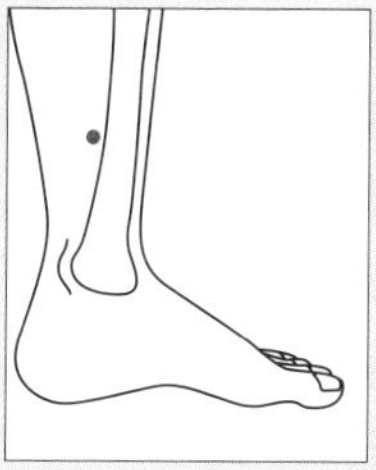

三陰交
内くるぶしから指4本分上がったところ

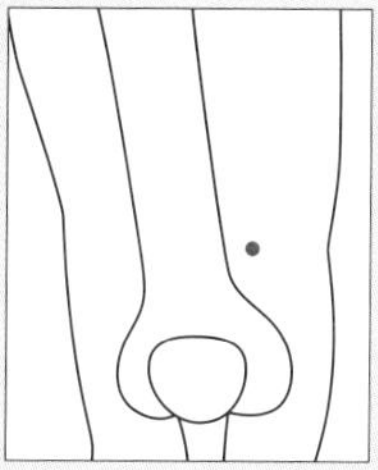

血海
ひざの皿の上の内側のくぼみから指幅3本分上がったところ

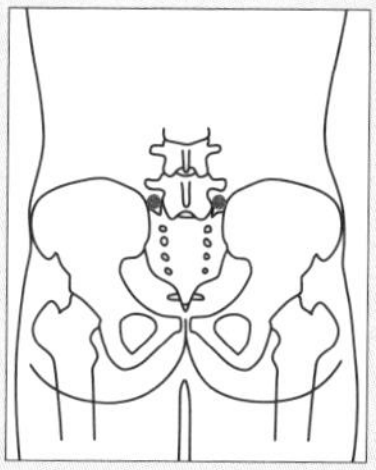

小腸兪
仙骨の上辺から外側に指をずらし腸骨とぶつかったところ

15. 冷え性，貧血 の巻

病の捉え方

漢方では冷え性・貧血は同様の範疇で捉えることができます。特に女性に多くみられ，症状も血行不良，疲れやすい，朝起きづらい，寝つきが悪い，立ちくらみを起こしやすいなど同じような傾向があります。冷え性・貧血にはいくつかの原因が考えられますが，漢方では，婦人科系の働きが悪い場合，胃腸機能が悪い場合，腎・膀胱系の働きが悪い場合，血液成分が不足している場合に分けて考えます。

漢方薬

人参湯《にんじんとう》：胃腸が冷えて虚弱な場合に。胃腸を温め，消化機能を改善する
附子人参湯《ぶしにんじんとう》：胃腸が弱く冷えの症状が強い場合に
苓姜朮甘湯《りょうきょうじゅつかんとう》：腰から下が水につかっているように冷え，小水の近いものに
八味地黄丸《はちみじおうがん》：腎・膀胱系の働きが弱く，冷えて足腰に力が入りにくいものに。夜間排尿が多いのも特徴
当帰芍薬散《とうきしゃくやくさん》：婦人科系機能が弱く，血行不良で，むくみやすく，全身が冷えるものに
四物湯《しもつとう》：婦人科系機能が弱く，肌がどす黒くカサカサな場合に
十全大補湯《じゅうぜんたいほとう》：血液成分が不足している場合に。悪性貧血，再生不良性貧血にも用いる
補中益気湯《ほちゅうえっきとう》：胃腸が弱い場合に，胃腸機能を改善し，疲労を回復して貧血を改善する。胃下垂の人にも効果的
芎帰膠艾湯《きゅうききょうがいとう》：経血の量が多く，貧血を起こす場合に。不正出血のある場合や，手術後や産後の貧血にもよい

養生法&食事療法のアドバイス

養生法：体を冷やさない生活を心がけましょう。薄手のカーディガンやスカーフ，靴下，レッグウォーマーなどをバッグに入れておくと，外出先の冷房にもつらい思いをしなくてすみます。冷えが強い時は，使い捨てのカイロを下腹部と腰に当

てると楽になります。これは，トイレが近くて困る場合にも有効です。入浴後は湯冷めしないよう髪をきちんと乾かし，眠る時は，首の回りをタオルで巻いて保温に心がけましょう。
食事療法：貧血にならないようにするには，鉄分を多く含む食材だけでなく，卵，肉，乳製品，緑黄色野菜，海藻類などをバランスよく食べましょう。またサラダより温野菜といった温かい食事を基本にします。

胃腸機能が弱いときにはニンジン，ヤマイモ，梅干し，ダイコン，ショウガ，サンショウがお勧めです。ダイコンの煮物にショウガを添えて毎日食べるようにしましょう。婦人科系の働きが弱く，月経時に貧血を起こす場合はレバー，プルーン，ヨモギ，サフランなどが効果的です。またベニバナ，サフランには瘀血を解消し，体を温める働きがあります。腎・膀胱系にいいのはヤマイモやクロマメで，夜間排尿が多い人や冷えて頻尿となる人にお勧めです。

ツボ療法のアドバイス

胃腸が悪い場合は，足三里《あしさんり》（p.203）への灸が効果的です。婦人科系が弱い場合は三陰交《さんいんこう》（p.217），血海《けっかい》に灸をします。血液成分の不足には陽池《ようち》，足三里に，冷えとともにのぼせがある場合には太衝《たいしょう》に灸をします。腎・膀胱系の働きが弱い場合には冷えの特効穴といわれる湧泉《ゆうせん》に灸をするのがよいでしょう。灸はいずれも熱さを感じるまで行います。

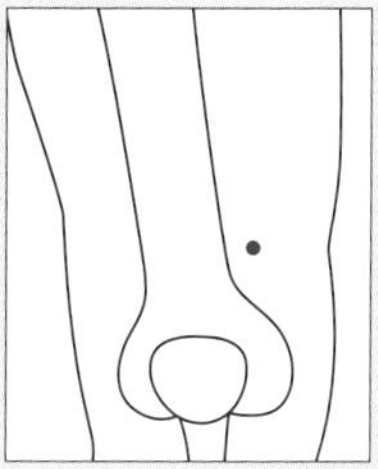

血海
ひざの皿の上の内側のくぼみから指幅３本分上がったところ

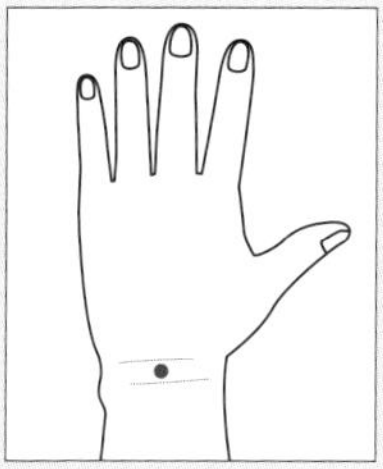

陽池
手の甲側，手首のしわの中央

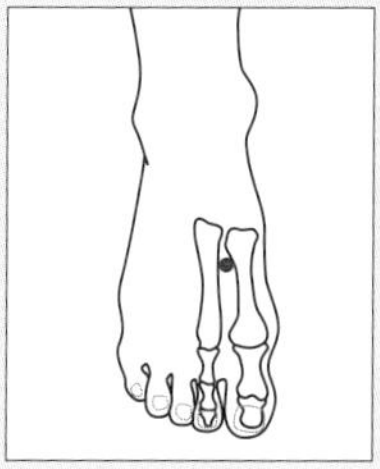

太衝
足の甲側，親指と人差し指の間を足首に向かい，骨にぶつかったところ

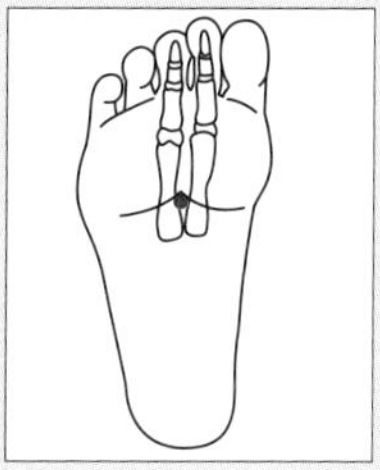

湧泉
足の裏の第２趾と第３趾の間を三陰交：少し下ったくぼんだところ

16. 不妊 の巻

病の捉え方

不妊症は，重篤な器質的障害がなければ，漢方や食事療法などで，かなり改善できる疾患です。まず第1に婦人科系の機能を向上することを目的とし，さらにその機能不全がどこにあるかということを目安に治法を決定します。月経時に瘀血塊を排出し，冷えのぼせ，肩こりなどを伴う瘀血体質のもの，婦人科系の機能が悪く，月経不順，月経痛などを起こしやすく，全身もしくは下半身の冷えが強いもの，流産を繰り返すなど，妊娠後の胎盤の機能の悪いもの，不正出血しやすいものがあります。もちろん不妊は女性だけの問題ではありません。男性の問題としては，勃起不全や精子数の少ないもの，精子の活動率の悪いものなどがあります。

漢方薬

桂枝茯苓丸《けいしぶくりょうがん》：月経不順や月経痛があり，経血にレバー状の血のかたまり（瘀血塊）が混じり，冷えのぼせなどの症状がある場合に。便秘がある場合には大黄を加えた桂枝茯苓加大黄丸がよい

当帰芍薬散《とうきしゃくやくさん》：婦人科系の働きが十分でなく，月経が遅れがちで，むくみやすく，冷えがある場合に

芎帰膠艾湯《きゅうききょうがいとう》：出血過多や貧血があり，妊娠しにくいものに。また，妊娠時の不正出血を止め，流産を予防するのによい

温清飲《うんせいいん》：婦人科系の働きが悪く，子宮内膜症があり，妊娠しづらいものに効果的である。貧血気味で肌の色がどす黒く，手足の冷えなどがある場合に

八味地黄丸《はちみじおうがん》：男性の腎虚に。足腰に冷えやだるさを感じ，夢精や勃起不全などの症状のあるものによい。夜間排尿が多いことも特徴である

小建中湯《しょうけんちゅうとう》：男性の勃起不全に朝起きづらく，疲れやすいものによい

養生法&食事療法のアドバイス

養生法：基本的に体を冷やさないことが大切です。特に腹部や下半身を冷やさないように心がけましょう。妊娠を過度に意識するとかえってストレスになるため，基礎体温も意識し過ぎないようにしましょう。生活の中で2人で触れ合う時間を多くするようにしましょう。ホルモン代謝が上がります。

食事療法：不妊症で一番大切なのは，食べることよりも食べ過ぎないことです。現在よりも摂取カロリーが低く，栄養状態もよくない昭和30年代の日本の方が出生率が高く，むしろ飽食気味の現在の方が出生率は低下しています。したがって男女ともに，食生活においてはカロリーのとり過ぎや過食に注意した方がよいでしょう。そのうえで，女性は体を温める効果のあるものや血を補う食べ物を，男性は滋養強壮によい食べ物をとるようにしましょう。生野菜や生もの，冷たい飲み物など体を冷やすものは控えめに。また瘀血を助長する食物（p.217参照）も控えましょう。体を温め，血行を促す食物は婦人科系の機能を高めます。体を温めるウイキョウ，クローブなどの香辛料や血行を促進し，滋養強壮効果のあるラムやマトンがお勧めです。

ツボ療法のアドバイス

三陰交《さんいんこう》，血海《けっかい》，三焦兪《さんしょうゆ》，小腸兪《しょうちょうゆ》に熱さを感じるまで灸をします。三陰交は婦人科系全般に効く特効穴です。三焦兪，小腸兪は無月経などを改善するツボです。

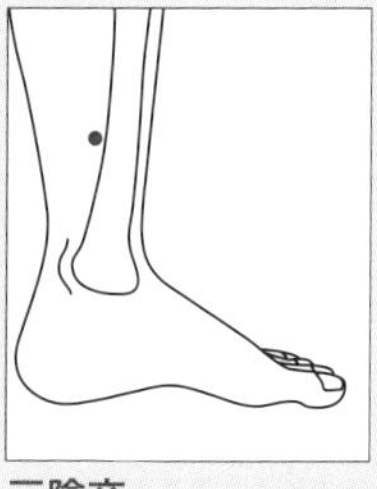

三陰交
内くるぶしから指4本分上がったところ

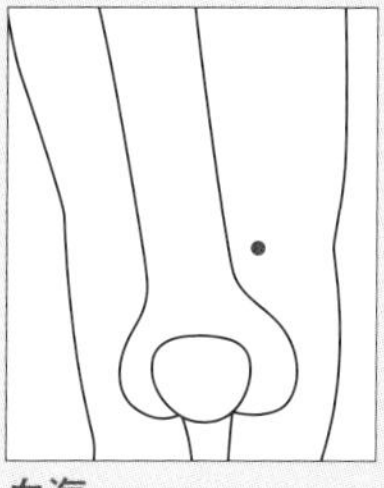

血海
ひざの皿の上の内側のくぼみから指幅3本分上がったところ

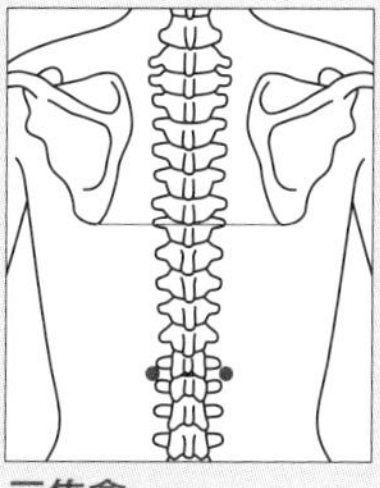

三焦愈
肩甲骨下辺を結んだ線上にある背骨から6つ下の背骨の両側

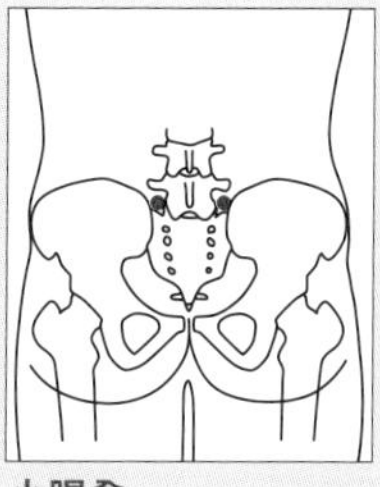

小腸兪
仙骨の上辺から外側に指をずらし腸骨とぶつかったところ

17. 不眠 の巻

病の捉え方

慢性的に眠りが浅い，寝つきが悪いなどの症状は，漢方では気・血・水の変調によるものと考えます。気が原因の不眠は，神経質で細かいことが気になる人によくみられます。不安感が強く，心配事などが気になって寝つけないことが多くあります。血による不眠は，瘀血により血液の循環が悪くなっている場合です。のぼせやイライラが起こりやすく，なかなか寝つけなくなります。この場合，肩こりや頭痛も伴うことがあります。水による不眠は代謝の悪い水分が上衝することで起こります。へそからみぞおちあたりに動悸がして，眠れないといった場合です。また，冷えが強く，頻尿で夜中に何度も目が覚めてしまう場合も，不眠に至る場合があります。

漢方薬

桂枝加竜骨牡蛎湯《けいしかりゅうこつぼれいとう》：心配性で不安感が強く，体力がなく疲れやすい場合に。布団に入っても心配事などが気になって眠れない場合によい

柴胡加竜骨牡蛎湯《さいこかりゅうこつぼれいとう》：桂枝加竜骨牡蛎湯の症状に便秘や，胸脇部のはりを伴うものに

加味逍遙散《かみしょうようさん》：日頃からイライラが強く，のぼせがあり，心臓あたりで動悸がして眠れないものに。更年期における不眠にもよい

酸棗仁湯《さんそうにんとう》：体が疲れているのに眠れない場合に。胸部の悶えるような熱感が特徴である

加味帰脾湯《かみきひとう》：貧血で疲れやすいが寝つけない場合に。寝汗や発熱を伴うものにもよい

真武湯《しんぶとう》：冷えが強く，夜間のトイレが近くて眠れない場合に。むくみやすいものによい

苓姜朮甘湯《りょうきょうじゅつかんとう》：足腰の冷えが強く，重だるく，夜間頻尿がある場合によい

養生法＆食事療法のアドバイス

養生法：普段の生活では，なるべく夕方以降にカフェインをとらないようにしましょう。ビタミンB群や鉄分の不足があり，血糖が乱高下していると睡眠が浅くなります。寝るための睡眠儀式を決めておくのもよい方法です。また，夜中目覚めても時計を見ないこと。見ると時刻が脳にインプットされ，中途覚醒しやすくなってしまいます。

食事療法：不安感の強い不眠には，神経を鎮める作用のあるシソやクロマメ，シナモン，クズが効きます。シソやクロマメは酒に漬けて薬酒にするのがお勧め。シソ酒は，酒を温め，その中にシソの葉を浸して作ります。さかずき１杯の酒に対してシソの葉を３～４枚入れ，はしなどで葉を突き崩し，お湯で割って寝る前に飲みます。クロマメ酒は，１カップのクロマメを軽く炒り，２カップの日本酒に入れて５日間冷暗所に置き，こして作ります。寝る前にさかずき１杯をそのまま飲みます。シナモンは紅茶に入れて飲むのがお勧め。首や肩がこって眠れない場合は，クズ湯がよいでしょう。クズ粉と砂糖各小さじ１杯を少量の水で溶き，熱湯を１カップ注ぎます。シソやシナモンを加えるとさらに効果的です。

ツボ療法のアドバイス

どのタイプの不眠にも効果的なのが失眠穴《しつみんけつ》です。熱さを感じるまで灸をするか，ここを中心に青竹踏みをしてもよいでしょう。気によるものは，先に百会《ひゃくえ》，後に労宮《ろうきゅう》に灸をします。指圧でも効果があります。夜中何度もトイレに行くなど水滞と冷えによる場合は湧泉《ゆうせん》に熱を感じるまで灸をします。

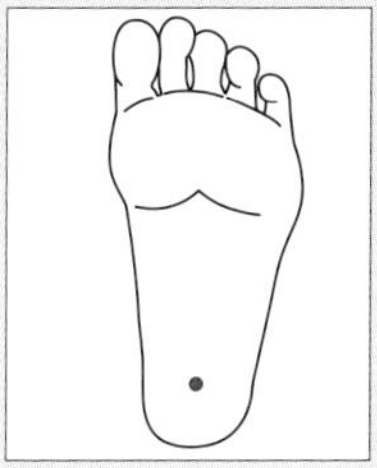

失眠穴

足の裏，かかとの中央部分

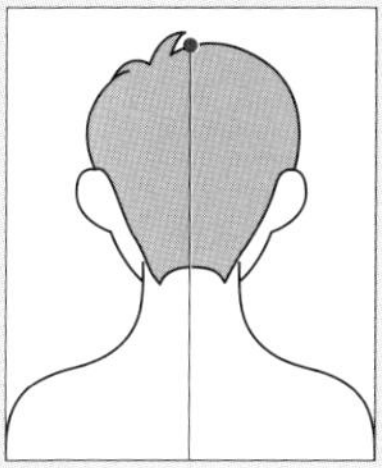

百会

頭頂部の中央

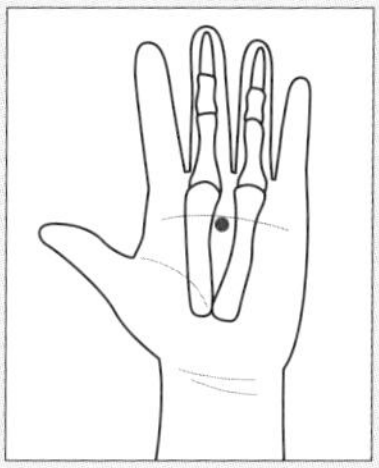

労宮

手のひらの中央より，やや上のくぼんだあたり

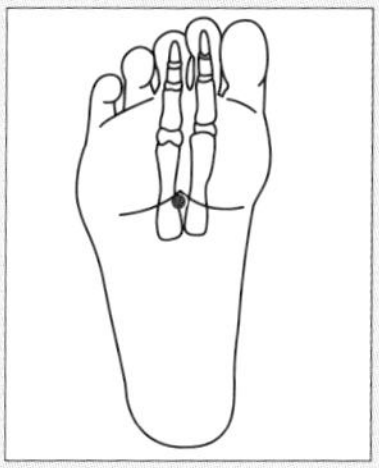

湧泉

足の裏の第２趾と第３趾の間を少し下ったくぼんだところ

18. 肥満 の巻

病の捉え方

肥満は体質に合わせて無理なく解消することが大切で，漢方には適しています。原因は気・血・水に分けて考えます。気はストレスで食べ過ぎてしまうなど食欲が止められない場合です。胃腸が丈夫な人はたくさん食べられるため，どんどん太ってしまう傾向があります。血は月経不順など，瘀血がある場合です。特に子宮や卵巣の切除手術を受けた人は太りやすい傾向にあります。また便通をよくして代謝を促進することも大切です。水は水分代謝が悪く，むくみなどがある，いわゆる水太りです。

漢方薬

防風通聖散《ぼうふうつうしょうさん》：太鼓腹で脂肪太りのものに。瘀血とともに気の滞りがあり，水分代謝が悪く，便秘がある場合に用いる。利尿，通便作用に優れる

麻杏薏甘湯《まきょうよくかんとう》：食欲が我慢できない人に。利尿を促して余分な水分を排出し，脂肪代謝を促進し，食欲を抑える。水太りタイプによい

越婢加朮湯《えっぴかじゅつとう》：麻杏薏甘湯より，強力に脂肪や体内の余分な水分を代謝するとともに食欲を抑える効果に優れる

五苓散《ごれいさん》：のどの渇きが激しいときにほかの漢方薬と併用する。水分代謝を調える

防已黄耆湯《ぼういおうぎとう》：体表の水分代謝が悪く，むくみやすいものに。体表の湿気を除く。疲れやすく，特に下半身に冷たい汗をかきやすいタイプによい

大柴胡湯《だいさいことう》：脂肪の代謝を促し，便秘を解消する。ただし食欲が出やすいので注意する

養生法&食事療法のアドバイス

筋肉を増やすための筋肉トレーニング，犬の散歩，掃除などの有酸素運動を毎日の生活に取り入れてみましょう。糖質をなるべくとらない生活をしながら，週に1～2回，夕食または昼食を抜いてみましょう。

19. 疲労 の巻

病の捉え方

漢方では体力がない原因を，気血の不足，腎の衰えなどと考えます。気血の不足は，後天の気生成の要となる脾胃の衰えで起きている場合が多く，まず胃腸の働きを正常にすることを目標にします。また，腎は先天の生命力をつかさどっており，腎の衰えは体力の衰えにつながります。この場合は腎の機能を高めることを目標にします。

漢方薬

十全大補湯《じゅうぜんたいほとう》：気血が不足し体力不足となっている場合。血液成分が薄く貧血するもの，手術後や長期の闘病などで気力，体力ともに消耗したものにも効果的

補中益気湯《ほちゅうえっきとう》：胃腸が弱くて疲れやすく，特に気力がないという感じを持つものに

人参湯《にんじんとう》：冷え症で胃腸が弱く，食欲不振，下痢，吐き気などがあるものに

小建中湯《しょうけんちゅうとう》：腹部の緊張を緩め，胃腸の機能を調え，滋養強壮する。虚弱体質改善，疲労回復などに用い，特に朝起きられない人に効果的

大建中湯《だいけんちゅうとう》：腹部が冷え，腸の働きが悪く，腹部膨満感，腹痛を訴えるものに

八味地黄丸《はちみじおうがん》：腎機能を高める作用があり，強精，強壮作用に優れる。冷え症で夜間排尿が多いものや，加齢による足腰の衰え，めまいや耳鳴り，尿もれなどを伴う場合にも効果的

養生法&食事療法のアドバイス

アルコールやタバコをしばらくやめてみましょう。解毒機能の低下やビタミンB群などの不足の原因になっているかもしれません。また，お菓子，ジュースなどの糖質をやめてみましょう。

食養では，気力・体力不足の場合はスッポン，ニンニク，ニンジン，卵，鶏肉，牛肉の赤身など。腎機能が衰えている場合はドジョウ，ヤマイモ，ニラ，小エビなどがよいでしょう。ただしニラは食べ過ぎると下痢することがあるので要注意です。

20. 心の不調 の巻

病の捉え方

漢方では，心の不調は気の不調として捉えます。気は，通常へその下あたりの丹田穴に収まっていますが，不調になると上に上りやすくなり，動悸や不安感，イライラ，めまいなどの原因となります。この気が上に上った状態を「気の上衝」といいます。そのほかに，胸からのどのあたりに気が滞り，のどがつまったように感じ，咳払いしたくなる梅核気の症状が起きる「気滞」やストレスなどによって消化機能や体力が落ちて気が不足し，全身に気が回らなくなっている「気虚」があります。気虚では疲労や脱力感，動悸，食欲不振などの症状が起きます。

漢方薬

加味帰脾湯《かみきひとう》：貧血気味で，心身ともに衰弱し，気力がなく，疲れているのに眠れないものに。寝汗や発熱を伴うものによい

桂枝加竜骨牡蛎湯《けいしかりゅうこつぼれいとう》：神経過敏で，頭部で動悸がしたり，不安感，不眠，精神緊張があるものによい

柴胡加竜骨牡蛎湯《さいこかりゅうこつぼれいとう》：桂枝加竜骨牡蛎湯の症状に便秘や胸脇苦満を伴うものに。この処方の場合，動悸は胸部にあり，イライラやのぼせ症状を伴うことが多い

抑肝散《よくかんさん》：イライラしやすく，興奮して怒りやすいものに。小児の夜泣きやひきつけにも用いる。近年では，認知症患者の周辺症状であるせん妄や攻撃性を改善するとの報告がある

加味逍遥散《かみしょうようさん》：不安感が強く，イライラ，のぼせ，胸部の動悸を伴うものに

甘麦大棗湯《かんばくたいそうとう》：精神不安があり，へそのあたりに動悸がして落ち着かず，ヒステリーを起こすものに。始終眠く，あくびを頻発するものにもよい

苓桂朮甘湯《りょうけいじゅつかんとう》：みぞおちのあたりに動悸がして，立ちくらみやめまい，頭冒感，目の奥が重いなどの症状を伴うものに

半夏厚朴湯《はんげこうぼくとう》：精神不安やのどのつまり感があり，よく咳払いをするものに

養生法&食事療法のアドバイス

養生法：精神不安や気持ちの落ち込みが激しいときは，規則正しい生活を心がけます。起床と就寝の時間を一定にし，午前0時より前に休むようにします。家族も，本人を励ますより精神的にくたびれていることを認めることが必要です。定期的な運動や気晴らしも大切です。動悸がするときは食べ過ぎないように腹7分目が適当です。

食事療法：甘い菓子類を控えて，良質な蛋白質や脂質，野菜類をきちんと摂取しましょう。気分が不安なときは，精神を落ち着かせる効果のあるシソやユリ根などをとるようにしましょう。興奮作用のあるカフェインは控え，心を鎮めるカモミールティーなどに切り替えましょう。ストレスで体がこわばっている時や，冷え症状もみられる場合はショウガや長ネギなど，発汗を助ける食べ物もお勧めです。心の不調を改善する食べ物として，シソ，ユリ根，ハスの実，小麦，シナモン，サフラン，シジミ，レモンバーム，ローズマリー，カモミール，ハッカなどがお勧めです。また，心の不調を助長する食べ物としては，砂糖，ケーキ，和菓子，チョコレートといった甘いもの，トウガラシなどの香辛料，カフェインの入っているもの，アルコールなどがありますので，控えるよう注意しましょう。

ツボ療法のアドバイス

心が不安定なときは，百会《ひゃくえ》と労宮《ろうきゅう》，のぼせがありイライラするときは湧泉《ゆうせん》に熱さを感じるまでお灸をすえましょう。ストレス性の肩こりがひどいなら肩井《けんせい》にもお灸をします。

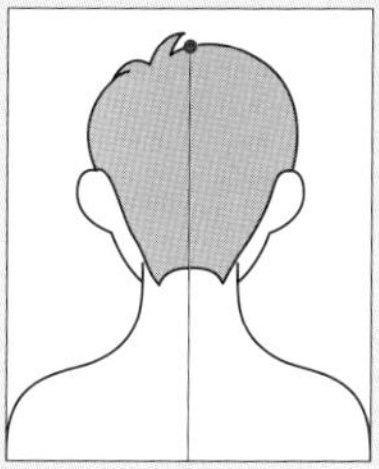

百会
頭頂部の中央

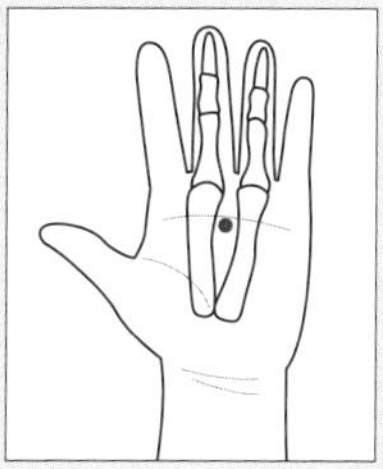

労宮
手の平の中央より，やや上のくぼんだあたり

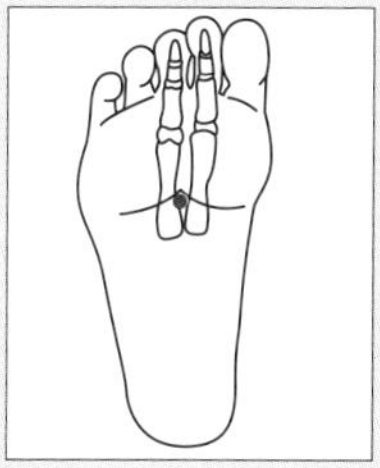

湧泉
足の裏の第2趾と第3趾の間を少し下ったくぼんだところ

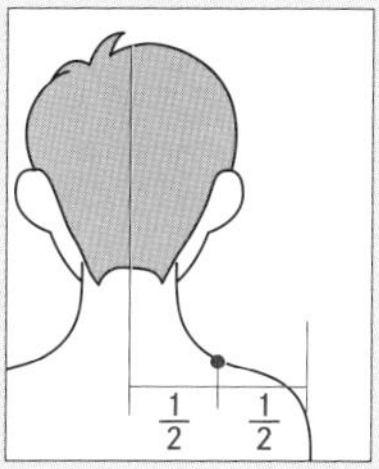

肩井
肩の中央の一番盛り上がったところ

21. 頻尿 の巻

病の捉え方

頻尿は，神経緊張のほか，冷えからくることが多いため，体を温める漢方薬を飲んだり，下半身や下腹部を冷やさないことが大切です。また高齢になると腎虚といって腎・膀胱系が衰え，夜間排尿が増え，尿漏れなども起こしやすくなります。このような場合は腎機能を改善する漢方薬を用います。神経緊張が原因の場合は，気の巡りを改善します。なお，頻尿のほかに残尿感，排尿痛，血尿，倦怠感，のどの渇きなどがある場合は，膀胱炎や糖尿病といった病気が潜んでいる可能性があります。

漢方薬

苓姜朮甘湯《りょうきょうじゅつかんとう》：下半身が水風呂につかっているような特徴的な冷えがあり，排尿の回数と量が多く，尿が透明の場合に

八味地黄丸《はちみじおうがん》：高齢で夜間排尿が多く，尿漏れを起こしやすい腎虚タイプの人に。体を温め，腎を丈夫にする

猪苓湯《ちょれいとう》**／五苓散**《ごれいさん》：排尿回数が多いが，尿の出が悪く，残尿感がある場合に。排尿痛，血尿などの炎症症状が強い場合は猪苓湯がよい

清心蓮子飲《せいしんれんしいん》：体力が低下し，頻尿や残尿感があり，尿が出づらく神経過敏なものに。膀胱神経症（泌尿器に異常はないが，頻尿・残尿感などの自覚症状があるもの）にも用いる

桂枝加竜骨牡蛎湯《けいしかりゅうこつぼれいとう》：緊張すると尿意を催し，すぐにトイレに行きたくなるもの，また夜中に目が覚め，よくトイレに行くものにもよい

養生法＆食事療法のアドバイス

あまり神経質にならないことが大切です。夜間排尿の多い人は，足腰を冷やさないようにします。入浴後は湯ざめしないよう，すぐに床に入りましょう。腎虚の場合にはヤマイモやクルミをとるのがお勧め。老化防止の効果もあります。

22. めまい の巻

病の捉え方

めまいの原因は，ストレスなどで「気が上に上ってしまう場合（気の上衝）」，高血圧や低血圧，貧血，月経不順，更年期障害など「血の循環が悪い場合」，胃や腎の働きが悪く，「水毒が頭部に上衝した場合」を考えます。また，「頸椎のゆがみ」から起こるめまいも多くあります。この場合は，首や肩にひどいこりを伴うことが多いです。ただし，強い突然のめまいや，失神を伴う時は，病院の受診勧奨を行いましょう。

漢方薬

苓桂朮甘湯《りょうけいじゅつかんとう》：胃内停水があって，水毒が頭部に上衝し，みぞおちからへそにかけて動悸があるものに

真武湯《しんぶとう》：水毒が頭部に上衝し，みぞおちの動悸や冷えがあり，夜間排尿が多いものに

桂枝加竜骨牡蛎湯《けいしかりゅうこつぼれいとう》／柴胡加竜骨牡蛎湯《さいこかりゅうこつぼれいとう》：精神不安やイライラ感を伴うものに。便秘，胸部の動悸，胸脇部のはりなどを伴う場合は柴胡加竜骨牡蛎湯がよい

桂枝茯苓丸《けいしぶくりょうがん》／桃核承気湯《とうかくじょうきとう》：冷えのぼせや，女性では月経不順を伴うものに。便秘や強いのぼせがあれば桃核承気湯を用いる

半夏白朮天麻湯《はんげびゃくじゅつてんまとう》：胃腸虚弱で冷えがあり，みぞおちの動悸や頭痛を伴うものに

葛根湯《かっこんとう》：首や肩の強いこりを伴う場合。ほかの漢方薬と併用してもよい

養生法&食事療法のアドバイス

回転性では，慌てずに治まるまで安静にします。動揺性では，血圧が高い場合は安静に，低い場合はゆっくりうつ伏せになり，四つんばいから起き上がるようにします。首や肩は冷えないようスカーフを巻きましょう。

食養では，ストレスが多い場合には小魚やシジミ，アサリなどカルシウム豊富なもの。貧血や低血圧の場合には，血を補うプルーン，レバー，金針菜。高血圧の人にはセロリ，トマト，セリがお勧め。冷えのぼせや月経不順がある人にはサフランやベニバナ。水分代謝が悪い人はアズキやハトムギの煮汁を飲むと効果的です。

23. 皮膚疾患（湿疹，アトピー性皮膚炎など）の巻

病の捉え方

皮膚のかゆみには，アトピー性皮膚炎，蕁麻疹のほか，湿疹，発赤などがなくともかゆみを感じるもの（皮膚瘙痒症）があり，高齢者皮膚瘙痒症や妊娠瘙痒症もこれに含まれます。原因としては，瘀血，水滞などが関連して起こります。皮膚の炎症は，体内の新陳代謝のバランスが崩れ，血や水のうっ滞が起こり，それが皮膚に現れたものです。引き金としては，食生活の偏り，季節の変化，精神的なストレスが影響します。

漢方薬

白虎加人参湯《びゃっこかにんじんとう》：患部に熱を持ち，かゆみが強く，皮膚は発赤が強く，乾燥してカサカサし，口渇がはなはだしいものに。アトピー性皮膚炎に効果的

越婢加朮湯《えっぴかじゅつとう》：患部がじゅくじゅくして熱を持ち，水疱や水様の浸出液が見られ，かゆみや発赤といった炎症症状があるものに

温清飲《うんせいいん》：皮膚がカサカサしてどす黒く，熱感を伴う強いかゆみがあるものに

十味敗毒湯《じゅうみはいどくとう》：湿疹，蕁麻疹，癤や癰などのできもので，根が浅く，患部が赤くかゆみを伴うものに。炎症が強い場合には，先に白虎湯で清熱しておくか，併用すると瞑眩《めんげん》（p.83 参照）を防ぐことができる。ただし，重度のアトピー性皮膚炎のように皮下の毒素が多いものに使う場合には，症状を悪化させることがあるので基本的にあまり用いない。掌蹠膿疱症や手掌角化症には著効がある

消風散《しょうふうさん》：患部に粘液性の分泌物が多く，熱感を伴い，かゆみや炎症が強いものに。ただし，瞑眩を起こすことがあるので注意

養生法&食事療法のアドバイス

皮疹をかき壊してとびひにならないように。乾燥性なら保湿し，湿潤性ならガーゼなどで保護します。チョコレートなど甘味類，香辛料や高脂肪食，肉食，タケノコ，ヤマイモなど，慢性炎症になりやすい食品を避け，かゆみを軽減します。

24. にきび，肌荒れ の巻

病の捉え方

にきびや肌荒れは，便秘に関係するもの，婦人科系機能に関係するもの，食べ物に関係するもの，睡眠不足や過労，ストレスによるものなどがあります。内臓の不調も原因になります。にきびや吹き出ものは顔のどこにできるかによって原因がわかります。便秘や食物による場合はまぶたや鼻に，婦人科系にトラブルがあり，瘀血体質の場合は月経前におでこやあごに，胃腸が悪い場合は口の回りに出やすくなります。また，ほおに出る場合は肝の解毒機能が弱っている場合が多く，フェイスラインに出る場合はしつこく残った瘀血の影響が考えられます。

漢方薬

桂枝茯苓丸《けいしぶくりょうがん》：月経不順，月経痛があり，特にあごや額の吹き出ものが顕著なもの，月経前後に悪化するものによい

桂枝茯苓加薏苡仁丸《けいしぶくりょうかよくいにんがん》：桂枝茯苓丸に薏苡仁（ハトムギ）を加味したもの。瘀血の改善とともに，肌を潤し，シミを薄くする効果もある

桃核承気湯《とうかくじょうきとう》：桂枝茯苓丸に比べ瘀血が激しく，便秘を伴う場合に

三黄瀉心湯《さんおうしゃしんとう》：のぼせ，皮膚の黒ずみ，慢性の便秘，臭いの強い便が出るなどの症状があり，宿便のあるものによい

排膿散及湯《はいのうさんきゅうとう》：患部の炎症が強く化膿している場合に。排膿作用に優れる

半夏瀉心湯《はんげしゃしんとう》：胃腸が弱く，口の回りに吹き出ものが出るものに

養生法&食事療法のアドバイス

にきびは患部を手で触れないようにし，クレンジング洗顔は夜にして乳液など皮脂を補充するケアを控えます。肌荒れは，入浴時に皮脂を残すように軽く洗い，乾燥部分は油性クリームで保湿します。チョコレートなどの甘味類，トウガラシなどの香辛料，ナッツ類，もち米，生クリーム，チーズ，バターは避けます。

25. 糖尿病 の巻

病の捉え方

漢方では糖尿病は,「消渇」(口が乾く病)の名で紀元前から認識されている疾患です。病の進行により,3段階に分かれます。初期は口が渇き,水分をとりたがります。食欲は普通で,小便はやや多く,泡立ちが多くなります。中期は空腹感が強く多食しますが,程度が進むとやせ始めます。口渇は初期よりはなはだしく,多飲し,尿量も泡立ちも増え,皮膚が徐々に黒ずみます。晩期では頻尿で尿量が多く,泡立ちもはなはだしく,甘く臭います。夜間排尿,手足のほてり,足腰の重だるさや痛みが見られます。やせ方ははなはだしくなり,手足はどす黒く枯燥し,免疫力も落ちます。

漢方薬

五苓散《ごれいさん》:初期の口渇に。体内の水分バランスを改善する

柴苓湯《さいれいとう》:五苓散に小柴胡湯を合わせた処方。五苓散と同様,初期で口渇を訴える人に用いる。微熱や吐き気,食欲不振,胸脇部のはりを伴う人にもよい

白虎加人参湯《びゃっこかにんじんとう》:中期に。水を飲んでも治まらないのどの渇きを癒す。やせて疲れやすく,顔色が黒くなるものによい

八味地黄丸《はちみじおうがん》:晩期に,やせて手足が冷え,顔色が黒く,口やのどが渇き,尿の回数も量も多く,夜間排尿があるものに

六味地黄丸《ろくみじおうがん》:八味地黄丸と同症状だが,手足の冷えが少なく,ほてる場合に

防風通聖散《ぼうふうつうしょうさん》:中期で宿便があり,食欲旺盛で,小便が出にくく,血と水の代謝が悪く,肌が黒く熱感を伴うものに。運動不足で,肥満傾向,便秘体質の人によい

養生法&食事療法のアドバイス

膵臓と肝臓に負担のある高カロリーな食生活と,ストレスによる熟眠不足を徹底改善します。次に筋肉量を維持・増加し,ストレッチを中心とした全身運動の習慣により標準体重を維持しましょう。ヤマイモ,エンドウマメが食養にお勧め。

26. 高血圧 の巻

病の捉え方

漢方では，高血圧を気・血・水の異常とみます。気に異常があるタイプはちょっとしたストレスですぐに血圧変動を起こし，ストレスをためると血圧が下がりにくいタイプです。降圧薬や減塩療法ではなかなか血圧が下がらず，特に下の血圧が下がりにくいのが特徴です。血に異常があるタイプは，瘀血体質で，本態性高血圧と呼ばれるものの大半がこれに当たります。のぼせ，目の充血，めまい，頭痛，肩こりなどの症状が顕著で，便秘が加わると症状は一層悪化します。なお，瘀血悪化の兆候として，首の後ろに重ねもちのように横筋が入ったり，ひどくなると吹き出ものができる場合があります。ここまでくると脳卒中を起こす危険性が高いので要注意です。水に異常のあるタイプは腎に負担がかかり，水分代謝が悪く，水毒体質となって高血圧が起きるタイプ。むくみや尿不利を伴うことが多いです。

漢方薬

桂枝茯苓丸《けいしぶくりょうがん》／桃核承気湯《とうかくじょうきとう》：冷えのぼせがあり，顔が赤く，頭痛，めまい，肩こりがある場合に。便秘のある場合は桃核承気湯がよい

黄連解毒湯《おうれんげどくとう》／三黄瀉心湯《さんおうしゃしんとう》：のぼせが強く，便秘があり，皮膚がどす黒く，吹き出ものが出る，充血，鼻出血，頭痛，胃炎，口内炎などを伴うものによい。黄連解毒湯は便秘がない場合に

八味地黄丸《はちみじおうがん》：腎性高血圧に。夜間排尿が多く，口渇が強く，腰のだるさや手足のほてりなどを伴うものによい

釣藤散《ちょうとうさん》：慢性的に神経が疲れ，のぼせがあり，朝方や午前中に血圧が上がりやすいものによい

加味逍遥散《かみしょうようさん》：イライラしやすく，のぼせや動悸があるものによい

桂枝加竜骨牡蛎湯《けいしかりゅうこつぼれいとう》／柴胡加竜骨牡蛎湯《さいこかりゅうこつぼれいとう》：動悸，不眠があり，不安が強いものに。さらに，みぞおちのつかえや便秘がある場合は，柴胡加竜骨牡蛎湯がよい

五苓散《ごれいさん》／真武湯《しんぶとう》：五苓散は口が渇き，小便の出が悪く，むくみやすい場合に。真武湯は手足が冷えてむくみやめまいなどがある場合によい

養生法&食事療法のアドバイス

養生法：高血圧は獣肉を中心とした高脂肪と高血糖による血管の慢性炎症が動脈硬化を生じ，塩分の過剰摂取とストレスでさらに悪化します。蛋白質は豆，魚，鶏を中心に，乳製品を含む高コレステロール食を控え，塩分は1日6gを目標に減塩しましょう。また，原則禁煙し飲酒は控えめにします。なお心臓病などの合併症がなければ，適度な運動が血圧を下げるのに有効です。適度な運動としては，1週間に3～4回，30～40分の早歩きや水泳がお勧めです。

食事療法：降圧作用のあるものは，トマト，セロリ，セリ，柿，玉ネギ，ニンニクなどです。トマトはジュースでも構いませんが，塩分を含んでいるものは，高血圧の人には向きません。セロリは刻んで絞り，大さじ1杯の絞り汁に少量のハチミツを加え，1日3回，毎日続けて飲むと血圧が下がってきます。セリは500gを4カップの水で半量になるまで煎じ，砂糖を少し加えて飲みます。柿はのぼせを冷ます作用があり，柿の葉茶も高血圧によい飲み物です。なお，瘀血を助長するチョコレート，エビ，カニ，ホタテのほか，イクラやタラコなどの魚卵類，アルコール類などは避けましょう。

ツボ療法のアドバイス

百会《ひゃくえ》，天柱《てんちゅう》，肩井《けんせい》，湧泉《ゆうせん》に灸をします。ツボ周囲の皮膚が温かさを感じるまですえましょう。灸は頭から足へ順序で行ってください。逆にするとのぼせが強くなります。必ず湧泉を最後にします。

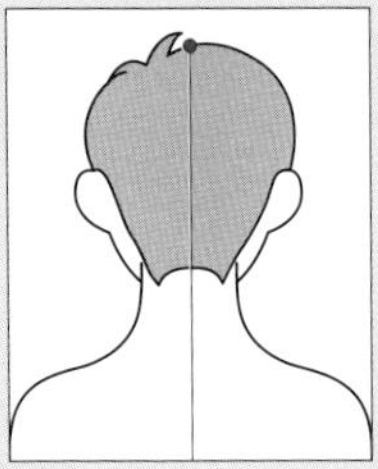

百会
頭頂部の中央

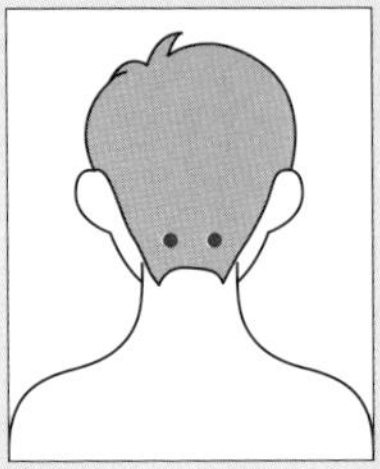

天柱
後頭部中央の髪の生え際の両脇にある太い筋肉のすぐ外側

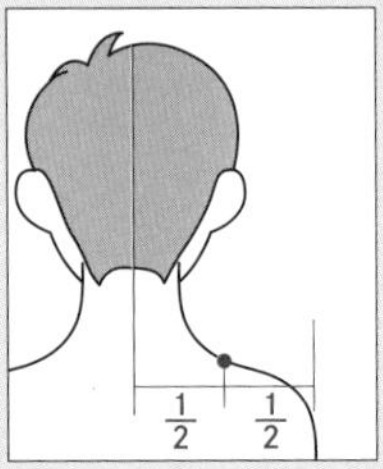

肩井
肩の中央の一番盛り上がったところ

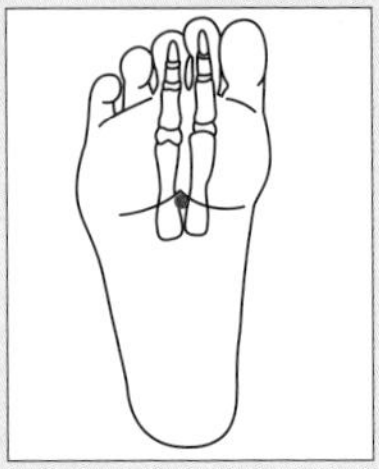

湧泉
足の裏の第2趾と第3趾の間を少し下ったくぼんだところ

27. がん（免疫力向上）の巻

病の捉え方

漢方ではがんを消すことよりも，がんに負けない免疫力をつけることを第１に考えます。実は，人間の体には毎日のようにがん細胞が発生していますが，がんにならないのは免疫力によって，がんが増殖しないよう駆逐するシステムがあるからです。しかし，不摂生やストレス，発がん物質の多量摂取などにより，免疫システムの力が落ちると，がん化する力を止められなくなってしまいます。したがってがんの予防や消退には，免疫力を活性化することが重要なのです。

漢方薬

人参湯《にんじんとう》：胃腸を補い，免疫力を上げる。消化器系統をはじめ，幅広いがんに用いる。抗がん薬などで食欲のない場合にも効果的

十全大補湯《じゅうぜんたいほとう》：血液成分を補い，免疫力を上げる。幅広いがんに用いられるが，特に血液系統のがんに効果的。抗がん薬治療による白血球の減少や貧血などにも有効

温清飲《うんせいいん》：血液成分を補い，免疫力を上げる。抗がん薬の点滴による血管炎にも効果的

補中益気湯《ほちゅうえっきとう》：脾胃を補い，気力を増し，免疫力を上げる。肺や消化器系統のがんに有効。体のだるさや疲れにも用いる

加味帰脾湯《かみきひとう》：白血病など血液系統のがんに効果がある。体力不足による，貧血，発熱症状や，悪性貧血，再生不良性貧血にも有効

六君子湯《りっくんしとう》：水分代謝を改善し，胃腸を補い，強壮し，免疫力を上げる。抗がん薬による食欲不振や下痢などに効果的

養生法&食事療法のアドバイス

糖化ストレス＊1 や慢性炎症＊2 などのがんリスクを健診で確認し，獣肉や乳製品を控え，主蛋白源を豆，魚，鶏にして，緑黄色野菜を多くとり，少肉多菜に。タバコを含む焦げた飲食物（終末糖化産物 AGEs）を控え，熟眠を妨げる交感神経の緊張を軽減しましょう。　＊１は HbA1c，＊２は高感度 CRP で確認できる。

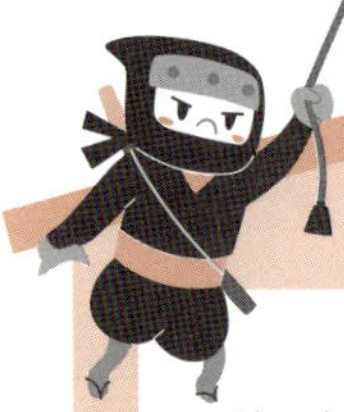

其の伍 まとめ

其の伍ではさまざまな症状について，漢方での捉え方や用いる処方について解説しています。また実際に患者にアドバイスできる食事や生活における養生法，簡単なツボ治療などについてもまとめました。

薬剤師の皆さんが，漢方薬について学ぶ機会はそう多くはないと思います。ともすれば，かぜに葛根湯，更年期のイライラに加味逍遥散，足のつりに芍薬甘草湯といった単一の病名や症状くらいで，漢方薬を考えてしまいがちではないでしょうか。しかし，いったん漢方における病気の見方を理解すれば，多角的に病態を捉えることができ，多くの患者の助けになることと思います。特に，現在の薬局の現場で耳にしやすい以下のような訴えに対しても，漢方薬は実にフレキシブルに対応することができるのです。「抗生物質で下痢や胃腸障害を起こしやすい」，「貧血で鉄剤が処方されたが，胃腸障害を起こしやすい」，「降圧薬が処方されているが，下がり過ぎてふらつきが出る」，「抗がん薬の治療での副作用を軽減したい」，「免疫力を上げたい」，「のどが腫れやすいが抗生物質を飲み続けたくない」，「体の痛みに対応したいが，痛み止めだけでは根本的な治療が難しい」。

皆さんの引き出しの中に，ぜひ漢方薬の使い方を加えてほしいと思います。もちろん，漢方薬にも留意すべき点は多くあります。患者から質問を受けることも多いでしょう。それら副作用や注意すべき点については，資料 2（p.258）にまとめていますので，確認のうえ，正しい服薬指導に役立ててください。

また，漢方独特の養生法（日常の衣服や食事，入浴の注意点など）についてもぜひ患者にアドバイスできるようになってください。正しい養生法を行えば，服用する薬が漢方薬でも新薬でも，治療効果を大きく高めることができます。また簡単に行えるツボ療法も，患者の痛みや症状を緩和するのに大いに役立つことでしょう。これから薬剤師として患者に接する中で，ぜひ東洋医学の知識を役立ててください。

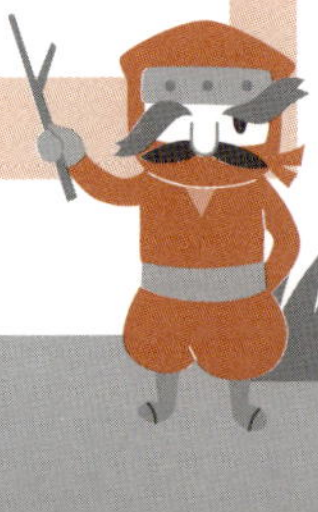

其の六

症例にチャレンジ！

症例でポイントを振り返ろう

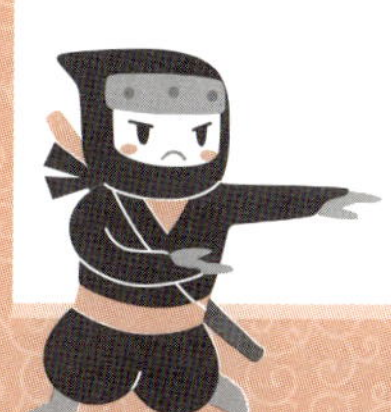

症例1：精神安定薬の効きにくい周期的なイライラ の巻

ここはX大学医学部附属病院薬剤部。精神科のN先生から漢方薬の問い合わせがありました。ベテランのBさんや先輩のCさんの指導のもと，漢方薬を勉強してきたAくんは，先生の期待に応えようとすっかり舞い上がっているようですが…。

症例

Yさん　37歳　女性　157cm　53kg

普段から緊張症でイライラがあるが，月に1度くらいイライラがひどくなり，感情の起伏が激しくなる

Rp.　エチゾラム0.5mg（3錠/日　分3）　3カ月間内服

　　クロチアゼパム5mg（1錠　1日1回まで）　頓服

まずは，患者のプロフィールにしっかり目を通す

C　N先生によると，Yさんの場合，普段エチゾラムは割と効いているのですが，月に1～2回感情の起伏が激しくなることがあるとのことです。クロチアゼパムなどほかのベンゾジアゼピン系の精神安定薬を頓服的に併用することで対応していたのですが，患者さんの自覚としてはあまり改善せず，逆に緊張感が緩み過ぎて感情の抑制が効かなくなったりする症状も現われてきているとのことです。ベンゾジアゼピン系薬の多剤併用の弊害が，昨今問題視されていることもあり，できれば漢方薬との併用を考えられないかとの相談です。

A　緊張症でイライラが強いようなので，やはり気剤を使うべきですよね。私は桂枝加竜骨牡蛎湯もしくは抑肝散がいいと思います。

B　こらこら，1つの症状でいきなり漢方薬を選定してはダメよ。まず，証を考えなくちゃ。患者さんのプロフィールのチェックもしっかり行ってね。

A　そうか，まず症状より証なんですね。あと，証を立てるにあたっては，どのような理論をベースに考えるかということも決めなくてはいけないんですよね。

C　そうだね。このケースであれば，慢性病と考えられるし，精神症状は気との関連が深いから…。Bさん，まずは気血水論で考えるのがよいのではないでしょうか。

B　そうね。ではまずカルテを確認してみましょう。ベースとなる理論はそれを見て最終決定しましょう。

主訴　普段から緊張症でイライラがあり，時に感情の起伏が激しくなる
血圧　135/85
頭頸部　のぼせあり　時々頭痛が起きる（拍動性）　肩がこりやすい
胸部　特に所見なし
腹部　特に所見なし
脚部　足先に強い冷えがある
大便　下痢や便秘なし　1～2日で便通があり，排便困難はない
排尿　異常なし　むくみなし
月経の状態　月経不順，月経痛あり（下腹部）
皮膚症状　額やあごに吹き出ものができやすい　あざができやすい
既往症　なし

女性に特有の症状に注目し，証を見極める

C　なるほど，精神症状だけでなく，のぼせや月経不順がありますね。

B　さすがCくん，よいところに気づいたわね。この患者さんの場合女性ですし，月経不順や月経痛などがあるから，気血水論の中でも，気だけでなく血の問題を考える必要がありそうね。

A　そうか，血に問題があって，イライラするといえば加味逍遥散ですね。では，私が行ってきます！

B　ちょっと待って！　慌てないで。確かに加味逍遥散は血に問題があって精神症状の強い場合に使うけれど，この患者さんの場合，月経不順に加えて，足の冷えとのぼせ，いわゆる冷えのぼせがあるわね。さらに吹き出ものやあざができやすいといった症状がみられるから，瘀血の証がけっこう強いとみるべきね。むくみや排尿の異常はないから水毒の要素はなさそうね。さて，こんな状態だ

とすると，あとはどういった点を確認すべきかしら？

A　瘀血の証で一番確認すべきところは，月経時の瘀血塊の排出，つまりレバーのような血の塊が経血中にあるかどうかです。それから，月経時に症状の悪化があるかどうか。あっ，そうだ！　月に１～２回イライラが悪化するのは，月経や排卵時期と重なっているかもしれませんね。その点を確認してきます。

（A くんはＮ先生のところに走って確認しに行きました）

A　やっぱりレバー状の血の塊が出るようです。それとイライラの強い時期が月経時や排卵前後と一致していました。頭痛や吹き出ものもその頃に悪化するようです。

B　瘀血塊や冷えのぼせ，月経時に悪化する精神症状，吹き出ものなどの皮膚症状があり，逆に，加味逍遥散に特有の胸部の動悸や手足のほてりなどの煩熱症状はない。また便通の状態も良いということね。これらのことを考え合わせると，選ぶべき処方は何かしら。

C　この場合は駆瘀血剤を用いて，まず瘀血体質を改善するのがよいのではないでしょうか。駆瘀血剤といえば，桂枝茯苓丸や桃核承気湯を考えられますが，便秘がないので…。

A　わかりました！　桂枝茯苓丸ですね。

服薬指導にも気を配って

B　そうね，桂枝茯苓丸が妥当なところね。恐らく，Ｙさんの場合は，月経時の血の変動に伴って冷えのぼせが悪化し，それと同時に気の上衝が起きて，イライラが強くなっているのでしょう。それが精神安定剤を増量してもあまり改善されなかった一因ではないかしら。ではＡくん，Ｎ先生にこちらの見解を伝えて判断を仰いでください。それから，この処方に決まったら，服薬指導の際に養生法を伝えることも重要よ。瘀血を助長する食物（p.217 参照）をとらない，またのぼせが強くなるとヒステリックになりやすいから，のぼせを起こさないようにするため足元を冷やさないといったことも患者さんにしっかり伝えてね。

A　はい，わかりました。今回のように精神症状での照会でも，特に女性の場合は瘀血症状をきちんとチェックすべきですね。男性の視点だと，つい見逃してしまいがちです。これからも，証をきちんと把握して適切な薬を提案していきたいです。

C　なるほど，昔から「血の道症」ともいうように，女性の場合は，婦人科系統に問題がないかを常にチェックしておく必要がありますね。それに服薬指導の時に養生法を伝えることも重要ですね。A くん, 今回はとてもよい勉強になったね。

A　はい！

その後 Y さんは桂枝茯苓丸を併用し，食事などにも気をつけることで，精神症状も落ち着いてきました。また，月経時を特に意識することで，感情のコントロールもうまく行えるようになってきました。今後の様子をみながら，できれば漢方薬だけでコントロールできるようにしたいと希望しているそうです。

おわりに

さて，本症例では Y さんの主訴は精神症状でしたが，体の内部では血の滞りがあり，その瘀血が原因となって周期的なイライラを起こしていました。表面に現れている症状ばかりでなく，女性特有の婦人科系の不調に着目し，根本的な原因である血の変調を見極められたことが治癒への近道となりました。

慢性化した症状の場合，漢方では特に，気血水のどこに変調があるかを判断することが重要です。表面的な訴えだけに振り回されず，気血水に変調が起きた時に現れる特徴的な症状（p.55 ～ 57 参照）のチェックを忘れずに，証を立てるようにしてください。

また養生法は，薬だけに頼らず，患者自身が症状の原因を理解し，コントロールできるようなる方法です。今回の場合は瘀血を改善するための食養やのぼせを改善する方法の指導でしたが，それぞれの証に合わせてしっかりアドバイスできるようになってください。

症例2：冷えと疲労倦怠を伴う消化器症状の巻

ここは最近在宅支援サービスに力を入れているZ薬局。調剤業務の合間を縫って在宅医療にも積極的に出向いています。薬局店頭で服薬指導をしていた入社2年目の薬剤師Aくんが，急いで調剤室に入ってきて先輩薬剤師のBくんに何やら相談をし始めました。S薬局長は，2人の会話に耳を傾けています。

手元にある情報から患者の病態を予測する

A　いつも奥様（患者Xさん）の代わりに薬を取りに来ているご主人（Yさん）が，薬局まで来るのが大変だからなんとかならないか！　とおっしゃっています。少しイライラしている様子ですが，Bさん，どうしましょう。

B　えっ？　Yさんは確かいつも穏やかだったよね。何か失礼なこと言ったの？　ちょっと私が話を聞いてこようか。

A　（そんなことは言ってないけどな…）すみません，お願いします！

(Bくんは Y さんの話を聞いてきました)

B　Aくん，Yさんの話によると，奥様はJ先生の在宅診療を受けているそうじゃないか。奥様の体調が最近優れないそうだよ。Yさんも86歳で高齢だし，老老介護でかなり疲れているようだね。薬局まで来るのがしんどいと。でも，ヘルパーさんに薬をお願いするのは嫌だとおっしゃっていたよ。

A　じゃあこの際，訪問薬剤管理指導を利用してもらいましょう！

B　こらっ！　本当はAくんがここまで聞き出さなきゃならないのに。Yさんにサービスの概略を説明したら，そんなありがたいサービスならぜひお願いしたいと。これまでもうちの薬局はJ先生と一緒に在宅をやっているから，今回は途中から私たちが在宅チームに加わる形になるね。S先生，早速手続きを進めてもよろしいでしょうか？

S　よろしく頼む。ところでAくん，いい機会だから，患者情報がJ先生から届く前にXさんの処方せんから病態を予測してごらん。

X さん　83 歳　女性　身長 150cm　体重 40kg
Rp.
　リセドロン酸ナトリウム 17.5mg（週 1 回 1 錠起床時）
　プレガバリン 150mg（2 錠 分 2）
　ノイロトロピン（4 錠 分 2）
　メコバラミン 500μg（3 錠 分 3）
　エドキサバントシル酸塩水和物 30mg（同一時間帯に 1 日 1 錠）
　テプレノン 50mg（3 カプセル 分 3）
　ラクトミン（3 錠 分 3）
　半夏瀉心湯エキス（3 包 分 3）

A　リセドロン酸ナトリウムは骨粗鬆症で，プレガバリン，ノイロトロピン，メコバラミンが出ているので帯状疱疹後の神経痛があると思います。エドキサバントシル酸塩水和物は…心房細動でもあるのでしょうか？　それとも深部静脈血栓症かな？

S　なかなか勉強しているじゃないか。プレガバリン，ノイロトロピン，メコバラミンの組み合わせだと，ほかにも腰や膝の痛みや脊柱管狭窄症の可能性もあるね。骨粗鬆症もあるので，X さんは足腰が悪くて歩行困難となり，在宅診療を受けているのではないかな？　エドキサバントシル酸塩水和物は A くんの言うように心臓の可能性もあるけれど，歩行困難からくる深部静脈血栓症が疑われる。あるいは膝や股関節の手術に伴う静脈血栓塞栓症の予防が目的かもしれない。では，半夏瀉心湯とラクトミン，テプレノンはなぜ処方されているのだろう？

A　半夏瀉心湯は胃腸薬でしたよね。ラクトミン，テプレノンも出ているし…。あっ，プレガバリンやリセドロン酸ナトリウムに消化器系の副作用があったはずです。

S　そう。プレガバリンには食欲不振や下痢，リセドロン酸ナトリウムには食道炎や胸やけの副作用がある。いずれにしても X さんの胃腸症状には注意を払う必要がありそうだね。

患者情報から必要とされていることを読み解く

（数日後，J 先生から連絡がありました）

B　S 先生，X さんのことで J 先生からお電話です。それと訪問薬剤管理指導の手続きは完了しています。

S　わかりました。J 先生とつないでください。

J　S 先生，こんにちは。X さんの情報提供書をファクスしたので見てもらえますか？

訪問薬剤管理指導依頼書・情報提供書

介護度　要介護 2

疾患名　深部静脈血栓症，骨粗鬆症，脊椎管狭窄症，慢性下痢

既往歴・経過　3 年前より骨粗鬆症，脊椎管狭窄症。1 年半前に大腿骨頸部骨折による手術，深部静脈血栓症を併発。退院後，歩行困難のため通院不可につき在宅診療を開始。慢性的に下痢は起こしやすいが，この 1 カ月は食欲不振と下痢症状が続いている

使用薬剤　リセドロン酸ナトリウム，プレガバリン，ノイロトロピン，メコバラミン，エドキサバントシル酸塩水和物，テプレノン，ラクトミン，半夏瀉心湯

訪問により期待すること

☑服薬状況の確認　☑服薬指導　☑薬剤管理状況の確認　□調剤方法の検討
□介護者の負担軽減　☑副作用のチェック　□服薬による ADL への影響
☑生活状況の把握　☑その他（漢方薬を含めた適切な処方提案）

S　J 先生，いつもお世話になります。X さんは，大腿骨骨折に深部静脈血栓症，脊柱管狭窄症と骨粗鬆症があるのですね。それと慢性下痢ですか。

J　X さんの在宅診療を始めて 1 年以上になります。慢性的に下痢を起こしやすい体質で，半年前の下痢症状はラクトミンと半夏瀉心湯で改善しました。その後状態はよかったのですが，1 カ月ほど前から下痢と食欲不振で，今回は治りが悪い。甲状腺ホルモン関連の数値も正常だから甲状腺機能低下症でもないし…。人参湯なども使えると思いますが，それも含めて検討してほしいんです。あわせて副作用チェックもよろしく頼みます。

S　承知しました。しっかり拝見して後日ご報告いたします。

（電話の後，薬局内で話し合うことになりました）

A　X さんの状態は S 先生の予想した通りですね。さすがです。

B　この 1 カ月の食欲不振と下痢症状は，薬の副作用でしょうか？

S　B くん，X さんの薬歴を見せてくれる？　プレガバリンやリセドロン酸ナトリウムはいつから服用しているかな？

B　在宅診療を開始した頃，1 年前からうちの薬局で薬を出していますが，当初よりプレガバリンとリセドロン酸ナトリウム，テプレノンは服用されています。

S　となると，1 カ月前から急に副作用が出たとは考えにくいが…。よし，今回は私が在宅訪問支援に行くとするか。A くん，一緒についてきなさい。

病位の判定と随伴症状のチェック

（初回訪問日，A くんはそわそわした様子です）

A　何だか緊張します。S 先生，今日はよろしくお願いします。

S　そんなに緊張しないでも大丈夫。後ろで見てればいいから。笑顔を忘れずにね。

A　はい！　頑張ります！

（X さん宅にて，服薬状況と薬剤管理状況の確認をし，服薬指導を終えました）

S　ところで X さん，J 先生から最近体調が優れないと聞きましたが，どうされました？

X　そうなんです。骨折してからずっと足と腰が痛くてはいずって動いているっていうのはあるんですけどね。まあそれはしようがないとして，最近，この 1 カ月くらい食欲がなくなって…。ご飯がおいしくないんです。それにとにかく疲れちゃって。これまで編み物や，本を読むのが楽しかったけど何もしたくなくなってしまって。編み棒を握ったり，本を持ったりする力も入らないし。それから頬もこけてきて鏡を見るのが嫌になったわよ。

S　ご主人，奥様が疲れたり，やせてきたのはいつ頃からですか？

Y　そうだね…この 3 カ月くらいでだんだんやせてきたように感じるね。疲れたっていうのも同じ頃からかな。心配だよ。

S　X さん，下痢も続いているようですが，1 日に何回くらい下痢しますか？

X　朝方になると決まって 2 ～ 3 回，シャーっと下るんです。そのたびに主人を起こして手伝ってもらって。何だか申し訳なくて。

S　それは大変だ。つらいですね。ご主人も苦労されていますね。ところで，ちょっと足を見せていただいてもよろしいですか。

X　ええ，どうぞ。

S　だいぶむくんでらっしゃいますね。それに冷たい。冷えは感じますか？

X　感じるわよ。氷みたい。

S　最近，めまいはしませんか？

X　そういえば，めまいというか，一昨日くらいからふらふらして，何だかエレベーターに乗ったような感じも時々するんですよ。

S　ちょっと血圧を測らせてください(100/60)。それと,舌の色も見せてください。(やっぱり湿っていて灰色っぽい色だな…)

Y　舌の色で何かわかるのかい？

S　ええ。漢方では舌の状態で体調を把握するのですよ。

Y　ほほー。すごいものだね。

S　いろいろと聞かせていただき，ありがとうございました。それではこれで失礼します。週1回寄らせていただきますので，今後ともよろしくお願いします。

Y　こちらこそ，いろいろ話を聞いてもらってありがとう。

X　またお待ちしていますよ。

S・A　お大事にしてください。失礼します。

(在宅訪問の帰り道)

S　Aくん，最初と最後の挨拶の笑顔はできたかい？

A　はい！　そこだけは頑張りました！

S　あんまり頑張りすぎると，笑顔がひきつるから気をつけるんだよ！　処方せんを眺めるのと，実際に居宅でお話しするのとじゃあずいぶん情報量が違うのがわかったかな？

A　はい！　すごい違いです。

(薬局に戻ると，Bくんが X さんの情報をまとめています)

B　お帰りなさい。調剤業務もやっと落ち着きました。それから，J 先生から X さんの血液検査，尿検査のデータを送ってもらいました。

S　では，X さんの情報を整理してみよう。

在宅訪問により得られた情報

服薬状況　問題なし（リセドロン酸ナトリウム　起床時に十分量の水で服用し，

30分横にならず，水以外の飲食やほかの薬剤の経口摂取も避けている）

薬剤管理　問題なし

患者の体調

るい痩と疲労倦怠　3カ月前〜

食欲不振　1カ月前〜

水様性の下痢（朝方2〜3回）　1カ月前〜

足のむくみ

足の冷え（氷のよう）

手の筋力の低下

めまい（ふらふらや，エレベーターに乗った時のような感じもあり）

舌の色（湿潤・灰色）

血圧（100/60）

体温（35.9℃）

S　さて，まず副作用チェックをしよう。リセドロン酸ナトリウムの服用法も問題ないようだし，胸やけもないのでこれはOKだね。そのほかは何か気がつくことあるかな？

B　プレガバリンの副作用は大丈夫でしょうか？

S　めまい，倦怠感，脱力感，下痢，むくみ，冷えはすべてプレガバリンの副作用に当てはまるが，服用開始から少なくとも1年程度は経っているからね。CKやAST，ALTは正常値だし，クレアチニンクリアランスも85mL/minあるので副作用の可能性は低い。ただし注視する必要はありそうだね。

A　半夏瀉心湯を半年ほど服用されていますが，むくみや手の脱力感やだるさが出ているので，偽アルドステロン症の疑いはないでしょうか？

S　確かに症状だけみるとその可能性も考えられるね。甘草の摂取量は2.5gでさほど多くはないが，「高齢者」，「女性」というリスク因子に当てはまるからね。Bくん，血清カリウム値はどうなっているかな？

B　血清カリウム値は4.2mEq/Lですので，3.5mEq/L以上あります。

S　低カリウム血症ではないし，血圧も100/60で低いので甘草の副作用も大丈夫だね。ちなみに偽アルドステロン症の注意点をまとめておくから後で復習しておいてね（p.260参照）。

A　では3カ月前からの諸症状については副作用の可能性は低そうですね。ところでXさんの状態をいろいろとチェックしていたのは，漢方的な証を判定されていたのですか？

S　そうなんだ。そこで私は半夏瀉心湯をある処方に変えた方がいいと思うのだが，君たちはどう思うかな？

A　下痢が続いて，むくみもあるので五苓散がいいと思います。

B　私は直接拝見していませんが，食欲不振と疲労倦怠で補中益気湯を選びたいところですが，下痢症状もあるので六君子湯などはいかがでしょう？

S　君たちが着目した症状には確かにその処方を使えるが，Xさんのような消化器症状の場合，証をみるうえで大切なのは，まず病位の判定をしっかりすることだ。前に学習したことを思い出してみて（「其の参　3．漢方薬急性病の治法『三陰三陽論』の巻」参照）。三陰三陽論は，基本は急性熱性病の病位判定に用いるけれど，慢性化した消化器症状にも応用できる。半夏瀉心湯は三陰三陽でいうとどの病位の薬だったかな？

B　少陽病です。胸腹部に熱が停滞し，消化器症状としては胃腸の炎症と機能低下があり，食欲不振や吐き気，下痢を伴うような状態のことです。

S　そうだね。Xさんの病状は，はたして少陽病に当てはまるだろうか？　足の冷えが氷のようで，疲労感が強く何もしたくないと言っているね。陽病と陰病のどちらか判別するならば，これは陰病だよ。だから少陽病に使う半夏瀉心湯の証ではないと考える。五苓散も確かに下痢とむくみに使うけど，こんなに冷えている場合は別の処方を考える。陰病に使う胃腸薬で何かいい処方は思いつくかな？

A　では，人参湯はどうでしょう？　胃腸の冷えと下痢に使えますし，体力増強にもなると思います。

S　なかなかいい処方が出てきたね。J先生も人参湯を検討候補に挙げていたよ。人参湯は，陰病の始まりの太陰病の処方だね。消化器系に冷えが入った状態だ。さらに冷えが強ければ人参湯に炮附子を加えた附子人参湯（附子理中湯）もある。さっきBくんが選んだ六君子湯も，人参湯ほどの胃腸の冷えはないが，病位は太陰病に分類される。どれもXさんに使える処方だね。ただ，もう少し証を研究したらさらにいい処方が出てくるのではないかな？

A　さらに証に合った処方？

S　Xさんの強い冷えと，疲労倦怠，そしてめまいに着目してごらん。

A　めまいだと苓桂朮甘湯も使いませんか？

B　確かにめまいのファーストチョイスで使うけど，でも陰病で強い冷えがあるから…。めまいかー。あっ，真武湯じゃないですか？

S　さすがＢくん。私が考えた処方は真武湯でした。真武湯は太陰病よりもさらに冷えが強くなり，腎や膀胱にまで入り込んだ少陰病の処方だね。少陰病の定義は知っているかい？　「少陰の病となすは，脈微細，ただ寝《いね》んと欲す」。つまり，脈が微細（細くて弱弱しく），ただただ寝ていたいという状態が少陰病であり，強い疲労倦怠感が少陰病の特徴症状になる。真武湯は炮附子が配合されていて，冷えた体を強力に温めながら水分代謝を活発にする処方で，強い冷えと疲労倦怠感を伴う水毒に使うよね。この場合の水毒は，めまいや下痢，動悸，むくみなどの症状となって現れる。特にＸさんの場合，朝方に水様性の下痢が２～３回あった。真武湯は「鶏鳴瀉」，つまり鶏がなく頃，朝方の冷え込みとともに下痢をする場合によく使う処方でもある。体が冷えて水毒があるところに，朝方の冷え込みが引き金になって下痢をするわけだ。

B　私の中では真武湯はめまいの薬というイメージでした。水毒と考えれば応用が広がりますね。

A　鶏鳴瀉のネーミングが面白いですね。ところでＳ先生，附子の副作用に心悸亢進やのぼせ，舌のしびれ，悪心があったと思いますが，私は附子が配合された処方というと，トリカブトが頭に思い浮かんで，正直怖いイメージがあります。

S　そう考える薬剤師は多いよね。でも生のトリカブトではなく，加熱減毒処理をした炮附子や加工附子が配合されているので，神経質にならなくても大丈夫。ただし使用するポイントは，体が冷えている状態，陰病（太陰病，少陰病，厥陰病）の人に用いるのが基本。陽明病のように寒気がなく高熱の人，のぼせが強い人，体がほてっている人に附子を使うと心悸亢進やのぼせ，悪心などの症状が出やすいので，そこは覚えておいてね。逆に冷えが強い人には附子剤を使うと元気になるんだよ。

A　Ｓ先生，最後に舌の色もチェックされていましたが，何がわかったのですか？

S　Ｘさんの舌は，湿って潤っていた。つまり体が乾燥している状態ではなく，水分が余剰した状態で，なおかつ舌の血色が悪くくすんだ灰色をしていたので，新陳代謝が低下して強い冷えがあるなと。水毒と冷えの存在を最終的に確認したんだよ。半夏瀉心湯証であれば，舌は白苔になるからね。三陰三陽論の視点で消化器症状に用いる処方を分類したので，よく覚えておくんだよ（表１）。

A　漢方はこうやって推理しながら証を捉えるのですね。とても勉強になります。

表 1　消化器症状に用いる処方の分類

	病位	処方	胃腸症状など
陽病	太陽病	葛根湯	悪寒・発熱，頭痛・肩こりを伴う下痢
	陽明病	黄連解毒湯	胃腸の炎症，胃痛，胃潰瘍，口内炎，炎症性下痢，のぼせ
		三黄瀉心湯	黄連解毒湯証で便秘を伴うもの
	少陽病	小柴胡湯	微熱，食欲不振，吐き気
		半夏瀉心湯	食欲不振，吐き気，下痢，腹鳴，口内炎
		平胃散	ガス腹，腹部膨満，食欲不振，軟便，泥状便
		五苓散	下痢，嘔吐，むくみ，頭痛，めまい
陰病	太陰病	人参湯	腹の冷え，下痢，食欲不振，吐き気，胃腸虚弱
		六君子湯	下痢，食欲不振，吐き気，胃腸虚弱，胃下垂，疲労感
		安中散	冷えやストレスに伴う胃痛，胸やけ，胃酸過多，腹の冷え
	少陰病	真武湯	冷え，下痢，めまい，動悸，疲労倦怠

S　そうだよ。まずは三陰三陽，温病，気血水，臓腑経絡の 4 つのものさしのどれを使うかを選別して大きく証をつかみ，特徴症状などを拾い上げながら，処方を決めていく。今回の場合は，三陰三陽論と気血水のものさしを使って，少陰病の水毒ということになる。

B　なるほど！　頭が整理できました。漢方処方の知識は結構あるつもりでしたが，断片的でした。患者さんの証に合った漢方を提案できるよう，もう一度，漢方理論と処方を関連づけながら勉強しようと思います。

S　期待していますよ。さて，早速 J 先生への報告書に真武湯への処方変更を提案しよう。

（3 週間後。X さん宅への訪問から S 先生と A くんが戻ってきました）

B　お帰りなさい。どうでした？

A　久しぶりにお会いしましたが，ずいぶんと元気になられていました。真武湯が効いたのですね。感動です。

S　真武湯を飲み始めて体が温まってきたと言っていたが，訪問するたびに体調が少しずつ改善してきてね。腹巻をアドバイスしたことも功を奏したと思う。すっかり下痢も止まったと喜んでいたよ。むくみも減って，めまいや疲労感もだいぶいいらしい。ご主人もずいぶんと表情が和らいでいたよ。朝方に何度も起こされるのが相当こたえていたようだね。

A　お2人とも笑顔になって，私もうれしくなりました。

B　J先生との信頼関係もさらに深まりますね。

S　さて，今回のケースでは，Xさんは体重減少，疲労倦怠，握力低下などがあり，いわゆる「フレイル（虚弱）」といわれる状態だったと考えられる。フレイルの状態を放置すると，さまざまな合併症を引き起こして死亡率が上昇するとされているよね。一方で，早期の適切な介入によって，フレイルの状態から健常に近い状態に改善したり，要介護が進行しないようにすることが可能なんだ。まさに，今回は真武湯の介入がその役目を果たしているといえる。

B　これは薬剤師冥利に尽きますね。在宅訪問薬剤師として必要なスキルですね，漢方は。やる気が湧いてきました！

A　私も漢方をもっと勉強して，S先生のように提案できるようになりたいです！

おわりに

今回のケースでは，三陰三陽論と気血水論というものさしを使って，少陰病，水毒という証を立てました。望聞問切の四診を使ってキャッチしたさまざまな情報を整理分析して，最終的に真武湯という結論に至りました。断片的な情報だけで処方を決めるのではなく，キャッチしたさまざまな情報をものさしに当てはめ，処方に落とし込んでいく作業が大切です。漢方を勉強する際は，ただ適応症を暗記するのではなく，常に自分の目の前に患者がいるとイメージしながら行うとよいでしょう。また，処方名だけではなく，それを構成する生薬にも目を向けると応用範囲が格段に広がります。

其の六 まとめ

本章では，病院薬剤部の症例と薬局の在宅訪問の症例を検討しました。より患者に合った処方を選ぶ際の，漢方における証の立て方を学んでいただけましたでしょうか？

1例目は，精神安定剤の効きにくいイライラに用いる漢方薬についてでした。ベンゾジアゼピン系の多剤併用の問題もあり，精神科領域で漢方を併用するケースも増えています。ここではエチゾラムとの併用を検討しましたが，精神科でイライラがあるから気剤だと決めつけるのではなく，主訴以外の随伴症状にも注目して証を把握しましょう。このケースでは，月経不順に伴う周期的なイライラですので，「気」以外にも「血」の影響を受けています。手足のほてりなどの「血虚」の症状はなく，月経時の血塊や吹き出もの，冷えのぼせなどの「瘀血」の特徴症状がみられ，かつ便秘はないので桂枝茯苓丸を選択しました。

2例目は応用編です。在宅の現場で，薬剤師が患者や家族の日常生活の中でコミュニケーションを取りながら，バイタルサインなどの患者の生の情報を得て，副作用チェックや処方提案に関わるというものでした。食欲不振と下痢という消化器症状に対し，まずは副作用の可能性を排除します。次に，冷えと熱症状の状態（寒熱）を見極めて「陽病」か「陰病」かを判別し，さらに随伴症状のうち，強い冷え，疲労倦怠，めまいならびにむくみに着目し，「陰病」に用いる漢方の胃腸薬の中から，「少陰病」の「水毒」に用いる真武湯が最適だという結論に達しました。すこし難しかったかもしれませんが，より実践的な証の判定と処方決定に至る過程をイメージできましたか？

処方決定に際しては，三陰三陽，温病，気血水，臓腑経絡の4つのものさしのどれを使うかを選別して大きく証をつかみ，特徴症状などを拾い上げながら，最適な処方を選定しましょう。また，漢方処方の薬効を最大限に発揮させるために，あわせて養生法も伝えましょう。

今後ますます高まる薬剤師の処方提案へのニーズに応えるために，それぞれの現場で漢方のスキルは大いに役立つはずです。

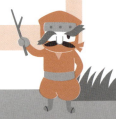

資料

資料 1

主な経脈一覧

鍼灸やあんまなど東洋医学の治療の基本となる経脈です。臓腑に連なる正経十二経脈と，経脈同士の連携や気血の流れの調節を行う奇経八脈のうち，代表的な任脈と督脈の流注（走行）を紹介します。

①手太陰肺経《てたいいんはいけい》

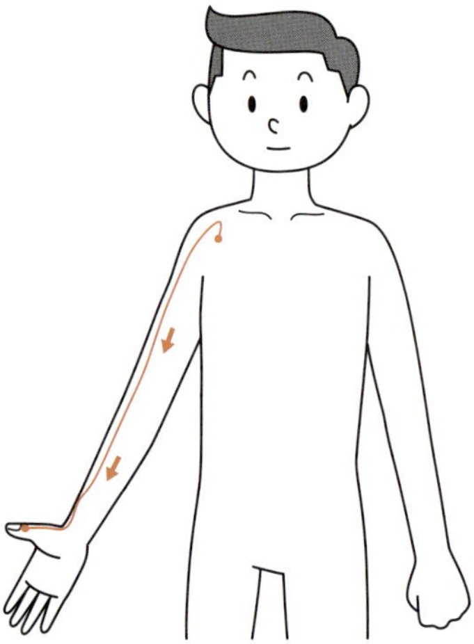

②手少陰心経《てしょういんしんけい》

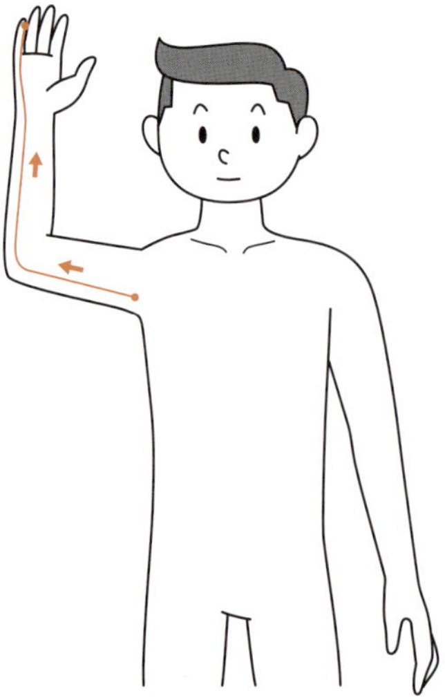

③手厥陰心包経《てけっちんしんぽうけい》

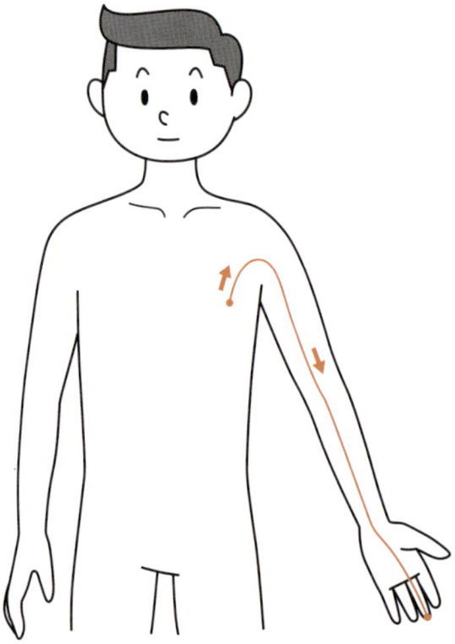

④手太陽小腸経《てたいようしょうちょうけい》

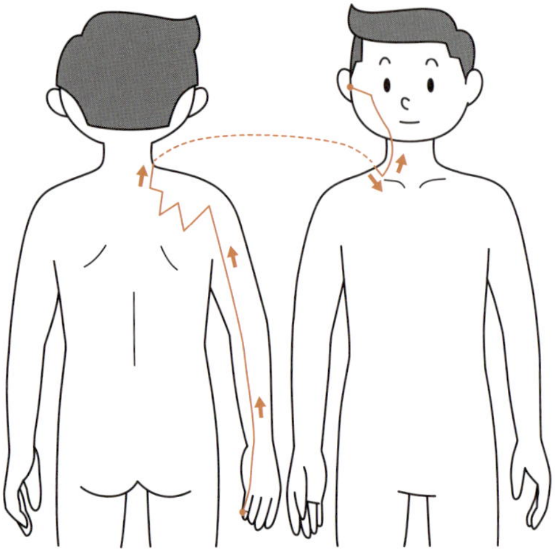

⑤手陽明大腸経《てようめいだいちょうけい》

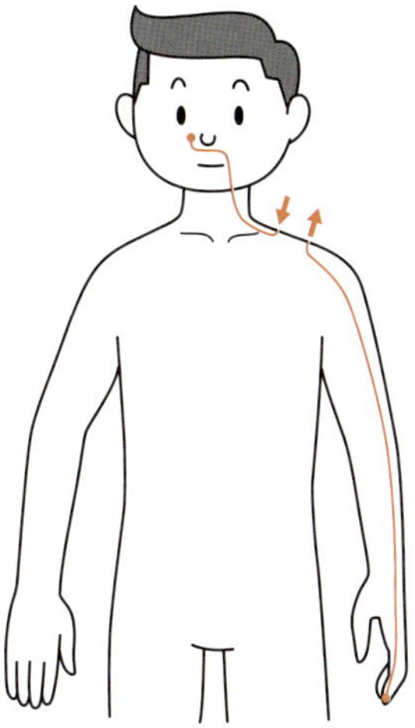

⑥手少腸三焦経《てしょうちょうさんしょうけい》

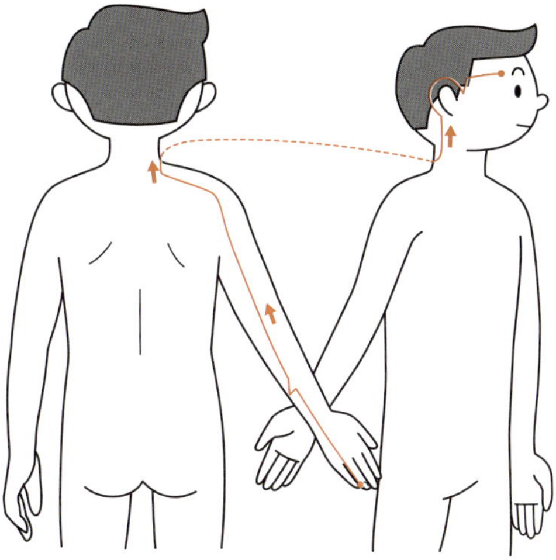

⑦足太陰脾経《あしたいいんひけい》

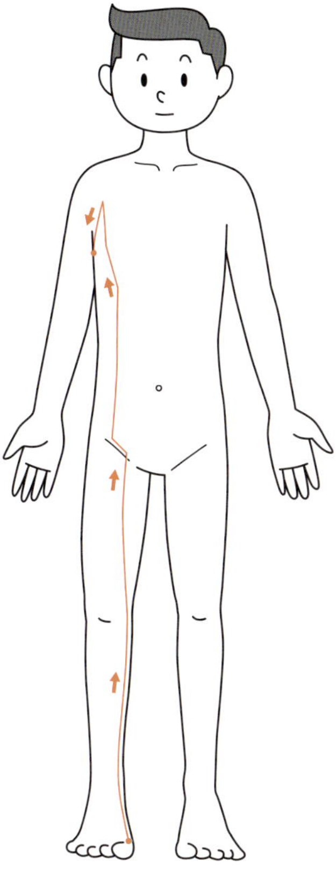

⑧足少陰腎経《あししょういんじんけい》

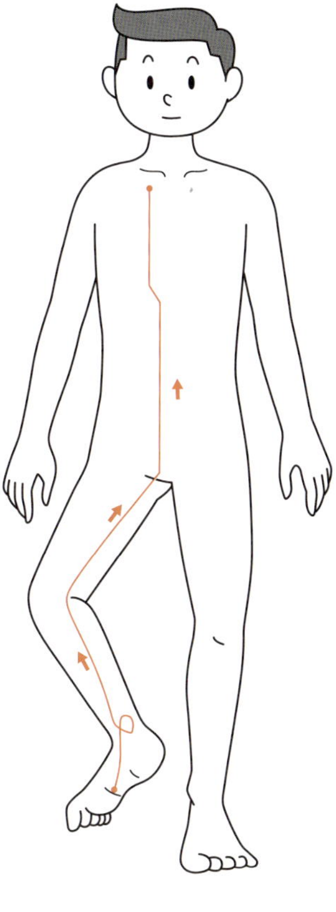

⑨足厥陰肝経《あしけっちんかんけい》

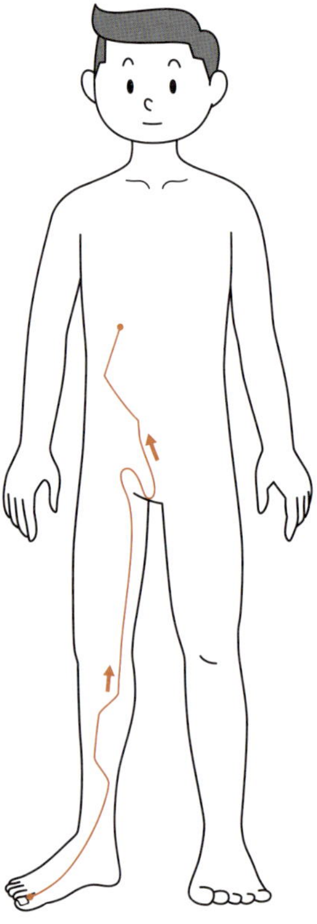

⑩足太陽膀胱経《あしたいようぼうこうけい》

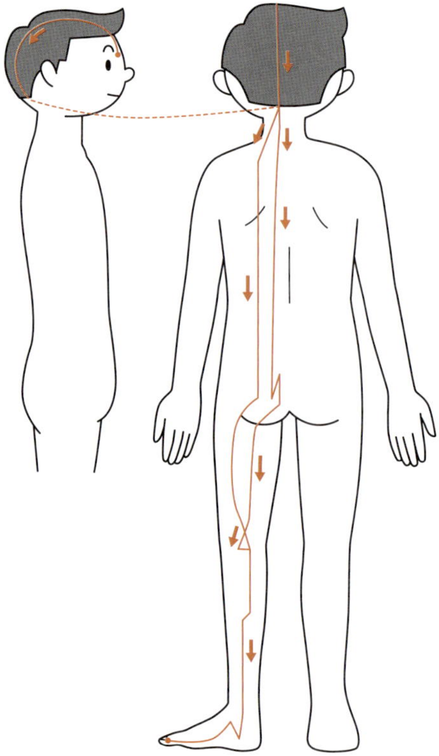

⑪足陽明胃経《あしようめいいけい》

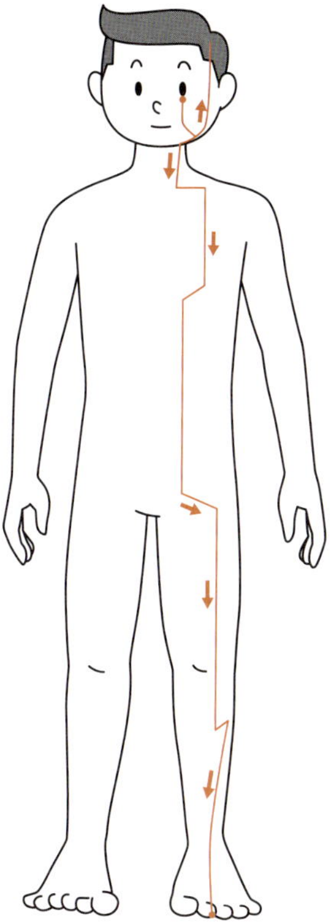

⑫足少陽胆経《あししょうようたんけい》

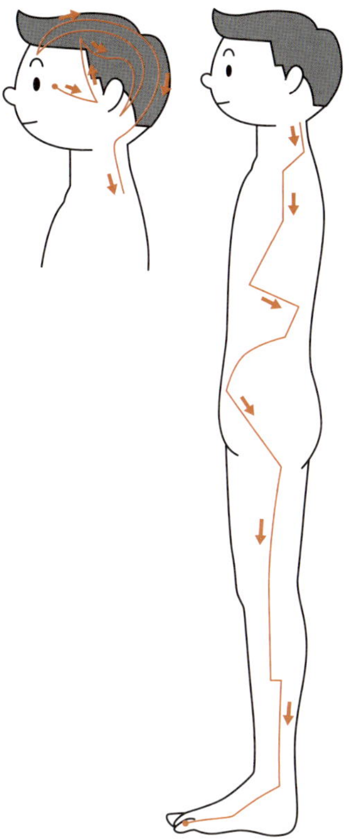

⑬任脈《にんみゃく》

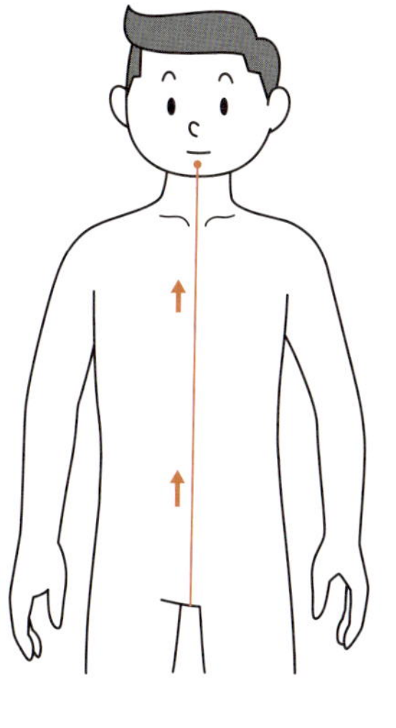

⑭督脈《とくみゃく》

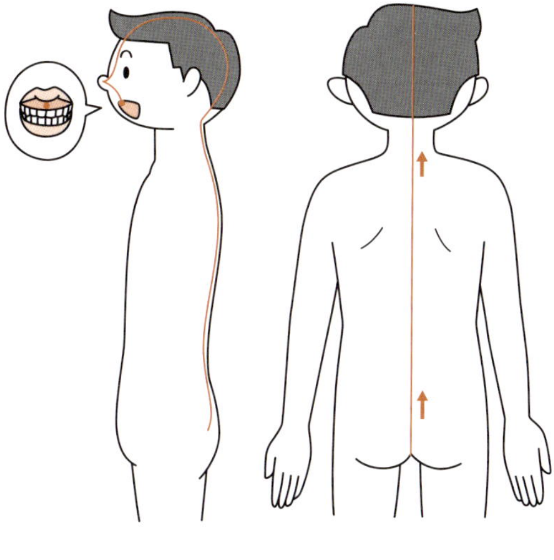

資 料 2

漢方薬の副作用と服薬指導についての注意点

漢方薬の主な副作用

漢方薬の副作用は，西洋薬に比べれば頻度はかなり少ないが，漢方薬との関連性が否定できない重大な副作用も発生しているので，現状における主な事例と服薬指導における注意点を記す。漢方薬を処方する専門家は，これらの事例について認識し，

病名・症候	初期症状	添付文書の重大な副作用に記載のあるもの （注）下線部は，1991 ～ 2017 年に厚労省の医薬品安全情報に副作用事例が記載された方剤（関連性が否定できない事例として収載）	特記事項
重大な副作用			
間質性肺炎	初期の 3 主徴は「空咳（痰のない咳），発熱，労作時の息切れ」である	温清飲，乙字湯，黄連解毒湯，荊芥連翹湯，牛車腎気丸，五淋散，柴胡加竜骨牡蛎湯，柴胡桂枝湯，柴胡桂枝乾姜湯，柴朴湯，柴苓湯，三黄瀉心湯，三物黄芩湯，芍薬甘草湯，潤腸湯，小柴胡湯，小青竜湯，辛夷清肺湯，清心蓮子飲，清肺湯，大建中湯，大柴胡湯，二朮湯，麦門冬湯，半夏瀉心湯，防已黄耆湯，防風通聖散，補中益気湯，抑肝散，竜胆瀉肝湯	小柴胡湯に関しては以下の注意事項がある ・「インターフェロン投与中」，「肝硬変・肝がん」，「慢性肝炎で血小板数が 10 万/mm^3 以下」の患者には禁忌である。 ・「肝硬変に移行している可能性のある血小板数 15 万/mm^3 以下」には慎重投与。投与中は血液検査を行い，血小板数の減少がみられた場合は投与を中止する 【その他の注意事項】 C 型肝炎に罹患している患者の場合は特有の免疫亢進状態があり，間質性肺炎準備状態にあるということが知られるようになったため，注意が必要である
薬物性肝障害	全身倦怠感，発熱，悪心・嘔吐，食欲不振，心窩部痛，右季肋部痛，掻痒感，黄疸，発疹，肝機能数値の異常などがあるが，自覚症状がなく，肝機能数値の異常のみが起こる場合もある	茵蔯蒿湯，温清飲，黄連解毒湯，乙字湯，葛根湯，加味逍遥散，荊芥連翹湯，桂枝茯苓丸，牛車腎気丸，柴胡加竜骨牡蛎湯，柴胡桂枝乾姜湯，柴胡桂枝湯，柴朴湯，柴苓湯[*1]，三黄瀉心湯，三物黄芩湯，芍薬甘草湯，十全大補湯，潤腸湯，小柴胡湯，小柴胡湯加桔梗石膏，小青竜湯，辛夷清肺湯，清上防風湯，清心蓮子飲，清肺湯，大建中湯，大柴胡湯，二朮湯，女神散，人参養栄湯，麦門冬湯，半夏瀉心湯，防已黄耆湯，防風通聖散[*1]，補中益気湯，麻黄附子細辛湯，抑肝散，六君子湯，竜胆瀉肝湯	・薬物性肝障害には，「中毒性」と「特異体質性」があるが，多くは「特異体質性」である。「特異体質性」はさらに「アレルギー性特異体質」と「代謝性特異体質」に分かれる ・「アレルギー性特異体質」の場合は，発熱，発疹などのアレルギー症状が早期に現れ，次第に全身倦怠感や嘔気・嘔吐などの症状が現れる。黄疸を認める場合もある。発症は 1 日～数日で起きる場合と 2～6 週間後に起こる場合とがある ・「代謝性特異体質」の場合は，自覚症状のないまま肝細胞の障害が進行したり，胆汁うっ滞を引き起こし黄疸が出現するケースがある。1 年以上の比較的長期の期間を経て発症する場合もある ・「中毒性」の場合は，症状はさまざまで特徴的なものはない。発症は用量に依存するので，「特異体質性」より長期間を要する ・早期発見と原因薬物の中止により速やかに回復する

投薬時に患者への説明を十分に行い，注意を喚起するとともに，逆に副作用に対する根拠のない不安については，それを取り除くように心がける。

本項では，主な医療用漢方製剤 147 処方について取り上げている。

	併用注意	服薬指導における注意点	配合生薬との関連
	小柴胡湯とインターフェロン製剤との併用は禁忌	・投薬時に初期症状について説明を行い，症状が現れた場合には，速やかに医師，薬剤師へ相談するよう指導する ・漢方薬の服用後 1～2 週間程度で症状が現れた場合や，症状が継続する場合は，速やかに医療機関を受診するよう指導する	黄芩の可能性が考えられたこともあるが，現在にいたるも因果関係は特定されていない
	—	・投薬時に初期症状について説明を行い，症状が現れた場合には，速やかに医師，薬剤師へ相談するよう指導する ・自覚症状があまりない場合もあるため，肝数値など定期健診の結果を確認し，カルテや薬歴などに記載しておくとよい ・長期間にわたりなんら異常なく服用していた場合でも，起こり得る可能性はあるので，自覚症状や肝数値の異常などがみられた場合は，速やかに医療機関を受診するよう指導する ・漢方薬による薬物性肝障害の報告は，全薬物に対し 4.7% である[*2]。多くの薬物が肝障害を起こす可能性があるため，患者の薬歴の確認は重要である	現在のところ，因果関係は特定されていない。また，西洋薬に比べて発生頻度も低い。なお，黄芩含有製剤において副作用事例が多いとの報告がある[*3]

（次頁に続く）

資料 2 漢方薬の副作用と服薬指導についての注意点

病名・症候	初期症状	添付文書の重大な副作用に記載のあるもの（注）下線部は，1991～2017年に厚労省の医薬品安全情報に副作用事例が記載された方剤（関連性が否定できない事例として収載）	特記事項
重大な副作用			
偽アルドステロン症，ミオパシー	・偽アルドステロン症の場合は，低カリウム血症を伴う高血圧，頭重感，むくみなどがみられる ・低カリウム血症によるミオパシーの場合は，筋肉痛，脱力感，だるさ，こむら返り，手足のしびれ，こわばりなどがみられる	厚生労働省の通知（1978年）により，甘草が1日量として1g以上含有された方剤には，添付文書に副作用の可能性が記載されている。甘草を含有する方剤は多岐にわたるため，本欄には甘草含有3g以上のものを記載（カッコ内は含有g数を示す） 甘草湯（8），芍薬甘草湯*4（5または6），芍薬甘草附子湯（5），甘麦大棗湯（5），黄芩湯（3），黄連湯（3），芎帰膠艾湯（3），桔梗湯（3），桂枝人参湯（3），五淋散（3），炙甘草湯（3），小青竜湯（3），人参湯（3），排膿散及湯（3），半夏瀉心湯（2.5または3），乙字湯（2または3）	1日量として甘草を2.5g以上含む方剤は以下の患者には禁忌である ・アルドステロン症 ・ミオパシー ・低カリウム血症 以下の場合は，副作用のリスクが高くなるので，甘草含有製剤の投与を行う場合は，留意して患者への指導を行う ・「高用量の甘草服用（1日量で6g以上）」，「高齢者（全体の80％以上が50歳代から80歳代）」，「女性（女性：男性＝2：1）」 ・原因となる漢方薬の服用を中止すれば，通常症状は改善する
腸間膜静脈硬化症	腹痛（右側），便潜血陽性，下痢，腹部膨満，イレウス，悪心・嘔吐，便秘などの症状があるが，無症状（便潜血陽性を含む）の場合も2割程度ある*6	黄連解毒湯，加味逍遥散，辛夷清肺湯，茵蔯蒿湯	・長期にわたる服用（5年以上）後に起こるケースがほとんどを占める ・無症状でも腸管壁，腸間膜静脈の石灰化，腸粘膜固有層の線維化が起こる場合がある ・原因となる漢方薬の中止と治療により自覚症状は改善する。予後も良好だが，腸管壁，腸間膜静脈の石灰化，腸粘膜固有層の線維化の回復には長期間が必要
その他の副作用（添付文書の「その他の副作用」に記載ある方剤は多岐にわたるため，傾向を記載）			
消化器症状	食欲不振，悪心，胃部不快感などの症状が起こる可能性がある	麻黄，地黄，当帰，川芎を含む方剤	重大な副作用ではないが，特に胃弱のものは注意する
薬疹	発疹，かゆみ，発赤など。重症の場合は，発熱や肝機能障害を伴う場合もある	桂皮，当帰，黄芩などを含む方剤	・薬疹は多くの医薬品で起こる可能性がある。漢方薬では発生頻度は低いものの，桂皮，当帰，黄芩を含む処方には留意する ・通常，原因となる漢方薬の服用を中止すれば症状は改善するが，重症の場合は医療機関を受診するよう指導する
心血管系症状	麻黄：不眠，発汗過多，頻脈，動悸，精神興奮，排尿障害などの症状が起こる可能性がある 附子：心悸亢進，のぼせ，舌のしびれ，悪心などが起こる可能性がある	麻黄，附子を含む方剤 （生薬の性質上，心・血管系を興奮させる作用がある）	麻黄：交感神経が緊張状態にある患者や甲状腺機能亢進症，狭心症，心筋梗塞などの既往のある患者についてはリスクが高くなるので専門家の指導のもとに服用させる 附子：ほかの漢方薬を併用する場合は，含有生薬の重複（特に附子）に留意し，専門家の指導のもとに服用させる
膀胱炎様症状	頻尿，残尿感，血尿，排尿時の下腹部痛，尿検査で蛋白尿，尿中白血球増加など	小柴胡湯，柴朴湯，柴胡桂枝湯などの柴胡剤および防風通聖散	発生頻度は多くなく，その発症メカニズムも明らかでないが，小柴胡湯によるアレルギー性膀胱炎，柴胡桂枝湯による好酸球性膀胱炎などの報告がある*7

＊1 なお，柴苓湯と防風通聖散は，副作用事例ではなく被疑薬としての記載である

＊2 厚生労働省：重篤副作用疾患別対応マニュアル　薬物性肝障害，p.46，2008

＊3 五野由佳理：薬物性肝障害．漢方と最新治療，22(4)：273-279，2013，萬谷直樹：漢方薬による肝障害．日東医誌 kampo Med，66（4）：342-351，2015

＊4 芍薬甘草湯は，低カリウム血症を伴う，うっ血性心不全や心室細動の副作用事例が厚生労働省の医薬品安全情報にあがっており，現在，添付文書にそれらの副作用も記載されている

併用注意	服薬指導における注意点	配合生薬との関連
・甘草含有製剤，グリチルリチン酸およびその塩類を含有する製剤，ループ系利尿剤，チアジド系利尿剤は併用注意 ・インスリン，副腎皮質ステロイド，甲状腺ホルモン薬については，症状を惹起しうるという報告がある*5 ・甘草は多くの漢方製剤のみならず，一般用医薬品や食品，ビタミン剤などにも含まれることが多いため，服用履歴の把握が重要である	・投薬時に初期症状について説明を行い，症状が現れた場合には，速やかに医師，薬剤師へ相談するよう指導する ・早期に発見すれば，漢方薬の服用中止のみで改善するので，特にリスクの高いグループでは初期症状に注意する	甘草およびその成分であるグリチルリチン酸による副作用の機序がわかっている。ただし，副作用の発生頻度は，極めて低い
—	・5年以上の長期服用者について特に注意を払う。症状が現れた場合はもちろん，無症状の場合も便潜血陽性などに注意し，このような状態が続く場合は速やかに医療機関を受診するよう指導する	本疾患そのものの発生頻度は低いが，近年，山梔子を含む漢方薬の長期服用（5年以上）との関連性が示唆されている*6。ただし漢方薬服用歴のない症例もあり，環境要因，遺伝的要因，合併疾患との関連，免疫異常の関与などさまざまな考察がなされている
—	・漢方薬は食間の服用を勧めるケースが多いが，胃弱の場合は食後の服用を指導する。改善されない場合は，処方の中止や変更を考慮する	—
—	・薬疹の場合，重篤な副作用となる場合もあるので，目や口の粘膜に水疱やびらんが出たり症状が全身に及ぶ場合は，速やかに医療機関を受診するよう指導する ・軽度の薬疹でも，香辛料，アルコール，甘味類などを摂取すると悪化しやすいため，服薬指導の際，留意する	—
麻黄を含有する方剤は麻黄やエフェドリン類を含む製剤，パーキンソン病の治療薬であるモノアミン酸化酵素阻害剤，甲状腺製剤，カテコールアミン製剤，気管支拡張作用のあるキサンチン系製剤との併用に注意する	・特記事項に示したようなリスクの高いグループでは，既応症や薬歴の確認を行い，また，症状が起きていないか十分チェックする	—
—	・処方との関連性がつかみにくい副作用のため，留意する	—

＊5　厚生労働省：重篤副作用疾患別対応マニュアル　偽アルドステロン症，p.8-9，2006
＊6　清水誠治　他：腸間膜静脈硬化症の全国実態調査の結果について．日本消化器学会雑誌，111（suppl-2）：780，2015，日比紀文　他：腸管希少難病群の疫学，病態，診断，治療の相同性と相違性から見た包括的研究（厚生労働科学研究費補助金難治性疾患等克服研究事業），91-93，2014
＊7　厚生省薬務局：医薬品副作用情報，111（4），1991

服薬指導についての注意点

1. 瞑眩と誤治

漢方薬の場合，真の副作用以外に，以下のような副作用に類似した症状を起こす場合がある。これらは，漢方薬特有の反応であるので，正しい指導のもとに服薬させることで十分改善することができる。

瞑　眩

瞑眩とは，副作用とは異なり，慢性疾患が治癒する過程で，一過性に起こる比較的激しい症状である。慢性で難治性の疾患の場合に起こる場合がある。通常，漢方薬を服用し始めて数日以内に一過性に起こる場合が多いが，治癒の一過程として起こるため，数日で自然に治まるので心配はない。

症状としては，下痢，嘔吐，頭痛，発熱，皮膚症状の悪化，下血，子宮出血などがある。事例としては，蕁麻疹などの単純な湿疹に十味敗毒湯を処方した時に，一過性に皮膚のかゆみなどが悪化するするケースや，水毒のめまいの症状に対して苓桂朮甘湯や真武湯などを処方した時，水毒を排除する際に一過性にめまい症状が強くなるケースなどがこれに当たる。ただし，こうした場合は，患者自身が勝手に判断するのではなく，専門家の指導・管理のもとに服用を継続させるのが望ましい。

誤　治

「証」に合わない漢方薬を服用した場合に起こる症状の悪化や不都合な反応のことを指す。この場合は服用を中止し，専門家の指導のもと，正しい「証」に基づく漢方薬を服用する必要がある。

一般薬の事例だが，近年問題となった防風通聖散を肥満改善の用途で服用し，下痢を起こしたケースなどがこれに当たる。防風通聖散は，大黄など瀉下作用のある生薬が配合されており，そもそも便秘体質のものに用いる処方である。これを便秘のないものに服用させた場合は誤治となり，下痢を引き起こす。処方の証や配合生薬をしっかりと把握して服薬指導を行うことが，いかに重要かがわかる例といえるだろう。

2. 対象患者による注意事項

高齢者

・生理機能が全般的に低下しているため，副作用が現れやすい場合がある。特に腎機能や肝機能に問題を抱える場合は，控えめな分量からの開始を検討する。

・補剤（胃腸や体力を補う製剤）には比較的寛容だが，瀉剤（瀉下剤，強い発表剤など）には敏感なことが多く，下痢や食欲不振などの消化器症状や動悸などの自律神経症状を起こす場合があるため，分量に配慮する。

小　児

・成人に比べて薬物感受性が高いため，減量を行う。また小児に対する安全性の確証は，十分には得られていないため，留意する。なお小児の場合，一般的に陰証を呈するケースは少ないため，附子剤の投与は慎重に行う。

妊婦など

・妊娠初期は大黄，芒硝などの清熱性の瀉下薬や桃仁，牡丹皮，紅花，牛膝，蘇木などの駆瘀血薬は，早産，流産のリスクが上がる可能性があるため，慎重投与である。また，妊婦の場合，附子も動悸やのぼせなどの副作用が強く出る可能性があるため，慎重投与である。

・授乳期は，アントラキノン誘導体やエフェドリンが新生児に下痢や興奮症状などの影響を及ぼす可能性があるため，大黄製剤，麻黄製剤は慎重投与である。

3. 薬剤併用

漢方薬と西洋薬

一般的に問題ないが，小柴胡湯（間質性肺炎），甘草含有製剤（偽アルドステロン症，ミオパシー），麻黄含有製剤（心血管系症状）などは，それぞれ併用について注意すべき薬剤があるので確認する。

（注）各項目の併用注意の項を参照。

漢方薬同士

以下の点に注意する。

①同じ効果のある処方同士が併用されている場合や処方の一部に同一処方が重複している場合

→効果が増強されてしまう場合がある（小柴胡湯と柴朴湯など）。

②処方に含まれる生薬が重複して過剰投与になる場合

→副作用が増強される可能性がある（特に，大黄，麻黄，甘草，桂皮，芒硝，地黄，当帰など）。

あとがき

薬剤師になって２～３年，日々調剤の最前線で働く人たちは，どんなことに面白さを感じ，どんな問題を抱えているのだろうか。そんなことを考えながら本書を作成しました。

近年は漢方の専門学科も登場したとはいえ，薬学教育の中では学ぶ機会の少ない漢方薬は，皆さんの中でもわかりにくい分野になっているのではないでしょうか。まず薬の名前が漢字だなんて！　最先端の医学が遺伝子レベルまで来ているときに…。しかも 2,000 年前の理論とは？　と考える人も多いでしょう。しかしそんな漢方薬がひとたび力を発揮すれば，西洋薬に勝るとも劣らない，あるいは西洋薬の苦手な領域の病気をどんどん良くしてくれるのもまた事実なのです。逆にいえば 2,000 年を経て伝えられ続け，歴代の臨床家の経験が蓄積した貴重な医学といえるでしょう。

本書の中で一番伝えたかったのは，「漢方は新陳代謝の医学である」ということです。新陳代謝とは，発汗など人間の体が日常的に行っていることです。漢方は，そのような普段の生理活動に少し手を貸す形で病を治していきます。したがって，体に負担をかけない，体に寄り添う医療が可能です。2,000 年も前の医療がなぜ今も通用するのか，不思議に思われる人はたくさんいるでしょう。本書はその１つの答えを皆さんに贈りたいと思います。

高齢化社会を迎え，人の体に寄り添う医療が求められています。在宅医療に向き合う人も多くおられるでしょう。新薬の副作用に悩んだり，不定愁訴のような体全体の不調に悩む患者も多いはずです。そうした方々の悩みを少しでも改善するため，漢方という“古くて新しいカード”をぜひ手に入れてください。とはいえ，近年では漢方薬の副作用も話題に上っています。患者から問い合わせを受けたり，漢方がその患者に向いているのか質問を受けたりすることもあるでしょう。本書はそうしたことにも平易に答えられるようまとめました。漢方薬がどんな病気に効くかだけではなく，副作用や服薬指導の注意点にも，最新の情報を取り入れながらわかりやすく解説しています。

さらに本書のもう１つの特徴が，薬の効き目を何倍にもしてくれる養生法の紹介です。東洋医学ならではの食事療法，服装，睡眠のとり方など，まさに 2,000 年の知恵がいっぱいに詰まっています。例えば，「眠る時に首にタオルを巻くだけで，気血が巡り，嘘のように肩こりが改善し，かぜの治りも２倍早くなる」などということを皆さんはご存じでしょうか？　このような，ちょっとした，しかも体に負担のかからない治療法が，東洋医学の世界にはたくさんあります。これを知れば患者への情報提供も大きく変わるでしょう。しかもこれらは，単なる経験則ではなく，理論に裏打ちされた医学なのです。

本書は，漢方に詳しい医師と日々漢方業務に携わっている薬剤師，鍼灸師などのメンバーがタッグを組んで作りました。漢方薬のみならず，ツボ療法や漢方の食養の知識も広く取り上げました。病院外来の現場や，在宅医療，一般の薬局の店頭業務などさまざまなシチュエーションで本書を生かしていただけることと思います。其の六のケーススタディをご覧いただければ，現場でのより具体的なイメージを持っていただけるのではないでしょうか。

最後に，本書を制作するにあたっては多くの方々のご協力を得ました。まず，日本漢方連盟および横浜薬科大学漢方和漢薬調査研究センターには，漢方の文献や現在の漢方教育のあり方，漢方薬の実際の使われ方などについてさまざまなご協力をいただきました。また，産婦人科医の花田佐知子先生，総合診療科医の和氣花奈美先生，昭和大学薬学部医薬品評価薬学の岩井信市教授，亀井大輔准教授，髙田昂輔助教，薬剤師の和氣千賀先生，下野江之介先生，東風平秀博先生，羽賀智宏先生には多くのご助言をいただきました。また，じほうの安達さやか氏には本書の出版にご尽力いただきました。この場を借りて心より感謝を申し上げます。

最後に，本書を手に取っていただき本当にありがとうございました。本書が皆さんの仕事，ひいては多くの患者の助けになることを願ってやみません。

2017 年 9 月

西島 啓晃

大石 雅子

東洋医学おさらい帳

定価　本体2,800円（税別）

平成29年9月25日　発　行

編　著　根本《ねもと》 幸夫《ゆきお》

発行人　武田 正一郎

発行所　株式会社　じ ほ う

101-8421　東京都千代田区猿楽町1-5-15（猿楽町SSビル）
電話　編集　03-3233-6361　販売　03-3233-6333
振替　00190-0-900481
<大阪支局>
541-0044　大阪市中央区伏見町2-1-1（三井住友銀行高麗橋ビル）
電話　06-6231-7061

©2017
Printed in Japan

デザイン・組版　齋藤州一（sososo graphics）　印刷　（株）暁印刷

本書の複写にかかる複製，上映，譲渡，公衆送信（送信可能化を含む）の各権利は株式会社じほうが管理の委託を受けています。

JCOPY <（社）出版者著作権管理機構 委託出版物>
本書の無断複製は著作権法上での例外を除き禁じられています。
複製される場合は，そのつど事前に，（社）出版者著作権管理機構（電話 03-3513-6969，FAX 03-3513-6979，e-mail：info@jcopy.or.jp）の許諾を得てください。

万一落丁，乱丁の場合は，お取替えいたします。

ISBN 978-4-8407-5003-5